Die Berliner Pharmakologie in der Nachkriegszeit

T0236822

Springer

Berlin
Heidelberg
New York
Barcelona
Hongkong
London
Mailand
Paris
Singapur
Tokio

Hans Herken

Die Berliner Pharmakologie in der Nachkriegszeit

Erinnerungen an ein Stück
bewegter Universitätsgeschichte
der Jahre 1945-1960

Mit 3 Abbildungen

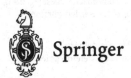 Springer

Professor Dr. Hans Herken
Freie Universität Berlin
Institut für Pharmakologie
Thielallee 67 - 73
14195 Berlin

ISBN-13:978-3-540-64885-7

Die Deutsche Bibliothek – CIP-Einheitsaufnahme
Herken, Hans: Die Berliner Pharmakologie in der Nachkriegszeit: Erinnerungen an ein
Stück bewegter Universitätsgeschichte der Jahre 1945-1960 / Hans Herken. - Berlin;
Heidelberg; New York; Barcelona; Hongkong; London; Mailand; Paris; Singapur; Tokio:
Springer, 1999
ISBN-13:978-3-540-64885-7   e-ISBN-13:978-3-642-59973-6
DOI: 10.1007/978-3-642-59973-6

Umschlaggestaltung: Erich Kirchner, Heidelberg
Herstellung und Satzarbeiten: J. Sydor, Springer-Verlag, Heidelberg
SPIN: 10663868   8/3133 - 5 4 3 2 1 0 - Gedruckt auf säurefreiem Papier

Inhaltsverzeichnis

Aus der Kriegsgefangenschaft zu Fuß nach Berlin 1
Ankunft in Berlin 4

Erste Orientierung in der zerstörten Stadt 7
Besichtigung des niedergebrannten Institutes 9

Besuch bei dem Dekan der Medizinischen Fakultät 11
Erinnerungen beim Besuch der Charité 12
Begegnung mit Prof. von Eicken 15

Wiedersehen mit Robert Havemann 17

Die Universität unter sowjetischer Kontrolle 20

Mit der Pharmakologie von Stadtmitte nach Dahlem 23
Sprangers Rücktritt 27
Aufbau des Institutes in Dahlem 29

Eröffnung der Berliner Universität 35

Erste Proteste der Studenten 41
Erste Vorlesungen 44

Heubner und der Nürnberger Ärzteprozeß 50

**Die Nachkriegssituation der Pharmakologie
an der Berliner Universität** 54
Kontakte zum Ausland 56
Wiederaufbau des wissenschaftlichen Dialogs 64
Besuch in Düsseldorf 68

Forschungsgenehmigung durch die US-Militärregierung 70
Weitere Aufgaben der Pharmakologie in dieser Zeit 76

**Einladung der Kaiser-Wilhelm-Gesellschaft
zum Vortrag in Dahlem** 84

Widerstand der Studenten gegen die politische Intoleranz 89
Empörung über die Zulassungsverfahren der Universität 92

Die Relegation der Studenten Heß, Schwarz und Stolz 97
Erste Vorbereitungen zur Gründung einer neuen Universität 97

Versuche zur Spaltung der Stadt 105
Währungsreform und Blockade 106

Besuch des Unitarian Service Committee 110

Kontroverse mit der Zentralverwaltung für Volksbildung 114
Heubners Antrag auf Emeritierung 124

Gründung und Eröffnung der Freien Universität 125

Vor der Entscheidung 128
Verhandlungen mit Prof. Weese, Düsseldorf 128

Der Weg zur Freien Universität 131
Heubners Berufung an die Freie Universität 135

Die Medizinische Fakultät in statu nascendi 142

Die Arbeit in Dahlem an der Freien Universität 149
Ausbau unserer Forschung 155

Heubners 75. Geburtstag 159

Ausweitung der pharmakologischen Forschung 161

Heubners Emeritierung 165
Meine Berufung auf das Ordinariat als Nachfolger 165
Abschiedsvorlesung Heubners 166
Meine Antrittsvorlesung 167
Ernst Hirsch: Recht und Freiheit für die Universität 168

VI

Einweihung des Auditorium maximum 169
Internationaler Austausch in der Wissenschaft 172

Reise zum Karolinska Institut Stockholm 174
Nach der Rückkehr 175

Aus der Kriegsgefangenschaft zu Fuß nach Berlin

Die Rote Armee hatte die Oder am 1. Februar 1945 auf breiter Front erreicht. Der sowjetische Generalstab baute in den folgenden Wochen eine gewaltige Streitmacht für den kriegsentscheidenden Vorstoß gegen die Reichshauptstadt Berlin auf, dem die deutsche Wehrmacht nichts Äquivalentes mehr entgegensetzen konnte. Der Sturm der sowjetischen Armee begann am 15. April 1945 morgens gegen 5 Uhr mit dem massiven Einsatz von annähernd 40.000 Geschützen (so die Schätzung und spätere sowjetische Meldungen), die gleichzeitig das Feuer eröffneten und starke Panzerverbände nach vorn schickten. Der Feuersturm war so gewaltig, daß er mit überwältigender Wucht auf die am anderen Ufer der Oder liegenden Seelower Höhen übergriff. Die vom Oberkommando des deutschen Heeres mobilisierten Reserven, verstärkt durch zwei Panzerarmeen, konnten nicht standhalten und wurden nach kurzem Widerstand aufgerieben. Nach diesen schweren Kämpfen am westlichen Oderufer war der Weg nach Berlin frei für die Rote Armee. Schon zwei Tage später, am 17. April 1945, wurden sowjetische Panzer in der Nähe von Berlin gesehen. Die Front rückte unaufhaltsam näher.

Etwa eine Woche vor dieser sich gewaltig verschärfenden Lage in der Mark Brandenburg war ich mit einer sanitätsdienstlichen Order aus dem Westen kommend noch in der Militärärztlichen Akademie in Berlin Stadtmitte gewesen und hatte mich dort befehlsgemäß im Pharmakologischen Institut der Lehrgruppe C, das unter der Leitung von Oberstarzt Prof. Dr. W. Wirth stand, gemeldet, aber niemand mehr angetroffen. Nur der Kommandeur der Akademie, Generalarzt Dr. Schreiber, war noch da. Er erteilte mir den Rat, mich einer Sanitätseinheit des Heeres im Bereich Berlin-Brandenburg anzuschließen, was ich befolgte. In dem sich ständig vergrößernden Chaos, dem massierten Anfall von verwundeten Soldaten und Zivilisten war ärztliche Hilfe Tag und Nacht gefragt. Die Zahl der Selbstmordversuche, zu denen ich gerufen wurde, mehrte sich von Tag zu Tag. Verzweifelte Frauen nahmen ihre Kinder mit in den Tod. Bei den immer näher an Berlin heranrückenden Kämpfen gerieten wir mit unserem provisorisch hergerichteten Lazarett und allen von uns betreuten Verwundeten und Kranken in der Nähe von Werder in sowjetische Kriegsgefangenschaft. Meine Frau, die hochschwanger war, hatte ebenso wie andere Frauen in ähnlicher Lage im Lazarett Hilfe gesucht und Schutz gefunden. Die Okkupation durch das sowjetische Militär vollzog sich glücklicherweise ohne ernsten Zwischenfall. Auch die Krankenschwestern und die anderen zu uns geflüchteten Frauen blieben vor den gefürchteten Übergriffen bewahrt.

Die Stadt Berlin und das sie umgebende Land wurden in einem großen Radius eingekesselt. Am 20. April stand die Rote Armee nur noch wenige Kilometer vom Stadtrand von Berlin entfernt und nahm kurz darauf die ersten Vororte und Außenbezirke der Stadt ein. Eine Aufforderung zur Kapitulation lehnte die deutsche Armeeführung am 23.4.1945 ab. In der Stadt kam es zu verlustreichen Straßenkämpfen. Ende April war nur noch das Gebiet um die Reichskanzlei und Teile des Tiergartens in deutscher Hand. Am 28. April 1945 wurde Generaloberst Bersarin vom sowjetischen Marschall Shukow zum Stadtkommandanten ernannt. Die gesamte administrative und politische Macht ging auf ihn über. Sein erster Befehl, noch vor der totalen Kapitulation erlassen, lautete:

1. *Die Bevölkerung der Stadt hat volle Ordnung zu bewahren und an ihrem Wohnsitz zu verbleiben.*
2. *Die Nationalsozialistische Deutsche Arbeiterpartei und alle ihr unterstellten Organisationen sind aufzulösen. Ihre Tätigkeit wird hiermit verboten. Das gesamte führende Personal aller Dienststellen der NSDAP, Gestapo, Gendarmerie, des Sicherheitsdienstes, der Gefängnisse und aller übrigen staatlichen Dienststellen hat sich binnen 48 Stunden nach Veröffentlichung dieses Befehles in den militärischen Bezirks- und Revierkommandanturen zwecks Registrierung zu melden.*
3. *Der Bevölkerung der Stadt ist verboten:*
   a) zwischen 22 Uhr und 6 Uhr morgens Berliner Zeit die Häuser zu verlassen...
4. *Die Bevölkerung der Stadt wird gewarnt, daß sie für feindseliges Verhalten gegenüber Angehörigen der Roten Armee und der Alliierten Truppen die Verantwortung gemäß den Gesetzen der Kriegszeit trägt.*

Zu diesem Zeitpunkt saß Hitler tief unter der Erde in seinem Bunker der Reichskanzlei. Am 30.4.1945 beging er Selbstmord. Goebbels vergiftete sich und seine Familie und entzog sich damit der Verantwortung für alle von ihm und Hitler begangenen Verbrechen. Die Reste der Wehrmacht, der SS, des Volkssturms und der Hitlerjugend kapitulierten am 2. Mai 1945.

Die Eroberung von Berlin war das Signal für unseren Abtransport in ein Gefangenenlager, obwohl mir ein russischer Offizier zugesagt hatte, uns zur Entlassung mit allen Verwundeten und Kranken nach Berlin zu bringen. Das war eine Täuschung. Sie brachten uns auf Lastwagen in einen unbekannten, verlassenen Ort jenseits der Oder. Eine freundliche Fügung des Schicksals bewirkte, daß wir der Tortur des Kriegsgefangenenlagers nach verhältnismäßig kurzer Zeit entrinnen konnten. Meine Frau überstand die Lagerhaft in bewunderungswürdiger Haltung, obwohl wir jederzeit mit dem Eintritt von Wehen rechnen mußten. Mit der Frage: „Du Arzt aus Berlin?" und der Aufforderung: „Du kann gehen" entließ uns der Kommandant des Lagers ohne weiteren Kommentar. Damit bewahrte er uns vor dem Transport in die Sowjetunion, der für viele das Todesurteil bedeutete, wie wir heute zur Genüge wissen. Wir hatten Glück, die erhabene Unbegreiflichkeit der μοιρα nannte es die Antike. Gerüchte kamen auf über erste Typhusfälle in Berlin. Die Sowjets hatten berechtigte Angst vor einer Epidemie und suchten nach allen verfügbaren Ärzten für die Stadt. Mit uns wurde noch ein Oberfeldarzt mit seiner Frau entlassen, die ebenfalls zusammen in sowjetische Kriegsgefangenschaft geraten waren. Ein perfekt deutsch sprechender russischer Militärarzt verabschiedete uns sehr höflich und sorgte dafür, daß ich meine Sanitätstasche mit einigen Instrumenten, Medikamenten und Verbandmaterial behalten durfte. Ein weißer Kittel und eine Rot-Kreuz-Binde dienten als Ausweis dafür, daß ich mit dem Sanitätsdienst zu tun hatte, was damals lebenswichtig war.

Freiheit bedeutete dies jedoch noch nicht. Entlassen aus dem Lager ohne Papiere, waren wir in einem Zustand extremer Unsicherheit. Hinzu kam, daß russische Militärstreifen unterwegs waren, um deutsche Soldaten festzunehmen, denen es gelungen war, aus einem Lager zu entfliehen. Der bevorstehende Fußmarsch nach Berlin war daher mit Gefahren gepflastert.

Die Oder erreichten wir bei Küstrin, vielmehr dem Ort, an dem Küstrin einmal gestanden hat. Eine behelfsmäßige Brücke führte über die Oder, die wir passieren konnten. Das war ein großer Vorteil, denn vom Bahnhof Küstrin aus, den wir meiden mußten, rollten unaufhörlich Kriegsgefangenentransporte in die Sowjetunion. Weiter ging es nach Seelow. Hier hatte die letzte entscheidende Schlacht vor dem Durchbruch der Sowjetarmee nach Berlin stattgefunden mit ungeheuren Verlusten an Menschen und Material. Zerschossenes Kriegsgerät bedeckte Straßen und Felder. In den zerstörten Panzern und Sturmgeschützen lagen noch nicht geborgene tote Soldaten. Ein durchdringender Verwesungsgeruch lag über der Landschaft bei brütender Hitze.

Was in den Kämpfen um Berlin geschah, war uns damals natürlich nicht bekannt, als wir unseren Fußmarsch von Seelow in Richtung Müncheberg fortsetzten. Die weite grüne Landschaft, die stillen, menschenleeren Straßen, die vereinsamten Dörfer machten einen friedlichen Eindruck. In den Dörfern nur Frauen und Kinder, die Männer, bis auf sehr alte, gefallen, in Gefangenschaft geraten, erschossen oder abtransportiert. Oft wurde ich um ärztliche Hilfe gebeten. Der Inhalt der Sanitätstasche leistete gute Dienste. Eine unerwünschte Begegnung wurde zu einem bis heute nachwirkenden Erlebnis: Ich hatte Wunden bei einer alten Frau frisch verbunden und auch der verletzten Tochter geholfen, als plötzlich eine sowjetische Militärstreife in dem kleinen Haus vor uns stand. Der sowjetische Unteroffizier, zu unserer Überraschung perfekt deutsch sprechend, befragte uns nach unseren Personalien. Er machte einen höflichen, gebildeten Eindruck und ließ erkennen, daß er ein gebürtiger Pole und Jurastudent aus Lemberg sei. Darüber kam es zwischen uns zu einem längeren Gespräch, bei dem sich herausstellte, daß er als gebürtiger Pole alles andere als sowjetfreundlich gesinnt war. Am Ende unseres Gesprächs kam die überraschende Frage: „Haben Sie Hunger?" Natürlich hatten wir Hunger. Er sagte: „Ich komme gleich zurück" und ging mit seinen Leuten aus dem Haus. Bange Minuten des Wartens und der Ungewißheit. Obwohl der Mann einen vertrauenerweckenden Eindruck machte, fühlten wir uns in dieser Lage höchst unsicher. Nach etwa 15 Minuten kam er zurück, legte Brot und Wurst auf den Tisch, wartete keinen Dank ab, salutierte und verschwand. Wir waren betroffen und dankbar.

Der Weg nach Berlin blieb nicht frei von Zwischenfällen anderer Art. Eine weitere Begegnung mit einer sowjetischen Militärstreife, die zunächst sehr bedrohlich aussah, nahm auch einen unerwartet positiven Verlauf. Im Raum hinter Müncheberg hielt auf der Landstraße plötzlich ein sowjetischer Militärwagen neben uns. Ein Leutnant sprang herunter und fragte mich in gutem Deutsch, was wir hier zu suchen hätten, und wohin wir wollten. Ich sagte ihm, daß ich Arzt sei, auf dem Wege zur Charité, die er offenbar kannte. Zu meiner Überraschung bot er mir an, uns mitzunehmen, allerdings nur bis Lichtenberg zu seinem Kommandanten. Sehr wohl war mir dabei nicht, denn solche Fahrten konnten an sehr unerwünschten Zielen enden. Ablehnen konnten wir auch nicht, damit hätten wir uns verdächtig gemacht. Der Leutnant half uns auf den Wagen, fuhr los und setzte uns tatsächlich in Lichtenberg in der Nähe des Städtischen Krankenhauses ab. Ich bedankte mich, der Offizier verabschiedete sich mit Händedruck, grüßte und fuhr weiter. Eine bürgerliche Zeremonie wie im Frieden.

Ankunft in Berlin

Im Krankenhaus Lichtenberg gaben uns hilfsbereite Schwestern etwas zu essen und zu trinken. Erstmals seit langer Zeit konnten wir uns richtig waschen. Aber Ruhe wollten wir nicht. Es trieb uns weiter. Durch Lichtenberg, über Friedrichshain zum Stadtteil Mitte, dem historischen Zentrum von Berlin, wo nicht nur Museen, Schloß und Regierungsgebäude, sondern auch Universität und Charité lagen. Der Journalist Wolfgang Leonhard, der mit der Gruppe Ulbricht kurz vor dem Kriegsende von Moskau nach Berlin

4

gekommen war, berichtet in seinem Buch *Die Revolution entläßt ihre Kinder* über den Zustand der Stadt und sein Erlebnis vom 2.5.1945:

Langsam bahnten sich unsere Wagen den Weg durch Friedrichsfelde in Richtung Lichtenberg. Es war ein infernalisches Bild, Brände, Trümmer, umherirrende hungrige Menschen in zerfetzten Kleidern. Ratlose deutsche Soldaten, die nicht mehr zu begreifen schienen, was vor sich ging. Singende, jubelnde und oft auch betrunkene Rotarmisten, Gruppen von Frauen, die unter Aufsicht von Rotarmisten Aufräumungsarbeiten leisteten. Lange Reihen von Menschen, die geduldig vor Pumpen standen, um einen Eimer Wasser zu erhalten. Alle sahen schrecklich müde, hungrig, abgespannt und zerfetzt aus. Es war ein sehr starker Kontrast zu dem, was ich in den kleineren Ortschaften östlich Berlins gesehen hatte. Viele Menschen trugen weiße Armbinden als Zeichen der Kapitulation oder rote als Begrüßung für die Rote Armee. Es gab auch einige, die besonders vorsichtig waren, sie hatten am Arm sowohl eine weiße als auch eine rote Binde. Aus den Fenstern wehten gleichermaßen die weißen Fahnen der Kapitulation oder rote, denen man ansah, daß sie kurz zuvor aus Hakenkreuzfahnen entstanden waren.

Am 19. Mai 1945 stand ich mit meiner Frau nach dem tagelangen, entbehrungsreichen Fußmarsch vor dem total zerstörten, ausgebrannten Institut für Pharmakologie in der Dorotheenstraße, das einstmals zu den größten und bekanntesten in Deutschland gehörte. Hier hatte ich meine berufliche Laufbahn im Jahre 1937 begonnen. Wir hatten gehofft, hier noch Freunde und Hilfe vorzufinden. Die Enttäuschung war groß, doch zum Nachdenken über den Verlust blieb keine Zeit. Der noch erhaltene geringe Rest war unzugänglich, die Tür durch Balken verriegelt. Auf diesem Teil schon aufgeräumter Straße war kein Mensch zu sehen. Der Verwesungsgeruch von Leichen, die noch in den Kellern lagen, war penetrant, denn der Mai 1945 war ein ungewöhnlich heißer Monat. In der langen Dorotheenstraße, in der das Pharmakologische Institut lag, an der Kreuzung zur Friedrichstraße, der Neuen Wilhelmstraße in Richtung auf die Linden, am Pariser Platz stand kaum noch ein unversehrtes Haus. Totenstille herrschte, bedrückend war die totale Vernichtung des historischen Zentrums dieser schönen Stadt. Vom einstmals in gärtnerischer Anlage und Architektur so herrlichen Pariser Platz stand nur noch das beschädigte Brandenburger Tor, von dem die rote Flagge des Siegers wehte. Das Haus von Max Liebermann, die französische und die amerikanische Botschaft, das berühmte Hotel Adlon, alle Gebäude waren bis zur Unkenntlichkeit verwüstet. Hier gab es keine Unterkunft, keine noch so dürftige Gastwirtschaft. Es blieb nur die Hoffnung auf die Unversehrtheit unserer alten Wohnung in Zehlendorf. Etwa 12 km Fußmarsch standen uns noch bevor, zunächst vorbei an den Trümmern der Regierungsgebäude in Richtung auf die Potsdamer Straße. Nach kurzer Zeit änderte sich das Bild. Wir schienen in eine andere Stadt geraten. Aus den geöffneten Kneipen klang Musik. Der 19. Mai 1945 war ein Sonnabend. Ein Gastwirt schenkte uns ein großes Glas Berliner Faßbrause. Bezahlen durfte ich nicht, hätte es auch gar nicht gekonnt. Gern wären wir noch eine Zeitlang geblieben, um mehr darüber zu erfahren, wie es wirklich um Berlin stand. Leider konnten wir uns das nicht leisten, abends mußten wir in Zehlendorf sein, sonst bestand die Gefahr, wieder in einem Lager zu landen. Ausgangssperre bestand ab 22 Uhr, Verstöße wurden erbarmungslos geahndet.

Unsere Wohnung und das Haus in Zehlendorf waren unversehrt erhalten. Wir fanden freundliche Nachbarn vor, die jede Hilfe leisteten. Wasser gab es und sogar Strom. Gott hatte uns zweifellos einen Schutzengel mitgegeben. In unserer Straße gab es ein kleines Lebensmittelgeschäft, dessen Besitzer wir seit Jahren gut kannten. Sie stifteten uns ein Frühstück, was sehr großzügig war bei der streng überwachten Rationierung. In Dahlem und dem westlichen Zehlendorf gab es nur geringe Kriegsschäden. Es sah sehr friedlich aus, dennoch klangen Angst und Unsicherheit aus jedem Gespräch. Am 24.5.1945 wurde unser Sohn Rainer in einem Krankenhaus, mit dem beruhigenden Namen „Waldfrieden" geboren. Er ist heute Professor für Anatomie in Göttingen.

Erste Orientierung in der zerstörten Stadt

Bis zum Eintreffen der Westmächte am 5. Juli 1945 war die sowjetische Militäradministration mit Sitz in Karlshorst Alleinherrscher in Groß-Berlin. Sie wollte Berlin auch politisch für sich gewinnen. Schon während der Kampfhandlungen hatten die Sowjets damit begonnen, ein neues Verwaltungssystem nach sowjetischem Muster einzurichten. Schlüsselpositionen wurden mit Kommunisten besetzt, die während der Nazizeit in die Sowjetunion emigriert waren und dort das Nationalkomitee Freies Deutschland aufgebaut hatten. Dazu gehörte vor allem die Gruppe Ulbricht, die schon Ende April nach Berlin eingeflogen wurde, mit dem Auftrag, eine Regierung zu bilden. Neben Ulbricht als Leitfigur gehörten Wilhelm Pieck und Franz Dahlem dazu. Eine bedeutende Rolle spielten „antifaschistische Hilfskomitees", die mit Polizeibefugnis ausgestattet waren. Bürgermeister wurden in allen Stadtteilen eingesetzt. Da alles sehr demokratisch aussehen sollte, kamen dafür auch parteilose Bürgerliche und Sozialdemokraten in Frage, die etwas von Kommunalpolitik verstanden. Die Dezernenten für Personalfragen und Volksbildung mußten Kommunisten sein.

Oberbürgermeister wurde der parteilose Architekt Dr. Werner, der neben seinem Stellvertreter Maron, einem bewährten Kommunisten, so gut wie nichts zu sagen hatte. Der spätere Außenminister der DDR, Otto Winzer, fungierte als Volksbildungsstadtrat. Bürgerliche Renommierpolitiker dienten als Tarnung, der frühere Reichsminister Hermes aus der Weimarer Zeit übernahm das Ernährungswesen, Ferdinand Sauerbruch versuchte sich im Medizinalwesen, der Architekt Hans Scharoun, der spätere Erbauer der Philharmonie, war zuständig für den Bau- und Stadtplanungsbereich. Nur die Hälfte der achtzehn Mitglieder des neuen Magistrats waren Kommunisten, doch war ihr Einfluß, der auf der tatkräftigen Unterstützung der Sowjets beruhte, viel größer als nach dem Zahlenverhältnis zu erwarten war.

Obwohl sich die sowjetische Militäradministration unter dem Stadtkommandanten Generaloberst Bersarin sehr um den Aufbau eines kulturellen und nach ihrer Auffassung auch toleranten politischen Lebens bemühte, konnten die Berliner bald erkennen, daß Befreiung vom Faschismus nicht Herstellung demokratischer Freiheit bedeutete, auch wenn die Propaganda der Besatzungsmacht ständig mit dem Begriff operierte. Über die Politik in der sowjetischen Besatzungszone und speziell auch über die Kommunalpolitik in Berlin in dieser Zeit gibt es reichlich Literatur, so daß ich mich damit nicht weiter befassen will.

Die größte alltägliche Sorge betraf zunächst die Beschaffung von Nahrungsmitteln. Die Sowjets gaben sich Mühe, das Überleben der Bevölkerung mit Lebensmitteln zu sichern, Lebensmittelkarten wurden ausgegeben, aber die Zerstörung der innerstädtischen Verkehrsverbindungen erschwerte die Zufuhr aus der Umgebung von Berlin beträchtlich, machte sie oft unmöglich. Die ersten schweren Fälle von Hungerödemen bei alten Leuten wurden gemeldet, eine Mangelerscheinung, mit der wir uns später noch intensiv zu befassen hatten. Der Mangel an Kommunikationsmöglichkeiten machte es schwer, sich in der zerstörten Stadt zurechtzufinden. Die radikale „Entnazifizierung", die Entfernung aller stärker Belasteten aus dem Öffentlichen Dienst, die Beseitigung des Beamtenstatus durch Befehl der Militäradministration und der Ersatz der Sachverständigen durch ungeschultes Personal, erschwerte den Aufbau einer funktionierenden Verwaltung.

Meine Beschäftigung in den ersten Tagen nach meiner Rückkehr war die Beschaffung einer Aufenthaltserlaubnis als Voraussetzung für die Erteilung einer Arbeitserlaubnis, ohne die es keine Lebensmittelkarten gab. Dabei konnte nur die Universität bzw. die Medizinische Fakultät der Friedrich-Wilhelms-Universität helfen, der ich als Dozent angehört hatte. Wann war es zur Zerstörung des Pharmakologischen Institutes gekommen? Wer war von den früheren Mitarbeitern noch in Berlin? Wo war Professor Heubner, der Direktor des Instituts?

Auf der Suche danach hatte ich Glück und fand unter alten Adressen auch die von Frau Margarete Stuhlmann, der langjährigen Sekretärin Heubners, die schon 1932 bei seiner Berufung auf das Ordinariat in Berlin aus Heidelberg mitgekommen war. Sie war der gute Geist des Institutes und ist es auch in den schweren Kriegs- und Nachkriegsjahren geblieben. Von ihr erfuhr ich nun, daß Heubner mit dem Oberarzt Professor Manfred Kiese, der Assistentin Dr. Hella Wilhelmi, zwei technischen Assistentinnen und einem Tierpfleger Berlin am 5.4.1945 auf Anweisung des Heereswaffenamtes verlassen hatte. Als Ausweichquartier war eine leerstehende Landwirtschaftsschule in Kappeln an der Schlei vorgesehen. Zahlreiche Kisten mit wissenschaftlichem Gerät des Institutes waren bereits auf dem Lehrter Bahnhof in Berlin Opfer eines Bombenangriffs geworden. Nach langer Fahrt, unterbrochen durch manchen Fliegeralarm, kam Heubner mit seiner Mannschaft am 6.4.1945 nachts in Kappeln an und wurde dort von Prof. Behrens und Prof. Koll, die vorbereitende Arbeit geleistet hatten, empfangen. Später kam auch noch Dr. Otto Steinert dazu. Freundliche Hilfe leisteten Prof. Netter, Kiel, und Dr. Malorny. Heubner hatte zweifellos noch großes Glück gehabt mit seiner

Ausreise, denn am 20.4.1945 hatte die Rote Armee mit ihrem konzentrischen Angriff auf die Innenstadt begonnen. Niemand kam mehr heraus. Frau Heubner und ihre Schwester, die Mutter von Margarete Stuhlmann, waren in Berlin geblieben. Sie hatten das Ende von Berlin unversehrt überstanden. Von Heubner gab es keine Nachricht mehr seit der Ankunft der Gruppe in Schleswig-Holstein.

Von den Dozenten und Assistenten des Institutes war niemand in Berlin geblieben. Riedel war in sowjetische Kriegsgefangenschaft geraten, Druckrey angeblich in amerikanischer Internierung, Jung in Tübingen. Er soll noch im April in Berlin gewesen sein, hatte sich aber schnell wieder nach dem Westen abgesetzt. Norbert Brock war Privatmann in Westfalen. Frau Stuhlmann hatte davon gehört, daß Fritz von Bergmann überlebt habe und in Neubrück, wo seine Eltern ein Gut besaßen, als Bürgermeister von den Sowjets eingesetzt worden sei. Auch Robert Havemann, der vom Blutrichter des Volksgerichtshofes, Freisler, wegen seiner Tätigkeit in einer Widerstandsbewegung zum Tode verurteilt worden war, blieb am Leben und wurde durch die Rote Armee aus dem Zuchthaus in Brandenburg befreit.

Über den genauen Zeitpunkt der Zerstörung des Institutes durch Brandbomben konnte Frau Stuhlmann keine Angaben machen. Wahrscheinlich geschah es am 27.4.1945. Der Rest des Hauses wurde durch den Betriebsassistenten, Karl Priemer, der seine Einliegerwohnung verlor, verschlossen und mit Holzbalken verriegelt, so wie ich die Ruine am 19.5.1945 vorgefunden hatte.

Besichtigung des niedergebrannten Institutes

Wir verabredeten, das zerstörte Institut mit Karl Priemer zu besichtigen. Das war nicht leicht. In der Innenstadt gab es zwar schon wieder einige Verbindungen mit Autobussen und teilweise auch mit der Stadtbahn. Die Außenbezirke, zu denen auch Zehlendorf gehörte, waren aber noch isoliert. Ich lieh mir ein Fahrrad und erschien wie verabredet in der Dorotheenstraße. Die erste Bestandsaufnahme war deprimierend. Die oberen Stockwerke des Institutes, in denen sich auch die Räume des Direktors und des Sekretariats befanden, waren völlig ausgebrannt. Auch der gesamte Dachstuhl, die große Bibliothek und der Hörsaal, alle Laborräume in den verschiedenen Stockwerken waren total vernichtet. Nur im Souterrain und Keller war noch einiges erhalten. Hier fanden wir völlig ungeordnet manches vor, was offenbar noch vor oder nach dem Brand der oberen Räume heruntergebracht werden konnte. Viel Kleingerät, meist beschädigt, darunter ein Warburg-Thermostat ohne Manometer, ein Van-Slyke-Gerät, Kymographen, Stative, ein Photozellenkolorimeter, erhaltene und noch mehr zertrümmerte Glassachen konnten wir unter dem Schutt in einem noch erhaltenen Raum des Souterrains erkennen. Im Keller fanden wir hinter der Stahltür des Luftschutzraumes einige Serien gut erhaltener Bücher, u. a. die alten Jahrgänge von Naunyn-Schmiedebergs Archiv von 1873 an, zahlreiche Bände vom Journal of Biological Chemistry, der Biochemischen Zeitschrift, von Hoppe-Seylers Zeitschrift, einige Bände des Chemischen Zentralblattes und verschiedene Monographien, manche davon durch den Brand sehr mitgenommen. Eine Sortierung mußte auf später verschoben werden. Frau Stuhlmann berichtete, daß ein großer Teil der Bibliotheksbestände schon lange vor dem Zusammenbruch nach Süddeutschland gebracht worden sei. In der Werkstatt, teilweise ausgebrannt und ohne Fenster, fanden wir noch eine Drehbank, eine Bohr- und eine Fräsmaschine, alle stark eingerostet und vom Brand beschädigt, dazu noch einiges Werkzeug.

Karl Priemer war bekannt, daß von den ehemaligen Mitarbeitern der Leiter der Werkstatt, Meister Uhlig, die technische Assistentin Ingeborg Klempau und der Institutsgehilfe May in Berlin geblieben waren. Wir hofften, sie alle möglichst bald hier zusammenbringen zu können. Ich selbst wollte die Verbindung zur Universitätsverwaltung aufnehmen und den Aufenthaltsort von Robert Havemann, den ich seit 1937 kannte, ermitteln, in der Hoffnung, daß er am Wiederaufbau der Pharmakologie interessiert sein würde. Wie ich war er Dozent an der Friedrich-Wilhelms-Universität, zwar in einem anderen Fach, aber als Assistent an unserem Institut. Wir haben vor dem Krieg manches politische Gespräch, an dem sich auch Fritz von Bergmann beteiligte, miteinander geführt und waren uns in der Ablehnung der brutalen Diktatur Hitlers einig. Mit Robert Havemanns sozialistischer Ideenwelt konnten wir uns allerdings nicht anfreunden. Er pflegte den Widerspruch von unserer Seite mit der Bemerkung zu erledigen: „Bürgerliche Vorurteile".

Besuch bei dem Dekan
der Medizinischen Fakultät

Die für uns zuständige Verwaltung, die wie alles in dieser Zeit provisorischen Charakter hatte, befand sich im Prinz-Heinrich-Bau Unter den Linden, den König Friedrich Wilhelm III von Preußen durch Schenkungsurkunde vom 24.11.1810 nach dem Tode seines Großoheims, des Prinzen Heinrich von Preußen, der Universität übergeben hatte. Nach der vernichtenden Niederlage in der Doppelschlacht von Jena und Auerstedt verlor die preußische Monarchie unter Friedrich Wilhelm III im Frieden von Tilsit auf Verlangen des Siegers Napoleon fast die Hälfte ihrer Gebiete und damit die Universitäten Duisburg, Paderborn, Erlangen, Erfurt, Münster, Halle und Göttingen. Preußisch blieben nur noch die Universität Königsberg, die ihre beste Zeit hinter sich hatte, und die kleine Universität Frankfurt an der Oder. Wahrscheinlich hat dieser Zusammenbruch dazu beigetragen, eine Universitätsreform im Preußen des 19. Jahrhunderts durchzusetzen, die weltweite Anerkennung finden sollte. Friedrich Wilhelm III von Preußen gab der jungen Universität das Geleitwort mit auf den Weg: „der Staat müsse durch geistige Kräfte ersetzen, was er an physischen verloren habe". Das haben die Gründer verwirklicht. Nun waren wir wieder soweit, das gleiche schaffen zu müssen.

135 Jahre hatte dieses Palais der Universität gedient, das der König aus dem Hause der Hohenzollern gestiftet hatte. Der Gedanke, daß dies nun abgeschlossen sei, gefiel mir nicht. Mitzuwirken an der Erhaltung der Kontinuität schien mir eine vom Schicksal gestellte Aufgabe. Illusionen machte ich mir nicht. Zunächst benötigte ich zu dem Versuch, der Pharmakologie eine bescheidene Arbeitsstätte zu sichern, eine Legitimation durch die Verwaltung der Universität, die es ermöglichte, auch die anderen Mitarbeiter mit einer Anstellung und einer gültigen Arbeitserlaubnis zu versehen. Die Vorschriften der sowjetischen Militäradministration in Karlshorst machten dies notwendig. Wer keinen entsprechenden Ausweis besaß, lief Gefahr, durch Militärstreifen einfach auf der Straße verhaftet zu werden und zu verschwinden. Das passierte auch nach der Kapitulation noch in erschreckendem Umfang. Die Angehörigen blieben dann ohne Nachricht, viele Bürger von Berlin endeten so in einem Kriegsgefangenen- oder Internierungslager.

Die noch verbliebenen Angestellten, einschließlich des kommissarischen Direktors der Verwaltung erteilten bereitwillig und hilfreich Auskunft. Niemand wußte, wie lange er in seinem Amt bleiben würde. Da die Verwaltung noch über alte Unterlagen verfügte, konnten sie uns Bescheinigungen darüber ausstellen, daß wir an der Universität tätig waren, ohne damit irgendwelche Verbindlichkeiten zu übernehmen. Es gab natürlich weder Gehalt noch einen Etat. Aus der Arbeitsbescheinigung ergab sich immerhin der Anspruch auf eine bessere Lebensmittelkarte als der nach Gruppe V, die mit ihrem extrem niedrigen Kalorienwert von 650 als Hungerkarte galt, und es auch tatsächlich war.

Dekan der Medizinischen Fakultät der Friedrich-Wilhelms-Universität war der Direktor der Hals-Nasen-Ohren-Klinik in der Charité, Prof. von Eicken, den ich anschließend aufsuchte. Hier und in den übrigen Kliniken war vieles erhalten geblieben. Da Prof. von Eicken noch im Operationssaal beschäftigt war, nutzte ich die Zeit zu einer Ortsbesichtigung, zu der auch der Sitzungssaal der ehemaligen Fakultät im Verwaltungsgebäude der Charité gehörte.

Erinnerungen beim Besuch der Charité

Bei der Rückkehr an einen historisch bedeutsamen Ort, wie es die Charité in der Vergangenheit war, ergibt sich ein gewisser Zwang, manches aus der Erinnerung wieder hervorzuholen. Hier an diesem Ort hatte ich mich auf Antrag von Heubner, der mich nach wechselvollem Weg 1941 wieder nach Berlin zurückgeholt hatte, in der Pharmakologie habilitiert. Im April des Jahres 1939 hatte ich meine Position im Berliner Institut nach erfolgreicher Arbeit aufgegeben. Mit Heubners Hilfe und dem notwendigen Glück gelang mir die Übersiedlung an das Institut für Organische Chemie der Universität Utrecht in Holland, dessen Direktor, Prof. Kögl, einen Pharmakologen mit Kenntnissen auf dem Gebiet der Züchtung von Tiertumoren und der Bearbeitung des Zellstoffwechsels suchte. Da ich diese Kenntnisse nachweisen konnte, waren wir uns schnell einig. Ich begann meine Arbeit am 1.5.1939. Kögl verfügte in einem neuen mit modernstem Gerät ausgestatteten Institut über beträchtliche Mittel aus der Rockefeller-Stiftung und besorgte mir ein Rockefeller-Stipendium. In diesem Institut habe ich eine lehrreiche Zeit mit erfolgreicher Arbeit erlebt.

Hitlers Krieg gegen Polen, der Unruhe und Sorge nicht nur über ganz Europa brachte, hat auch meiner Arbeit in Utrecht zeitliche Grenzen gesetzt. Die deutschen Behörden konnten mein Visum im Paß nicht verlängern. Sehr zum Bedauern von Kögl und der holländischen Kollegen mußte ich nach Deutschland zurück, wurde zum Wehrdienst eingezogen und durfte als

Rekrut in einem Lager in Westpreußen lernen, wie ein Soldat zu gehen und zu grüßen hat.

Von solchen Aufgaben erlöste mich vorübergehend eine Beurlaubung an die Medizinische Klinik der Universität Köln, die ich der Initiative von Prof. Knipping zu verdanken hatte. Inzwischen hatten nämlich meine in Utrecht durchgeführten Arbeiten, die sich mit dem Nachweis der sterischen Spezifität von Peptidasen in Tumoren und im Serum von Krebskranken mit einer neuen von mir entwickelten Methode befaßten, Aufmerksamkeit gefunden. Sie beruhte auf dem Prinzip, die bei der enzymatischen Peptidspaltung frei werdenden Aminosäuren mit Hilfe der von H. A. Krebs gefundenen d-Aminosäureoxydase nachzuweisen. Es sollte nun in der Klinik geprüft werden, ob sich mit diesem Verfahren eine Verbesserung der Carcinomdiagnostik erreichen ließ, was andere schon behauptet hatten. Dabei ergaben sich größere Schwierigkeiten als erwartet. Die mir zur Verfügung stehende Zeit war leider viel zu kurz, um eine so schwierige Aufgabe befriedigend lösen zu können. Eine abschließende Beurteilung war noch nicht möglich. Die Beurlaubung neigte sich dem Ende zu. Heubner, mit dem ich immer in Kontakt geblieben war, erreichte meine Kommandierung nach Berlin in die Pharmakologie der Lehrgruppe C der Militärärztlichen Akademie mit der Genehmigung, meine durchaus zivile Forschung mit nur geringfügigen sanitätsdienstlichen Einschränkungen im Pharmakologischen Institut der Universität fortführen zu können. Das war natürlich ein großzügiges Entgegenkommen, das ich dem Kommandeur der Lehrgruppe C, dem Oberstarzt Prof. Wirth zu verdanken hatte. Am 1.10.1941 war ich wieder in Berlin.

Zu Beginn des Jahres 1942 erhielt ich eine Einladung der Kaiser-Wilhelm-Gesellschaft, in einem Vortrag über meine Arbeiten im hochangesehenen „Dahlemer Kolloquium" zu berichten, die mir von dem Generalsekretär der Gesellschaft, Dr. Telschow, höchstoffiziell auf Veranlassung von Prof. Butenandt und Prof. Warburg übersandt wurde, zweifellos eine Anerkennung besonderer Art. Der Vortrag fand am 10.3.1942 im Harnack-Haus statt und befaßte sich mit den theoretischen Grundlagen der sterischen Spezifität bei der enzymatischen Hydrolyse von Peptidbindungen in synthetischen Substraten definierter Struktur mit d-Aminosäuren verschiedener Kohlenstoffkettenlänge, die zur Verwendung in der Krebsdiagnostik in Frage kamen. Obwohl manche Seren von Carcinomkranken d-Aminosäuren enthaltende Peptide in höherem Ausmaß hydrolysierten als die von Gesunden und anderen Kranken, blieben erhebliche Zweifel an der Spezifität dieser Befunde . Anhand der von Max Bergmann aufgestellten Polyaffinitätstheorie über die Enzym-Substrat-Bindung bei Peptidasen, die wir in vollem Umfang experimentell bestätigen konnten und die bei der Deutung unserer Befunde wesentlich weiterhalf, ließ sich auch die mangelnde Spezifität der

Sero-Reaktionen erklären. Der Vortrag wurde 1942 vollständig in der *Klinischen Wochenschrift*, *Bd. 21, S. 601–606*, veröffentlicht.

Im Anschluß an die sehr lebhafte Diskussion hatte ich noch eine lange Unterhaltung mit Otto Warburg, der sich für diese Forschungsrichtung auch im Hinblick auf seine eigene Arbeit in der Carcinomforschung besonders interessiert zeigte. Die guten Verbindungen zur Kaiser-Wilhelm-Gesellschaft sollten für uns jetzt nach dem Krieg sehr nützlich sein.

Inzwischen hatte ich auch meine Habilitationsschrift bei der Medizinischen Fakultät der Friedrich-Wilhelms-Universität eingereicht, die von Heubner und Karl Lohmann, dem bekannten Biochemiker, positiv beurteilt und der Fakultät zur Annahme empfohlen wurde. Sie befaßte sich mit Untersuchungen der proteolytischen Fähigkeiten von normalen und carcinomatösen Geweben nach Zusatz von d-Peptiden verschiedener Struktur unter Verwendung der d-Aminosäureoxydase, die klären sollten, ob Unterschiede in der sterischen Spezifität von Proteinstrukturen zwischen normalen und Tumorzellen bestehen (s. H. Herken, *Z. f. Krebsforsch. 52, 455–488, 1942*). Den zum Habilitationsverfahren gehörenden Probevortrag hielt ich vor den versammelten Mitgliedern der berühmten alten Fakultät, zu der neben den schon erwähnten Professoren Heubner und Lohmann als weitere Ordinarien Gustav von Bergmann, Rössle, Sauerbruch, Stöckel, von Eicken, Bonhoeffer, Löhlein, Müller-Heß, Diepgen, Stieve, Bessau und Rostock als Dekan gehörten. In meinem Vortrag berichtete ich unter anderem auch über die von Rudolf Schoenheimer (am 10.5.1898 in Berlin geboren) entwickelten Methoden, den intermediären Stoffwechsel mit Hilfe von stabilen Isotopen zu messen, was zu der Erkennung bis dahin unbekannter Umsatzgrößen selbst in solchen Zellstrukturen geführt hat, die früher als sehr stabil angesehen wurden. Kurz vor meinem Weggang aus Utrecht hatte ich selbst Erfahrungen mit dem Einsatz von stabilen Isotopen zur Klärung unserer Probleme sammeln können. Die bedeutenden Arbeiten von Schoenheimer, der 1922 den medizinischen Doktortitel in der Berliner Fakultät erworben hatte, waren in Deutschland damals kaum bekannt, ebenso wenig wie seine international viel diskutierten Vorlesungen, die Harvey Lecture von 1937 und die 1941 kurz vor seinem Tode gehaltene Dunham Lecture. Ich verweise auf das 1942 erschienene und 1949 wieder aufgelegte Buch von Rudolf Schoenheimer *The Dynamic State of Body Constituent,.* Harvard Univ. Press, Cambridge/Mass., bearbeitet von Hans T. Clarke, David Rittenberg und Sarah Ratner. Während des Krieges nahm sich Schoenheimer im Alter von 43 Jahren in einer Phase schwerer Depression in den USA (am 11.9.41) das Leben. Er war zuletzt Professor für Biochemie an der Columbia University New York. Max Bergmann, Hans Krebs, der spätere Nobelpreisträger, Rudolf Schoenheimer – drei deutsche Gelehrte hohen Ranges aus alteingesessenen jüdischen Familien, deren Forschungsergebnisse für Medizin und Biologie von grundlegender Bedeutung waren – verfolgt und vertrieben aus Deutschland durch einen paranoiden Diktator, ein Akt der Barbarei. Viele traf ein gleiches Schicksal, die Folgen für die Forschung in Deutschland waren verheerend.

Die Diskussion nach meinem Fakultätsvortrag beschränkte sich auf Fragen von Heubner und Lohmann, die sich für die Nachweismethoden von schwerem Wasser (Deuterium) und schwerem Stickstoff (N_{15}) in den intermediären Metaboliten interessierten. Die Fakultät billigte den Vortrag. Das Verfahren war beendet. Die Habilitationsurkunde mit der Verleihung des Titels eines Dr. med. habil. durch die Medizinische Fakultät der Friedrich-Wilhelms-Universität mit Datum vom 12.5.1942, unterzeichnet vom amtierenden Dekan Prof. Rostock, wurde mir an diesem Ort ausgehändigt. Kurze Zeit danach erfolgte meine Kommandierung als Truppenarzt an die Ostfront. Zur „Frontbewährung", so hieß es im zynischen Jargon der Potentaten. Abbruch der Arbeit in der Wissenschaft. Anfang Juni 1942 verließ ich Berlin.

Begegnung mit Prof. von Eicken

Inzwischen hatte Prof. von Eicken Zeit. Er empfing mich sehr freundlich zu einer längeren Unterhaltung. Die Begegnung brachte Aufklärung darüber, was die sowjetische Militäradministration von der Medizinischen Fakultät erwartete. Dies betraf nicht nur die möglichst reibungslose Krankenversorgung, sondern auch die Aufstellung einer Sachverständigenkommission für die Durchführung ärztlicher Prüfungen. Der Dekan war daher erfreut, die Kommission durch einen habilitierten Pharmakologen seiner Fakultät ergänzen zu können. Es lag allen daran, unseren Kollegen zu helfen, die durch Kriegseinwirkungen oder als Opfer des Faschismus daran gehindert wurden, ihr Studium mit einem regulären Examen abzuschließen. Ich berichtete ihm über die Schwierigkeiten, in die wir durch die Zerstörung des Institutes und den Verlust des Inventars geraten waren, daß wir aber alles versuchen würden, eine behelfsmäßige Unterkunft für die Pharmakologie herzurichten. Hilfe konnte er mir nicht zusagen.

Erste Versuche zur Bewältigung dieser Aufgabe stießen auf große Widerstände. Es gab kein Wasser, kein Gas, keinen Strom im zerstörten Haus. Wir beschränkten uns zunächst auf die Einrichtung eines Aufenthaltsraumes und eines Schreibzimmers durch Zweckentfremdung zweier noch erhaltener ehemaliger Tierställe für Kaninchen und Meerschweinchen. Mobiliar in Gestalt einiger Tische und Stühle war vorhanden. Geliehen wurde eine Schreibmaschine aus Familienbesitz. Sie wurde abends immer mitgenommen. Das noch vorhandene wissenschaftliche Gerät und die Bücher ließen wir unsortiert am Ort ihrer Lagerung. Wir hatten ein „Sekretariat" und ein „Prüfungszimmer". Angenehm war der Aufenthalt nicht, denn von der

Bunsenstraße her roch es noch immer nach nicht geborgenen Leichen. Die ersten Prüfungen im Fach der Pharmakologie habe ich am 26.6. bzw. 2.7.1945 abgenommen. Diese Daten sind in dem Protokollheft erhalten, das sich noch heute im Institut in Dahlem befindet.

Wiedersehen mit Robert Havemann

In der Hauptverwaltung der Universität gelang es mir, den Aufenthaltsort von Robert Havemann ausfindig zu machen. Er lag im Krankenhaus Britz, erkrankt an einer Pleuritis exsudativa, die er sich im Zuchthaus Brandenburg zugezogen hatte. Er freute sich sichtlich über meinen Besuch. Ich traf ihn in relativ gutem Zustand an, noch blaß und abgemagert, aber sehr lebendig und zuversichtlich hoffend auf die Durchsetzung der Politik eines humanen Sozialismus, wie er sie immer vertreten hatte und nur im Kommunismus verwirklicht sah. Noch ganz unter dem Eindruck der überstandenen Tortur glaubte er fest daran, daß die Bekehrung der Menschen zur Philosophie von Marx und Engels ähnliches Unheil wie das der faschistischen Diktatur abwehren könnte, so wie er es später in seinen Schriften „Sozialismus von morgen" und „Sozialismus und Freiheit" als sein Bekenntnis festgelegt hat. Wir hatten uns zuletzt im Frühsommer 1943 gesehen, bevor ich nach einem kurzen Urlaub, in dem ich meine Antrittsvorlesung in der Pharmakologie nachgeholt hatte, wieder an die Front zurückfuhr. Es war die Zeit nach dem Zusammenbruch der 6. Armee unter Paulus in Stalingrad. Schon zu dieser Zeit waren wir uns darüber einig, daß der Krieg verloren war, was allerdings keine besonderen seherischen Fähigkeiten erforderte. Nur der Zeitpunkt des Endes blieb unklar. Von Havemanns Tätigkeit im Widerstand gegen das Hitler-Regime war im Institut nichts bekannt. Seine spätere plötzliche Verhaftung kam auch für Heubner völlig überraschend.

Fritz von Bergmann und Robert Havemann blieben von einer Einberufung zur Wehrmacht verschont, weil sie Arbeiten in geheimer Mission im Auftrage des Heereswaffenamtes ausführten, wie Havemann bestätigte. Aus einer seiner Bemerkungen ging hervor, daß es sich dabei um Untersuchungen über die Toxikologie von Reizstoffen der Schleimhäute handelte, die auch in hohen Konzentrationen nicht tödlich wirkten, sondern auf die Erzeugung von Kampfunfähigkeit abzielten.

Das Überleben des von Freisler gefällten Todesurteils verdankte Havemann den Professoren Heubner und Wirth. Ihnen war es gelungen, wahrscheinlich unter Mitwirkung von Generaloberst Jodl aus dem Führerhauptquartier, einen Gnadenerlaß beim Volksgerichtshof zu bewirken unter

Hinweis auf die kriegswichtigen Arbeiten, die Havemann für das Heeres-waffenamt geleistet hatte. Es war ein gefährlicher Gang für Wirth, den Kommandeur der Lehrgruppe C der Militärärztlichen Akademie, wie er mir selbst einmal erzählt hat. Das Todesurteil wurde nicht aufgehoben, sondern nur eine Fristverlängerung bis zur Vollstreckung angeordnet, ein grauen-haftes Verfahren. Seine Mitverschworenen wurden am 8.5.1944 hingerichtet.

Am 27.4.1945 wurde Havemann zusammen mit den anderen politischen Gefangenen, unter denen sich auch Honecker befand, von der Roten Armee befreit. Er hat die Geschichte seiner Inhaftierung im Zuchthaus Brandenburg einschließlich aller Versuche, den politischen Kampf dort weiterzuführen, in allen Einzelheiten in seinem Buch *Fragen Antworten Fragen, Aus der Bio-graphie eines deutschen Marxisten* eindrucksvoll beschrieben (S. 88–99). Havemann gab dort eine getarnte Zeitung für die Gefangenen heraus, die durch gleichgesinnte Kalfaktoren an die übrigen politischen Gefangenen weitergegeben wurde. Hilfe erhielt er im Zuchthaus von seinem Freund Fritz von Bergmann, Sohn des Internisten Gustav von Bergmann, dem späteren Kurator der Freien Universität Berlin, der mit Havemann zusammen Assistent am Pharmakologischen Institut gewesen war. Ihm hat Havemann in seiner Biographie Worte der Anerkennung für seinen Mut gewidmet:

Von Bergmann besorgte nicht nur die vielen wissenschaftlichen Geräte und Chemikalien, die ich für meine Arbeit benötigte, sondern auch die Einzel-teile zum Bau eines leistungsfähigen Kurzwellenempfängers, den ich [im Zuchthaus] unauffällig in meine physikalischen Meßapparaturen mit einbaute. Endlich konnte ich wieder direkte Nachrichten aus der Außenwelt auffangen, erfuhr fast täglich das Neueste von den Kriegsschauplätzen, das ich für die Herstellung der Zeitung verwertete.

Fritz von Bergmann, Vater von 5 Kindern, war sich des Risikos, das er damit einging, voll bewußt.

Havemann war zweifellos ein sehr mutiger, von seinen politischen Vor-stellungen überzeugter, ja besessener Mann. Den Mut zum Widerstand hat er später erneut bewiesen, als er das Verhalten des Staatssicherheitsdienstes der DDR mit dem der Gestapo gleichstellte und mit völliger Isolierung in Berlin-Grünheide durch seine Genossen bestraft wurde.

Bevor ich mich nach der längeren Unterhaltung von Havemann verab-schiedete, sprachen wir noch über die totale Zerstörung des Institutes, in dem er selbst lange Jahre gearbeitet und seine Habilitationsschrift angefertigt hatte. Er versprach mir Hilfe bei meinem Versuch, einen begrenzten Aufbau zu erreichen, sobald er das Krankenhaus verlassen hätte, doch hatte sich bis dahin schon vieles geändert. Das Provisorium im Keller der Dorotheen-straße konnten wir nicht mehr halten, ohne den Verlust des Restbestandes von Gerät und Büchern zu riskieren. Die immer wieder erneuerte Verbarri-kadierung der Eingangstür und ebenso der Stahltür des ehemaligen Luft-schutzkellers, in dem die Bücher aufbewahrt waren, wurden Nacht für Nacht aufgebrochen. Es wurde alles gestohlen, was die Einbrecher für verkäuflich hielten. Ich begab mich daher auf die Suche nach einem Ausweichquartier. Dies war damals eine Hauptbeschäftigung auch anderer Kollegen der Universität, denn im Bezirk Mitte, in dem die meisten Gebäude der Universi-tät lagen, waren über 70% der Häuser zerstört.

Die Universität unter sowjetischer Kontrolle

Die Universität befand sich in einem Zustand bedauernswerter Hilflosigkeit, weil jegliche Führung im geistigen Bereich fehlte. Niemand war mit Vollmachten ausgestattet. Die totale Abhängigkeit von der Besatzungsmacht wirkte lähmend. In dieser Situation bot Otto Winzer, Stadtrat für Bildungsfragen, mit der Mannschaft Ulbricht aus Moskau zurückgekehrt, dem hochangesehenen Philosophen und ehemaligen Dekan der Philosophischen Fakultät, Prof. Spranger, die Position eines Beraters in seiner Behörde an. Spranger zögerte aus verständlichen Gründen. Erst als drei Ordinarien der Universität bei ihm erschienen und ihn baten, sich als Retter zur Verfügung zu stellen, sagte er zu. Am 11. Juni 1945 wurde Spranger zum Vorsitzenden eines Ausschusses gewählt, der für die Förderung von Wissenschaft und Universitätsangelegenheiten zuständig sein sollte. Die Universität war inzwischen pro forma dem Magistrat von Groß-Berlin unterstellt, doch behielten sich die Sowjets alle Entscheidungen vor. Zur Verdeutlichung dieses Sachverhalts ein Auszug aus einem Schreiben der Deutschen Verwaltung für Volksbildung in der Sowjetischen Besatzungszone – so der Titel – vom 24.11.1947 an die Universitätsinstitute in Berlin, demnach zu einer Zeit, als Dahlem längst von den Amerikanern besetzt war:

Betrifft: Finanzgebarung
Die Finanzbehörde der Obersten Sowj. Militär-Administration Deutschlands, der die Haushaltsüberschreitungsanträge in der Regel vorgelegt werden müssen, hat mit besonderem Nachdruck darauf hingewiesen, daß der vom Marschall Sokolowski bestätigte Haushalt ein Gesetz ist, das nicht verletzt werden darf. Überschreitungen der bewilligten Haushaltsmittel bedürfen der Genehmigung, die unter allen Umständen vor der Auszahlung herbeigeführt werden muß. Bei Verstößen gegen die allgemeinen Haushaltsvorschriften werden die Schuldigen zur Verantwortung gezogen.

Der Magistrat ermöglichte die Aufstellung eines bescheidenen Etats für die Universität, so daß gewisse Finanzierungen für die Anschaffung von dringend benötigtem Verbrauchsmaterial und im Juni 1945 auch geringe Gehaltszahlungen an das Personal möglich wurden. Der Magistrat bestätigte Professor Spranger in seinem Amt als Rektor. Seine Kollegen in dem genannten Ausschuß wurden Theodor Brugsch und Robert Havemann. Brugsch, ein sehr angesehener Internist, war ein eindeutiger Befürworter der sowjetischen Gesellschaftspolitik. Durch die Nationalsozialisten hatte er große Nachteile erlitten und seine Stellung als Professor und Leiter der Universitätsklinik in Halle verloren. Er war davon überzeugt, daß es die Sowjets mit dem Wiederaufbau der Universität ernst meinten, und zwar im Sinne der alten Tradition. In einem Gespräch mit mir erkundigte er sich nach Heubner und zeigte sich ebenso wie Havemann und ich sehr daran interessiert, Heubner wieder nach Berlin zurückzuholen, doch hatten wir zu dieser Zeit immer noch keine Nachricht über dessen Nachkriegsschicksal. Auch Frau Heubner wußte nichts über seinen Verbleib.

Bei seinen Bemühungen, Ausweichquartiere für die Universität zu finden, dachte Spranger auch an eine Verlegung von Instituten nach Dahlem in die Nachbarschaft der Kaiser-Wilhelm-Institute, zumal einige Institute der Universität schon früher dort lokalisiert waren. Alte Pläne und Ideen wurden aktuell, die auf den preußischen Ministerialdirektor Althoff zurückgingen, der später zusammen mit Schmidt-Ott maßgebend an den Vorbereitungen zur Gründung der Kaiser-Wilhelm-Gesellschaft beteiligt war. Diese Pläne zerschlugen sich ebenso wie der Versuch, Universitätseinrichtungen in der ehemaligen Reichssporthochschule unterzubringen. Brugsch machte Spranger erhebliche Schwierigkeiten, weil er die alleinige Kontrolle der Universität durch die sowjetische Militärverwaltung nach der Verlegung von Instituten nach Dahlem oder Charlottenburg nicht mehr gewährleistet sah. Aus den Verhandlungen Sprangers ließ sich allerdings entnehmen, daß weder die Amerikaner noch die Briten daran interessiert waren, sich mit der Verlagerung von Universitätsinstituten in die Sektoren Berlins, die ihnen nach dem Einmarsch am 4.7.1945 von der European Advisory Commission im Londoner Protokoll vom 29.6. bzw. 12.9.1944 zugesprochen waren, zu befassen. Die für Berlin vorgesehene Regelung richtete sich nach den Vorschlägen der Sowjets, die sie am 29.6.1944 in London vorgebracht hatten. Sie betrafen die Aufteilung der zwanzig Verwaltungsbezirke Berlins in drei Besatzungssektoren. Die Franzosen wurden zunächst nicht beteiligt. Die Sowjets beanspruchten acht der östlichen Bezirke einschließlich des historischen Zentrums von Berlin, in dem die Regierungsgebäude, der Reichstag, die Universität und die Charité lagen. Sie gingen bei allen Vorschlägen sehr weitsichtig vor. Das Schicksal der Stadt, hier die Aufteilung, wurde im Prinzip schon auf der Konferenz in Teheran entschieden.

Im Londoner Protokoll vom 12.9.1944 wurden die den vier Mächten zugesprochenen Besatzungszonen in Deutschland voneinander abgegrenzt. Berlin sollte von der sowjetischen Besatzungszone abgetrennt ein „besonderes

Gebiet" bilden, das von allen vier Mächten kontrolliert und regiert werden sollte. Die Sowjets behaupteten dagegen von Anfang an, ganz Berlin sei Teil der sowjetischen Besatzungszone, da es auf ihrem Boden gelegen sei. Daher betrachteten und behandelten sie die Berliner Universität als sowjetische Einrichtung, wie sich aus Anordnungen der Universitätsverwaltung zum Etat entnehmen ließ. Diese Spitzfindigkeiten bildeten sehr früh den Beginn permanenter Streitigkeiten, die sich später verhängnisvoll auswirkten. Sicher verhielten sich die westlichen Alliierten in entscheidenden Fragen viel zu sorglos.

Auf der Potsdamer Konferenz, die vom 17.7. bis 2.8.1945 unter der Beteiligung der USA, der UdSSR, Großbritanniens und persönlicher Anwesenheit von Stalin, Churchill und Truman tagte, sollten die Grundlagen für ein gemeinsames Handeln der Sieger festgelegt werden. Hier wurden bereits Differenzen erkennbar, die sich in unvereinbaren politischen und gesellschaftlichen Auffassungen äußerten.

Mit der Pharmakologie von Stadtmitte nach Dahlem

Ohne Kenntnis der Bemühungen Prof. Sprangers um die Beschaffung von Ausweichquartieren hatte ich ebenfalls versucht, eine neue Unterkunft für die Pharmakologie zu finden, nachdem die Verhandlungen mit der Baubehörde unserer Universität ergeben hatten, daß an eine Reparatur oder gar einen Wiederaufbau des Institutes in der Dorotheenstraße nicht zu denken sei. Daher nahm ich Verbindung zu alten Bekannten der Kaiser-Wilhelm-Gesellschaft in Dahlem auf mit der Hoffnung auf Hilfe. Ich hatte Erfolg. Im Kaiser-Wilhelm-Institut für Biochemie traf ich als letzten in Berlin verbliebenen Assistenten Dr. Hillmann. Prof. Butenandt war mit allen Mitarbeitern schon 1943 nach Tübingen übergesiedelt und hatte dort auch das Institut für Biochemie übernommen. Hillmann verwaltete in Butenandts Auftrag den Restbestand der Biochemie und war wenig glücklich darüber, daß der größte Teil des international bekannten Institutes von einer Gruppe belegt wurde, die angab, Ernährungswissenschaft zu betreiben, geleitet von einem Patentanwalt. Kuriosa wie diese gab es damals reichlich.

Hillmann machte mich auf ein kleines leerstehendes Gebäude in Dahlem, Garystr. 9, aufmerksam, das zum Kaiser-Wilhelm-Institut für Biochemie und experimentelle Therapie gehörte. Der frühere Leiter dieser Institution, Prof. Carl Neuberg, der wie viele andere jüdische Wissenschaftler aus Deutschland durch die NS-Rassengesetze vertrieben wurde, hatte das Fach der Biochemie weltbekannt gemacht. Diese kleine Dependance mit insgesamt 15 Räumen, ein Teil davon mit Labortischen und Abzügen ausgerüstet, schien mir für experimentelle Arbeit als Ersatz geeignet, zumal es in unmittelbarer Nähe des Tierstalles der Biochemie lag, in dem auch noch Laboratorien vorhanden waren (Abb. 1). Ich war hoch erfreut, vom örtlichen Bevollmächtigten der Kaiser-Wilhelm-Gesellschaft, Walter Forstmann[1], und den kommissarischen Direktoren des Kaiser-Wilhelm-Institutes für Physikalische Chemie, Prof. Überreiter und Prof. Stranski, zu hören, daß man uns dieses Institut zur

---

1 Die Generalverwaltung der Kaiser-Wilhelm-Gesellschaft befand sich in Göttingen

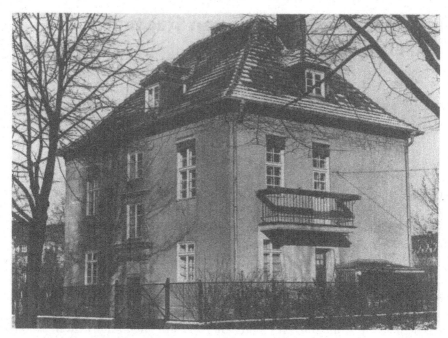

Abb. 1. Erstes Nachkriegsinstitut der Pharmakologie (früher Institut für experimentelle Therapie der Kaiser-Wilhelm-Gesellschaft)

Verfügung stellen würde.[2] Sie waren mir alle durch meine frühere Tätigkeit an diesem Ort gut bekannt. Ein Glücksfall in unserer Lage. Ich sagte zu in der Hoffnung, daß die Universität zustimmen würde und versprach, den Dekan unserer Fakultät sofort zu informieren. Anschließend traf ich den Leiter der Werkstatt und Vertreter im neu gebildeten Betriebsrat der Kaiser-Wilhelm-Institute, Herrn Hartwig, der uns Hilfe bei der Wiederherstellung unserer Geräte zusagte.

Am 19.6.1945 unterrichtete ich das Dekanat schriftlich über das Ergebnis meiner Erkundigungen:

Bericht über den Zustand des Pharmakologischen Instituts Berlin NW7, Dorotheenstr. 28.

Das Institut wurde im Laufe der letzten Kämpfe in Berlin bis auf wenige Kellerräume, die zum größten Teil Tierställe enthalten, zerstört.

---

[2] Prof. Thiessen, der noch am 12.5.1945 für kurze Zeit zum Leiter der Kaiser-Wilhelm-Gesellschaft ernannt wurde, war mit einigen Mitarbeitern im Oktober 1945 in die Sowjetunion gegangen und kehrte erst 1956 in die inzwischen gegründete DDR zurück. Er wurde danach zum Vorsitzenden des Forschungsrates der „Deutschen Demokratischen Republik" ernannt

Nach Rücksprache mit Oberbaurat Weissgerber von der Bau- und Finanz-direktion Berlin kann mit einem Aufbau der Räume nicht gerechnet werden. Eine Durchführung der notwendigsten Arbeiten ist in den zur Zeit zur Verfügung stehenden Kellerräumen nicht möglich, da trotz sorgfältiger Verschließung von Türen und Fenstern laufend noch übrig gebliebene Apparaturen entwendet werden. Aus diesem Grunde wurde bereits mit dem Vertreter des Gen. Sekretärs der K. W. G. und dem derzeitigen Direktor des K. W. Institutes für Physikalische Chemie in Dahlem Rücksprache genommen, um dort einen Teil der Räume zur Unterbringung des Pharmakologischen Institutes zu erhalten. Diese Möglichkeit ist dort gegeben. Außerdem steht eine Feinmechaniker- und Schlosserwerkstatt zur Verfügung, die die z. T. stark beschädigten Apparaturen wieder in Stand setzen könnte.

Gerade die möglichst schnelle Instandsetzung der Apparaturen sowie die Einrichtung eines Pharmakologischen Laboratoriums scheint mir bei der augenblicklichen Lage sehr erwünscht, um bei der Verknappung von Arzneimitteln Untersuchungen noch vorhandener Vorräte auf ihre Brauchbarkeit (z. B. Narkosemittel usw.) möglichst rasch durchführen zu können.

Nach Rücksprache mit Prof. Lueken ist die Abhaltung von Vorlesungen über Pharmakologie und Toxikologie im Wintersemester 1945/46 im Hörsaal des Physiologischen Institutes möglich. Die Unterbringung des gesamten Pharmakologischen Institutes macht dagegen Schwierigkeiten, da nach Unterbringung des Hygienischen Institutes im gleichen Bau nur noch wenig Räume zur Verfügung stehen.

Der Dekan, Prof. von Eicken, den ich einige Tage später noch einmal in der Charité aufsuchte, um ihn über die sich ständig verschlechternde Situation zu informieren – es wurde u. a. auch noch die Stahltür des Luftschutzbunkers aufgebrochen und die noch erhaltenen Bücherbestände durch Diebstahl dezimiert – gab seine Zustimmung zur Verlegung nach Dahlem, belastete mich allerdings mit der alleinigen Verantwortung für diesen Transport. Diese vorsichtige, fast ängstliche Zurückhaltung und das ständige Zögern, Entscheidungen zu treffen war bezeichnend für diese Zeit – bei der mangelnden Erfahrung im Umgang mit der Besatzungsbehörde durchaus verständlich. Jeder hatte Angst davor, ohne Verfahren, ohne Möglichkeit der Verteidigung deportiert zu werden.

Anschließend verständigte ich die schon genannten Mitarbeiter, die alle sofort dafür stimmten, das Angebot der Kaiser-Wilhelm-Gesellschaft anzunehmen. Auch die Verwaltung der Universität stimmte zu. So wurde ich „kommissarischer Direktor" eines zugrundegegangenen und eines noch zu gründenden Institutes, ausgestattet mit den guten Wünschen der Verwaltung und dem Segen des Dekans, registriert bei der Universität Unter den Linden mit der Adresse Dahlem, Garystr. 9.

Die von den Sowjets angeordnete Unterstellung der Universität unter die Zentralverwaltung für Volksbildung galt für alle Sektoren von Berlin, auch für die im Westen gelegenen, die erst am 4.7.1945 von den Westalliierten besetzt wurden. Sie wurde damit de facto eine Dienststelle in der sowjetischen Besatzungszone. Dies verstieß eindeutig gegen die alliierten Abmachungen, wurde aber von den Westmächten in einer Sitzung der alliierten Militärkommandantur vom 11.7.1945 ohne Widerspruch hingenommen. Das Desinteresse war deprimierend. Das Recht auf akademische Selbstverwaltung wurde der Universität nicht zugesprochen. Anders als die Sowjets, die mit eindeutigen Plänen und Absichten nach Deutschland gekommen waren, ließ sich die amerikanische Administration von einer Direktive an den Oberbefehlshaber der Besatzungstruppen der Vereinigten Staaten vom 26.4.1945 leiten: „Deutschland wird nicht besetzt zum Zweck der Befreiung, sondern als besiegter Feindstaat." Das Ziel war die Bestrafung für Verbrechen gegen die Menschlichkeit. So konnte nicht erwartet werden, daß sich die Amerikaner zu diesem Zeitpunkt für das Schicksal einer deutschen Universität interessierten, auch wenn dies politisch unklug war, wie sich bald herausstellte.

Die größte Schwierigkeit lag noch vor uns: Wie sollten wir das noch vorhandene Gerät, insbesondere die schweren Werkzeugmaschinen, nach Dahlem bringen?. Ein in unserer Lage schwer zu begründender, aber höchst notwendiger Optimismus drängte mich zum Handeln. Nur nicht aufgeben! Später habe ich mich oft gefragt, woher wir die Kraft dazu genommen haben. Dürftigste Ernährung, den ganzen Tag über kein Essen erreichbar, erschreckende Gewichtsverluste in kurzer Zeit. Jeden Tag neue Unannehmlichkeiten. Selbst um das geliehene Fahrrad, mit dem ich täglich zur Dorotheenstraße fuhr, mußte ich eines Tages mit einem sowjetischen Soldaten kämpfen. Ich hatte Glück. Ein vorbeikommender sowjetischer Offizier entschied den Streit für mich.

Die Universität hatte keine einsatzfähigen Wagen für den Transport der Institutseinrichtung nach Dahlem. Hilfe fand ich bei der Abteilung für Transport und Verkehr beim Bezirksamt Zehlendorf. Für die Rettung von Büchern und wissenschaftlichem Gerät war der junge Sachbearbeiter sofort gewonnen. Wir brauchten einen großen Wagen und erfahrene Transportarbeiter. Ein Traktor mit einem Möbelwagen als Anhänger wurde bereitgestellt. Dieser Transport durch die zerstörte Stadt von der Peripherie im Südwesten zur Stadtmitte und zurück, eine höchst brenzlige Fahrt, war eine Meisterleistung des Fahrers und der Transportarbeiter. Das schwere Gerät der Werkstatt mußte in der Hofeinfahrt des Institutes von der Bunsenstraße her verladen werden, was zweifellos aus naheliegenden Gründen für alle beteiligten Personen sehr gefährlich war. Unvergessen die Rückfahrt mit dem Gefährt, ich vorne auf dem Traktor neben dem Fahrer, Margarete Stuhlmann, die technische Assistentin Ingeborg Klempau, Werkstattmeister Uhlig, Betriebsassistent Priemer und Institutsgehilfe May im Inneren des Möbelwagens, so passierten wir das Brandenburger Tor. Bei allem Ernst und aller Gefahr der Situation war doch eine gewisse Komik dabei. Am späten Nachmittag fuhr der Traktor mit Besatzung unbehelligt am zukünftigen Institut in Dahlem, Garystraße 9, vor. Große Erleichterung, aber es gab Schwierigkeiten beim Transport der Werkzeugmaschinen durch die schmalen Türen des Institutes. Bis Mitternacht war alles geschafft.

Wir erfuhren, daß Robert Havemann vom Groß-Berliner Magistrat mit Wirkung vom 4. Juli 1945 zum Leiter der Dahlemer Kaiser-Wilhelm-Institute bestellt worden war und diese Position am 5.7. angetreten hatte. Das war eine sehr willkommene Nachricht, auch wenn er uns in dieser schwierigsten Phase des Instituttransfers nicht helfen konnte. Als verantwortlicher Leiter der Dahlemer Institute hat er der von mir getroffenen Vereinbarung in vollem Umfang zugestimmt.

Die Dependance in der Ruine der Dorotheenstraße behielten wir mit Rücksicht auf weitere noch ausstehende Prüfungen bei, auch in der Hoffnung, von dort aus den Wiederaufbau des alten Institutes betreiben zu können, obwohl dazu nach Auskunft der Baubehörden wenig Aussicht bestand. Die Prüfungen der Staatsexamenskandidaten in der Medizin setzten wir dann später ausschließlich in Dahlem fort, wozu wir schon durch die Winterkälte in der nicht heizbaren Ruine gezwungen wurden.

Sprangers Rücktritt

An der Universität konnte von einer Stabilisierung der materiellen und der Erneuerung der geistigen Substanz noch keine Rede sein. Spranger trat am 4.9.1945 vom Vorsitz des wissenschaftlichen Ausschusses zurück und stellte sein Amt als Rektor zur Verfügung. Das war ein großer Rückschlag. Der Grund waren nicht nur die fehlgeschlagenen Bemühungen um die Beschaffung geeigneter Ausweichquartiere für die Universität, sondern auch die immer deutlicher hervortretende Einengung des politischen Spielraums zugunsten einer marxistissch-leninistischen Ideologie. Spranger war ein Schüler von Wilhelm Dilthey und galt in seiner Philosophie als Vertreter des Historismus und deutschen Idealismus. In seinen wichtigsten und bekanntesten Hauptwerken hat er die Auswirkungen von Kultur und Geschichte auf die menschliche Ethik und Verhaltensweise analysiert. Er war ein Gegner des Nationalsozialismus. Nach dem Fehlschlag der Verschwörung des 20. Juli 1944 gegen Hitler wurde er für mehrere Monate von der Gestapo inhaftiert und kam erst nach Intervention des japanischen Botschafters in Deutschland wieder frei. Für die Sowjets war er sicher kein bequemer Gesprächspartner. Aber auch die Amerikaner hatten wenig Verständnis für seine Vorstellungen zur Erneuerung der Universität. Eine Viermächtekontrolle der Universität kam nie zustande. Die Sowjets hatten allein die Macht und legten mehr als die Westalliierten Wert darauf, sie zu behalten. Das sollte sich auch bei der Eröffnung der Universität zeigen, die sie mit großer Entschlossenheit betrieben. Die Sowjets waren den Westalliierten im Kampf um die Universität in allem zuvorgekommen. Auch die erneute Unterstellung unter die Zentralverwaltung für Volksbildung der Sowjetzone war ein eindeutiger Verstoß gegen das Viermächteabkommen. Im Januar 1946 verließ Spranger Berlin und nahm einen Ruf an die Universität Tübingen an.

Spranger hat sicher nicht widerstandslos aufgegeben. Er war sich seiner Verantwortung voll bewußt. In der damaligen Begegnung fremder Kulturen und Weltanschauungen trug er die Hoffnung auf Wiederherstellung der alten Universität mit seinem Bekenntnis:

Aus Wollen, Können und Sollen ist unsere Sinngebung rätselhaft zusammengewoben. Die Rolle, die darin das Sollen, die sittliche Verpflichtung spielt, ist die wichtigste. Denn alles Sollen weist über das hinaus, was wir schon sind und wollen, ... daß im sittlichen Sinne etwas von uns verlangt wird, wovon unser Wert letztlich abhängt (E. Spranger).

Von ihm stammt auch das Wort: „Das Echte ist nicht zu definieren, es entfaltet sich im Kampf". Er fand offenbar keine Basis für eine fruchtbare Auseinandersetzung. Auch wenn die westlichen Alliierten ihn ebenso wenig akzeptieren wollten wie die sowjetischen Administratoren, verloren sich die Nachwirkungen seines philosophischen Ethos nicht. Wilhelm von Humboldt und der Humanitätsidee, diesem vielgestaltigen Menschenbild und seiner Würde hat Spranger eins seiner ersten Werke gewidmet (1909). Humboldt beschäftigt die Berliner Universität bis in die heutigen Tage.

Mit Spranger verließ auch Nicolai Hartmann Berlin.

Inzwischen hatte Paul Wandel, früherer Sekretär von Wilhelm Pieck im Moskauer Exil, der mit der Gruppe Ulbricht von Moskau nach Berlin eingeflogen wurde, die Zentralverwaltung für Volksbildung übernommen. Er versuchte, die Eröffnung der Universität zu beschleunigen und sie gleichzeitig im Sinne der sowjetischen Militärverwaltung ideologisch zu indoktrinieren. Am 12.10.1945 wurde der Altphilologe Johannes Stroux durch ihn zum vorläufigen Rektor bestimmt. Das löste Unbehagen, aber kaum Widerstand aus, Stroux war kein Marxist. All das wurde uns erst viel später bekannt. Die Nachrichtenübermittlung innerhalb der Universität war höchst dürftig.

Aufbau des Institutes in Dahlem

Wir waren jetzt mit der Einrichtung der neuen Unterkunft, der Sichtung und Wiederinstandsetzung der geretteten Geräte und der Sortierung der Bücher ausreichend beschäftigt. Anfang September 1945 besuchte mich Dr. Herbert Remmer, der noch im alten Institut bei Heubner unter Beistand von Fritz Jung seine Doktorarbeit gemacht hatte, und bewarb sich um eine Assistentenstelle. Er war uns willkommen. Mein Antrag an die Universität vom 5.10.1945, ihn in eine freie Assistentenstelle einzuweisen, wurde am 24.10. bewilligt. Am 1.11.1945 trat Remmer seine Stelle an und beteiligte sich am weiteren Aufbau des Institutes. Die mir gut bekannten Kollegen aus den uns umgebenden Instituten der Kaiser-Wilhelm-Gesellschaft leisteten jede Hilfe. Dafür sagte ich zu, als „Betriebsarzt" zu wirken, vor allem eine Impfaktion gegen Typhus und Fleckfieber vorzubereiten, da solche Fälle in der von Flüchtlingen überfüllten Stadt schon gemeldet wurden. Die große Hungersnot steigerte die Gefahr noch. Aufgrund meiner Tätigkeit als Truppenarzt an der Ostfront besaß ich hier umfangreiche Erfahrungen. Den größten Teil der Mitarbeiter aus den Dahlemer Instituten habe ich damals geimpft. Mein prominentester Patient war Otto Warburg, der mich am 15.11.1945 im neuen Institut besuchte. Seine Wohnung lag schräg gegenüber in der Garystraße. Sein Institut, ebenfalls in der Garystraße gelegen, hatten die Amerikaner konfisziert, so daß er zu der Zeit keine Arbeitsmöglichkeit hatte. Der größte Teil seiner wissenschaftlichen Ausrüstung war schon lange vor Kriegsende auf das Gut Liebenberg in der Mark Brandenburg verlagert worden und einer Plünderung zum Opfer gefallen.

Die erste Nachricht von Heubner erhielten wir im September durch seine Frau. Er hatte alles wohlbehalten überstanden und war am 17. September 1945 von Kappeln nach Hamburg gezogen, um Prof. Keeser zu vertreten, der als politisch Belasteter von seinem Amt bis zur „Entnazifizierung" zurücktreten mußte. Heubner wollte so bald wie möglich zurückkommen. Alle Reisen von einer Besatzungszone in die andere waren jedoch bei Androhung von Strafe eingeschränkt. Robert Havemann, als Opfer des Faschismus persona grata in dieser Zeit, wollte sich um eine Genehmigung für Heubner bei der sowjetischen Militäradministration bemühen.

Anfang November 1945 war das kleine Institut beschränkt einsatzfähig für experimentelle Arbeit. Eine Werkstatt wurde eingerichtet mit den reparierten Werkzeugmaschinen, für zwei Laboratorien hatten wir das nötigste Gerät gerettet, ein komplettierter Warburg-Apparat war betriebsbereit, Trockenschränke und ein Kühlschrank waren vorhanden. Manches wurde noch dazu geliehen. Ein bescheidener Anfang, aber gegenüber dem Nichts in der Dorotheenstraße war es viel. Die Bücher waren gesichtet, restauriert und in der Bibliothek geordnet worden. Ein Chefzimmer und ein Sekretariat wurden für Heubner reserviert. Die Universität hatte uns mit einem kleinen Etat ausgestattet, so daß wir die notwendigsten Glassachen kaufen konnten. Die Firma Kauhausen, die auch das Havemann-Colorimeter baute, kam uns sehr entgegen.

Am 8.11.1945 unterrichtete ich Heubner in Hamburg brieflich über unseren Exodus aus der Ruine in der Dorotheenstraße und den Einzug in das kleine Dahlemer Institut, sowie über das neue zeitbedingte Arbeitsgebiet, mit dem wir gerade begonnen hatten: die Serum-Eiweißveränderungen beim Hungerödem und die Verwertung von pflanzlichem Eiweiß für die menschliche Ernährung. Inzwischen waren in Berlin schon zahlreiche alte Menschen Opfer der Hungerkarte geworden, die keine Möglichkeit hatten, in der durch Flüchtlinge total überfüllten Stadt zusätzlich Nahrungsmittel zu erhalten. Die Krankenhäuser waren voll mit solchen Patienten, die Unterernährung förderte die Zunahme von Infektionskrankheiten, insbesondere der Tuberkulose. Die Beseitigung des Mangels an geeigneten Medikamenten gehörte zu den dringendsten Aufgaben der pharmazeutischen Industrie. Ich informierte Heubner in diesem Brief, daß Havemann, der ja nun in unserer Nachbarschaft residierte, eine Nachricht von Fritz Jung erhalten hatte, der aber offenbar keine Neigung verspürte, nach Berlin zurückzukehren. Ich zitiere aus der erhaltenen Kopie dieses Briefes vom 8.11.1945:

Havemann hat sich vor kurzem nochmals in einem Schreiben bemüht, um Ihnen die Rückkehr nach Berlin bald zu ermöglichen. Wir hoffen, daß diese Bemühungen von Erfolg sein werden, haben aber noch nichts Näheres gehört. Wir haben uns sehr darüber gefreut, daß es Ihnen gut ergangen ist und daß Sie es auch in Hamburg wieder gut angetroffen haben. Ich will mich bemühen, das Institutshäuflein bis zu Ihrer Rückkehr zusammenzuhalten. Prof. Lohmann, der zur Zeit Dekan der Med. Fakultät ist, habe ich vor einiger Zeit gesagt, daß Sie die Absicht haben, sobald wie möglich nach Berlin zurückzukehren. – Von Bergmann war Bürgermeister von Neubrück und hat jetzt einen hohen Verwaltungsposten im Gesundheitswesen. [Lohmann war als Nachfolger von von Eicken gewählt – oder bestimmt? – worden.]

Wir haben alle die Hoffnung, daß Sie recht bald wieder hierher zurückkehren und haben deshalb auch ein Direktorzimmer bereits eingerichtet. [Die Möbel hierzu stammten übrigens aus dem nachgelassenen Inventar von Butenandt, der seine Erlaubnis zu deren Verwendung gegeben hatte.]

Um diese Zeit erhielten wir einen Brief von Manfred Kiese aus Kappeln an der Schlei mit Datum vom 1.11.1945, in dem er berichtete, daß es ihm gut ginge und er „einige nette Dinge über Verdoglobine" machen konnte, wie er sich ausdrückte. Auch Manfred Kiese, dem der Wehrdienst erspart geblieben war, hatte seine Arbeit während der gesamten Kriegszeit im Institut in Berlin fortsetzen können. Er war Nachfolger von Druckrey als Oberarzt geworden. Dieser war nach seiner Entlassung zum Polizeidienst eingezogen worden und übernahm dann ein Institut der Polizei in Österreich. Kiese blieb bis zum Exodus nach Kappeln in Berlin. Er beklagte den Ausfall der aus Berlin abgesandten Kisten und informierte uns über den Aufenthalt von Heubner in Hamburg sowie über die Arbeit von Otto Steinert in Kiel beim Aufbau des Studentenwerkes. Kiese hatte nicht die Absicht, nach Berlin zurückzukommen, das war ihm zu gefährlich. Er übersiedelte später nach Kiel in die Medizinische Klinik zu Prof. Reinwein und übernahm dort das Zentrallaboratorium, nachdem sein Versuch, sich nach Hamburg umzuhabilitieren, am Widerstand der dortigen Fakultät gescheitert war. Von Jung erhielt ich einen Brief aus Tübingen mit Datum vom 10.11.1945. Er schien nun die Absicht zu haben, wieder nach Berlin zu kommen, da ihm Tübingen – wie er schrieb – „zu wenig Arbeitsmöglichkeiten bietet" (aus meinem Brief an Heubner vom 27.11.1945).

Im November kam auch eine Nachricht von Prof. Lendle aus Leipzig, der bei einem Angriff auf sein Institut durch Bombensplitter verletzt worden war, glücklicherweise nicht schwerwiegend. Er suchte einen Assistenten. Ich unterrichtete ihn in einem Brief vom 10.11.1945 über die Zerstörung des Berliner Institutes, die Abwesenheit von Heubner und seinen Aufenthaltsort in Hamburg. Bei der Beschaffung eines Assistenten konnte ich Lendle nicht helfen.

Im Monat November 1945 begann der mühselige Kampf mit den zuständigen Behörden um die Zuteilung von Betriebsmitteln (Kohle, Strom, Gas). Alles war rationiert, kontingentiert und mit schwer überwindbaren Schranken versehen. Zur Veranschaulichung die Abschrift meines Schreibens vom 6.11.1945 an die Kohlenbeschaffungsstelle des Magistrates der Stadt Berlin, Berlin W 9, Friedrichstraße 82:

Betrifft: Antrag auf Kohlenbezugsschein.
Das Pharmakologische Institut der Universität Berlin ist in einem freistehenden Gebäude der Kaiser-Wilhelm-Gesellschaft untergebracht, das aus einem Keller-, Erd- und zwei Obergeschossen besteht. In dem Hause befinden sich:
1 Werkstatt
1 Zentrifugenraum
4 Laboratorien
1 bakteriologischer Untersuchungsraum
1 Direktorzimmer
2 Assistentenzimmer
1 Büro

*1 Bibliothekraum, insgesamt sind es mit Nebenräumen
15 Räume.*

Diese werden durch eine Zentralheizung beheizt. In den 15 Räumen befinden sich 17 Heizkörper.

Im Pharmakologischen Institut werden Untersuchungen über die Entstehung von Hungerödemen und die Behandlung von Kranken mit Hungerödemen durchgeführt. Da zur Zeit ein ausgesprochener Mangel an tierischem Eiweiß besteht, hat es sich als unbedingt notwendig erwiesen, dem menschlichen Körper pflanzliches Eiweiß zuzuführen. Untersuchungen über den biologischen Wert dieses pflanzlichen Eiweißes sind bisher noch nicht durchgeführt worden. [Anmerkung: Natürlich war bekannt, daß große Unterschiede im biologischen Wert von Proteinen tierischer und pflanzlicher Genese bestehen. Es war aber nicht klar, welchen Wert das „Eiweiß" hatte, das nach dem Krieg angeboten wurde. Die Gesundheitsbehörden mußten darüber aufgeklärt werden, wo die Grenzen einer Mangeldiät liegen, deren Überschreitung unweigerlich zum schleichenden Hungertod der Menschen führte.] Wir sind durch die Zentralverwaltung für das Gesundheitswesen und die Gesundheitsbehörde des Magistrats von Groß-Berlin beauftragt, die Brauchbarkeit des pflanzlichen Eiweißes für die menschliche Ernährung, insbesondere für die Behandlung von Hungerödemkranken, durchzuführen und dabei gleichzeitig die biologische Wertigkeit des pflanzlichen Eiweißes festzustellen. Diese Untersuchungen sind für die gesamte Volksernährung von größter Bedeutung. Die besondere Dringlichkeit der Aufgabe erfordert eine möglichst schnelle Durchführung der Untersuchungen, wobei die wichtigsten Arbeiten noch in diesem Winter geleistet werden müssen. Eine Weiterführung der Arbeiten ist nur dann möglich, wenn wir unsere Laboratoriumsräume und die Räume zur Haltung der Versuchstiere in diesem Winter heizen können.

Wir bitten daher um Zuteilung von Kohlen.

In analoger Form geschah die Abfassung von Bittgesuchen für Gas und Strom.

Heubner schrieb uns Anfang Dezember, daß seine Reise nach Berlin genehmigt sei und er sich gleich auf den Weg machen wollte. Doch hatte er die Reiseschwierigkeiten wohl unterschätzt, denn Ende des Jahres 1945 war er noch nicht in Berlin. Nach Berlin kam man nur mit einem sog. „Interzonenpaß", von der Bevölkerung auch „Shukowpaß" genannt, der von allen vier Besatzungsbehörden genehmigt werden mußte. Wenn die sowjetische Unterschrift fehlte, war das Dokument wertlos!

Die Untersuchungen über Hungerödeme hatten inzwischen einen großen Umfang angenommen und gehörten mit zum Programm Seuchenbekämpfung der Zentralverwaltung für Gesundheitswesen in der Sowjetischen Besatzungszone. Wir arbeiteten eng zusammen mit dem Oberarzt Dozent Dr. Seitz von der I. Medizinischen Klinik der Charité.

Am 12.11.1945 hatte ich Fritz von Bergmann, meinen früheren Mitassistenten am Pharmakologischen Institut, über unsere Untersuchungen und die ersten Erfahrungen informiert und um apparative und finanzielle Unterstützung dieser Arbeiten durch die Zentralverwaltung gebeten. Uns fehlten vor allem auch Chemikalien. Fritz von Bergmann, Abteilungsleiter I bei dieser Behörde, antwortete nach kurzer Zeit mit einem Brief folgenden Inhalts vom 19.11.1945:

Deutsche Zentralverwaltung
für das Gesundheitswesen
in der sowjetischen Besatzungszone
Das Pharmakologische Institut der Universität Berlin ist zur Zeit mit Arbeiten beschäftigt, die sich mit den Veränderungen der Serum-Eiweißkörper bei Hungerödemen befassen. Aus diesen Arbeiten soll sich eine Therapie dieser augenblicklich so wichtigen Erkrankungen ergeben. Bei der großen Bedeutung dieser Untersuchungen legt die Deutsche Zentralverwaltung für das Gesundheitswesen großen Wert darauf, daß die Arbeiten des Instituts von allen amtlichen Stellen und auch von Firmen (Apparatebeschaffung) unterstützt werden.

Dr. von Bergmann
Deutsche Zentralverwaltung

Diese Empfehlung hat beim weiteren Aufbau sehr geholfen. Am 12.12.1945 konnte ich Dr. von Bergmann einen detaillierten Plan für die zukünftige Arbeit vorlegen. So endete für uns das wohl schwerste Jahr der Nachkriegszeit mit einem passablen Erfolg, wenn man bedenkt, welch enorme Schwierigkeiten wir zu überwinden hatten. Dank galt unseren Freunden, die uns dabei geholfen haben.

Niemand konnte damals ahnen, daß wir mit dem Aufbau dieses Institutes in der Garystraße die Keimzelle für weitere West-Berliner Institute der Pharmakologie in der Zukunft gelegt hatten. Der Gang nach Dahlem hat sich gelohnt. Die Institute für Klinische Pharmakologie, Embryonalpharmakologie bzw. Toxikologie und Neuropsychopharmakologie entstanden erst nach 1953, als ich nach meiner Berufung an die Freie Universität als Ordinarius für Pharmakologie und später als Dekan Einfluß auf die Planung und Struktur der Medizinischen Fakultät einschließlich des Klinikums Steglitz nehmen und die Einrichtung dieser Institute anregen und durchsetzen konnte.

In der Innenstadt von Berlin hatte sich wenig geändert. Am 26.12.1945 schrieb Gottfried Benn an F. W. Oelze: „Hier zwischen Trümmern leben, heißt nicht viel anderes als schon in seinem eigenen Sarg zu schlafen".

Eröffnung der Berliner Universität

Eine gemeinsame Kontrolle der Siegermächte über Deutschland, wie sie ursprünglich geplant war, kam in Berlin nicht zustande. Der sowjetische Alleingang wurde in Berlin besonders deutlich. Schon vor der Konstituierung der alliierten Kommandantur waren vollendete Tatsachen in Gestalt einer sowjetischen politischen Vormachtstellung auch für ihre deutschen politischen Helfer geschaffen worden. Verhängnisvoll wirkte sich ein Beschluß der alliierten Militärkommandantur vom 11.7.1945 aus, nach dem alle von den Sowjets bis dahin erlassenen Befehle und Anordnungen weiterhin in Kraft bleiben sollten. Das betraf auch die Unterstellung der Universität unter die alleinige Hoheit der sowjetischen Militäradministration. Über die Folgen waren sich die westalliierten „Erziehungsoffiziere" offenbar nicht im Klaren. Da weitere Verfügungen in der Zukunft nur einstimmig verfaßt werden sollten, konnten die Sowjets durch ihr Veto verhindern, daß die von ihnen getroffenen Maßnahmen wieder rückgängig gemacht wurden. Die Rechtsgrundlagen der Universität waren vollständig geändert worden und beruhten auf dem Befehl der sowjetischen Besatzungsmacht. Damit wurde die akademische Freiheit von Anfang an eingeschränkt. Auf dieser Sitzung wurden auch die Grenzen der Berliner Besatzungszonen, der Sektoren, bestätigt.

Die Zentralverwaltung unter Paul Wandel betrieb die Eröffnung der Universität unter tatkräftiger Mitarbeit des Rektors Johannes Stroux mit großer Energie. Als Datum für die Eröffnungsfeier wurde der 29.1.1946 angesetzt. In einem Interview in der *Neuen Zeit* nahm Stroux Stellung zu den neuen Lehrplänen, „die für Studenten wie für Dozenten verbindlich sind". Der Pferdefuß folgte: „Der Gefahr einer zu einseitigen Berufsausbildung, die der Universität den Charakter einer bloßen Fach- oder Berufsschule geben könnte, wird durch Pflichtvorlesungen allgemein verbindlichen Charakters begegnet". Stroux hatte sicher nicht daran gedacht, daß sie zu kommunistischen Schulungskursen ausarten würden und dazu beitrugen, den späteren Studentenaufstand im Jahre 1948 heraufzubeschwören. Die Vortragenden in diesen Vorlesungen, die als „Einführung in das politische und soziale Verständnis der Gegenwart" angekündigt wurden, waren ganz überwiegend Kommunisten oder deren Mitläufer. Auch Havemann gehörte zu den energischen Befürwortern dieser Kurse, stritt jedoch mir gegenüber die einseitig marxistisch-leninistische Ausrichtung dieser Veranstaltungen ab.

Im September 1945 war schon eine Vorstudienanstalt eröffnet worden mit dem Ziel, junge Leute auf das Abitur vorzubereiten. Als Folgen des Krieges und der politischen Verfolgung von Gegnern des NS-Regimes und der „Nichtarier" waren zahlreiche junge Leute um die Chance einer Ausbildung gebracht worden, die zum Studium an einer Universität berechtigte. Diese durchaus menschenfreundliche Einrichtung gab es an allen Universitäten des sowjetischen Besatzungsgebiets. Sie geriet aber bald in den Ruf, eine einseitige politische Ausrichtung zu betreiben, so daß manche Studierwillige es vorzogen, reguläre Gymnasien zu besuchen, an denen Kriegsteilnehmer sowie politisch und rassisch Verfolgte das Abitur nachholen konnten.

Am 14. Januar 1946 konnten wir Heubner im Dahlemer Institut herzlich begrüßen. Es hat uns sehr gefreut, ihm eine zwar sehr kleine, aber doch funktionsfähige Arbeitsstätte übergeben zu können. Ich informierte ihn noch einmal über den vollen Umfang der Zerstörung des alten Institutes und über alle Einzelheiten der Suche nach einer neuen Arbeitsstätte. Sicher hat es ihn zuerst etwas befremdet, so weit entfernt von der Universität und der Charité zu sein, die er früher zu Fuß in einigen Minuten erreichen konnte. Doch hatten wir alle den Eindruck, daß er sehr froh darüber war, wieder in Berlin zu sein. Heubner hatte am 12. Januar morgens gegen 9 Uhr die Grenze bei Helmstedt in einem britischen Lastwagen passiert und war gegen 13 Uhr in Charlottenburg angekommen. Er schrieb in einem Brief vom 21.1.1946 an Soehring nach Hamburg:

Meine Frau habe ich munter in einer netten Wohnung angetroffen. Die Heizungsverhältnisse sind ein wenig kümmerlich, aber auch grundsätzlich nicht schwerer erträglich als in Hamburg.

Die Universität wird am 29. Januar den Eröffnungsakt begehen, worauf im März der Vorlesungsbetrieb mit einem langen Sommersemester beginnt. Ein Unterschied gegen früher besteht darin, daß es nur noch Pflichtvorlesungen gibt, während die Ankündigung freigewählter Vorlesungen nicht in das neue System paßt. Nach meinem Eindruck ist das Interesse „der Besatzungsmacht" für die Universität größer als in Hamburg. Aber dies kann auch daran liegen, daß ich eben hier „dazugehöre", und daher mehr Gelegenheit habe, an dem teilzunehmen, was hinter den Kulissen vor sich geht, als in Hamburg, wo ich ein 6. sehr kleines Rad am Wagen war. In summa bin ich recht froh, wieder hier zu sein und mit voller Kraft in einem mir vertrauten Kreis arbeiten zu können. Bitte grüßen Sie alle Bekannten in Hamburg und teilen Sie den Interessenten meine glückliche Ankunft mit, weil ich nicht allzuviel persönliche Briefe zu schreiben vermag.

Das Ereignis der Universitätseröffnung fand tatsächlich zum angekündigten Termin am 29.1.1946 in Ermangelung eines geeigneten Universitätsraumes im Admiralspalast in der Friedrichstraße statt. Der oberste Chef der sowjetischen Militäradministration für Deutschland, Marschall Shukow, der Eroberer von Berlin, gab den Befehl zur Eröffnung der Universität. Ich besuchte die Feier zusammen mit Heubner und Havemann. Anwesend waren sämtliche hohe Offiziere der Alliierten, insbesondere die Stadtkommandanten, die Vertreter der sowjetischen Militäradministration, die Spitzen der Zentralverwaltung in der sowjetisch besetzten Zone, die Vertreter des Berliner Magistrats mit dem Oberbürgermeister, selbstverständlich auch alle noch in Berlin verbliebenen Professoren der alten Universität, dazu die Rektoren der Universitäten in der sowjetischen Besatzungszone. Die Sowjets hatten auch die Kulturoffiziere der West-Alliierten eingeladen, die alle gekommen waren.

Die vorbereitende Kommission hatte sich viel Mühe gemacht, der Eröffnung zu einem publizistischen Erfolg zu verhelfen, dem Beginn eine feierliche Note zu geben. Nach dem totalen Zusammenbruch und der noch überall sichtbaren Zerstörung eine schwer zu bewältigende Aufgabe. Das Auditorium verhielt sich, der Situation angemessen, diszipliniert. Die Stimmung war indifferent, weder festlich noch feierlich, eine gespannte Erwartung lag in der Luft. Bei aller Skepsis, die dieser Veranstaltung entgegengebracht wurde, überwog schließlich doch die Hoffnung auf eine bessere Zukunft und der bei den Überlebenden dieses Krieges vorhandene Optimismus, mit aller Kraft dem Neubeginn zum Erfolg zu verhelfen, wobei wir uns der zu überwindenden Schwierigkeiten wohl bewußt waren.

Nach der Begrüßung durch den Oberbürgermeister Werner sprach als erster Prof. Solotuchin, russischer Kulturoffizier im Rang eines sowjetischen Generals und erinnerte an historische Daten deutsch-russischer freundschaftlicher Beziehungen. Er sagte seine volle Unterstützung beim Aufbau der Universität durch die sowjetische Militärbehörde zu. Die in russischer Sprache gehaltene Rede wurde simultan übersetzt.

Danach folgte Paul Wandel, Präsident der deutschen Zentralverwaltung für Volksbildung in der sowjetischen Besatzungszone, mit einer politisch sehr allgemein gehaltenen Rede, die mit einem Bekenntnis zur Freiheit der Wissenschaft und Pflege der Humanität begann, wobei er die Beibehaltung der theologischen Fakultäten mit auffallender Deutlichkeit hervorhob. Ein dialektischer Kunstgriff besonderer Art war die Bemerkung, daß Totalitätsansprüche mit der demokratischen Struktur unvereinbar seien. Das akademische Leben könne sich frei entwickeln, wenn Übereinstimmung zwischen der Universität und den demokratischen Interessen des Volkes bestände. Er hob die wissenschaftlich begründete Weltanschauung der modernen Arbeiterbewegung durch Marx und Engels als Grundlage dieser Interessen hervor.

Damit war die schon in Moskau geplante Richtung der Universitätspolitik aufgezeigt, die den späteren Verlauf der Ereignisse an der ehemaligen Friedrich-Wilhelms-Universität bestimmte.

Es folgte die akademische Festansprache des neuen Rektors, Prof. Dr. Johannes Stroux, dem Prof. Brugsch, inzwischen zum Vizepräsidenten der sowjetzonalen Zentralverwaltung für Volksbildung avanciert, die goldene Amtskette, Insignum akademischer Würde, übergab. Stroux leitete seine Rede mit der Kritik an der Vergangenheit ein und sah die erneuerte Universität Berlin „in einem hohen und wahren Sinn des Wortes als Volksuniversität", die aufstrebenden jungen Menschen aus allen Schichten für ein Studium zugänglich sein sollte. Er konnte nicht ahnen, daß diese so selbstverständlich klingende Forderung Anlaß zu ernsthaften Auseinandersetzungen zwischen Universität und Studentenschaft geben würde, verursacht durch einseitige Auslegung der Zulassungsbedingungen im Sinne einer sozialistischen Gesellschaftspolitik.

Der rein akademische Teil der Rede des Altphilologen Stroux behandelte Wesen, Bedeutung und Inhalt des vielseitigen Begriffs Kultur im Leben der Völker. Seinen kulturphilosophischen Betrachtungen legte er zugrunde, daß „cultura", angefangen von der Antike über Jahrhunderte lang eine schaffende Tätigkeit der Völker bedeutete, die auf einem ununterbrochenen Schöpfungsprozeß basierte. „Kultur ist die Formung, die Veredelung, die Bildung, die der Mensch der unterentwickelten Natur mitgeben konnte", ein höchster Bildungswert, so Stroux in seiner Rede. Das von Humboldt verkündete Ideal der Einheit von Lehre und Forschung sollte weiterhin erhalten bleiben und das Programm, das Wilhelm von Humboldt aus seiner Einsicht in die Natur der Wissenschaft und das Wesen forscherischer, wissenschaftlicher Arbeit entworfen hat, eine Quelle der Kraft und eine Wegleitung in unsere Zukunft. Im Verlauf seiner Rede wies Stroux auf eine Analogie zu der auf dem Gebiet der Wissenschaften von Humboldt gewonnenen Erkenntnis hin, die „den geistigen Eckstein im Bau der Universität gebildet hat und die auch in unserer heutigen Feier vernommen werden soll".

Es ist eine Eigentümlichkeit der höheren wissenschaftlichen Anstalten, daß sie die Wissenschaft immer als ein noch nicht ganz aufgelöstes Problem behandeln. Die Grundlage beruht bei der inneren Organisation darauf, das Prinzip zu erhalten, die Wissenschaft als etwas noch nicht ganz Gefundenes und nie ganz Aufzufindendes zu betrachten, und sie unablässig als solche zu suchen. Sobald man aufhört, eigentlich Wissenschaft zu suchen oder sich einbildet, sie brauche nicht aus der Tiefe des Geistes heraus geschaffen, sondern könne durch Sammeln extrem aneinander gereiht werden, so ist alles unwiederbringlich und auf ewig verloren; verloren für die Wissenschaft, die wenn dies lange fortgesetzt wird, dergestalt entflieht, daß sie selbst die Sprache wie eine leere Hülse zurückläßt, und verloren für den Staat. Denn nur die Wissenschaft, die aus dem Inneren stammt und ins Innere gepflanzt werden kann, bildet auch den Charakter um, und dem Staat ist es ebenso wenig als der Menschheit ums Wissen und Reden, sondern um Charakter und Handeln zu tun. (Aus der Denkschrift von W. v. Humboldt, 1809/10).

So ist unter dem Einfluß von Humboldt, Fichte, Schleiermacher, Hegel und Savigny bis heute das Wesen der Universität in der untrennbaren Verbindung von Lehre und Forschung zu suchen, auch wenn sie in immer mehr Disziplinen zersplittert manchen notwendigen Zusammenhang verloren haben mag.

Auch die Gründung dieser Universität – den Namen Friedrich Wilhelm III nannte Stroux nicht – vollzog sich in einer Zeit schwerer Not und wurde doch zu einem großen Erfolg durch die Mitwirkung der geistigen Kräfte der deutschen Idealisten und des Humanismus. Fichte, Schleiermacher, Savigny, Hegel, Wolff, Hufeland und Reil, sie rangen miteinander und nacheinander um die Entflechtung und Erneuerung eines geistigen Prozesses, zu dem sich Stroux mit den Worten bekannte: „Wir wollen uns mit ihrem Ruhm nicht brüsten, aber ihre Leistung als Verpflichtung verstehen, die der neuen Periode, die wir heute beginnen, aufgegeben ist".

Er beklagte den schändlichen Vorgang, „daß eine Universität von dem Range, wie ihn die Berliner Universität in den ersten hundert Jahren ihres Bestehens erreicht hatte, zum Werkzeug des nationalsozialistischen Mißbrauchs der geistigen Werte unseres Volkes gemacht wurde".

Es bestand kein Zweifel im Auditorium darüber, daß sich Stroux mit seiner Autorität als Rektor dafür einsetzen würde, daß die reinen und edlen Ziele der Wissenschaft und Forschung nicht für politische Ziele mißbraucht würden, die das Leben an der Universität verdunkeln und zum Erlöschen bringen könnten. Machtvolles Pathos des Altphilologen, des prominenten Latinisten klang in seinen Worten zur vollständigen Erneuerung der Universität:

Mit diesem Entschluß schreiten wir durch die Pforte über die trennende Schwelle hinunter auf das Werden und die Zukunft. Unsere Zukunft heute noch ein Hoffnungsschimmer, wird eine Zeit freier deutscher Geistesarbeit in einem demokratischen Staate sein, die aus einer neuen Gesinnung heraus und mit neuen Zielen vor Augen zu fruchtbaren Leistungen gelangen soll.

Mögen die Schwierigkeiten, die solcher Erneuerung im Wege stehen, noch so groß sein, sie werden unserer Entschlossenheit und der klaren Einsicht in unsere Lage und Aufgabe weichen. Wir sehen schon die starken Kräfte, die uns zur Seite stehen. Als die größte und stärkste dieser Hilfen betrachte ich das neue Verhältnis der Universität zum Volke.

Diese hoffnungsvollen Worte nahm das Auditorium mit gedämpftem Beifall auf. Konnte oder wollte Stroux nicht sehen, daß die akademische Freiheit durch den politischen Willen der Besatzungsmacht begrenzt wurde? War es nicht Warnung genug, daß sein wissenschaftlich bedeutender Vorgänger im Amt, der Professor der Philosophie Eduard Spranger, vom Rektorat zurückgetreten war, weil er die Forderungen der Besatzungsmacht nicht erfüllen wollte? Als letzter sprach Georg Wrazidlo als Vertreter der Studentenschaft, der für seine kurze Rede von seinen Kommilitonen viel Beifall erhielt. Begeisterung klang aus seinen Worten „jetzt endlich können wir uns erheben in echter Freiheit auch in wissenschaftlicher Arbeit zum Nutzen und Segen für unser Volk und für die Menschheit".

Wradzidlo hatte viel erlebt und erlitten: Offizier in einem Panzerregiment, dann zum Medizinstudium an der Universität Breslau beurlaubt, streng katholisch erzogen zum Widerstandskämpfer geworden, 1944 von der Gestapo verhaftet, in ein Konzentrationslager gebracht, begnadigt und zu einer Bewährungskompanie kommandiert. Nach kurzer amerikanischer Kriegsgefangenschaft kam er nach Berlin, bewarb sich um einen Studienplatz, worauf er als Opfer des Faschismus Anspruch hatte. Er sollte bald Gelegenheit zu neuem Widerstand erhalten. Das Auditorium verließ den Admiralspalast mit sehr gemischten Gefühlen. Die Sorge um die Zukunft überwog. Robert Havemann war optimistisch, Heubner und ich blieben skeptisch.

Nach der Eröffnung erreichte uns folgendes Dekret des Rektors:

Berlin, den 29. Januar 1946
   Im Benehmen mit der Zentralverwaltung für Volksbildung bestimme ich: Mit dem Tage der Neueröffnung der Universität führt dieselbe, vorbehaltlich einer späteren Regelung, die Bezeichnung Universität Berlin.

Der Rektor
gez. Prof. Stroux

Erste Proteste der Studenten

Die Universität Berlin – der Name des Hohenzollern Friedrich Wilhelm durfte nicht mehr genannt werden – begann ihre Arbeit in einer politisch höchst labilen Situation. Es waren nicht nur die sich bald häufenden Konflikte zwischen Ost und West in der alliierten Kommandantur, bedingt durch den sog. Viermächtestauts von Berlin, sondern auch die hausgemachten Querelen ehrgeiziger Parteipolitiker, die das Leben erschwerten. Der Lehrkörper war durch Kriegsverluste, Abwanderung und „Entnazifizierung" stark dezimiert. Dazu kam, daß mancher die harten Lebensbedingungen nicht ertrug, den Mut verlor und die bedrängte Stadt verließ. Vor der Behandlung der weiteren Entwicklung an der Universität einige Bemerkungen zur Charakterisierung der politischen Situation in Berlin.

Die Sowjets hatten schon sehr frühzeitig versucht, das politische Leben zu aktivieren.[1] Durch Befehl vom 10.6.1945 gab der sowjetische Oberbefehlshaber deutschen Politikern die Möglichkeit zur Gründung politischer Parteien. Die KPD nutzte ihren Vorsprung, der durch die aus Moskau eingeflogene Gruppe Wilhelm Pieck mit Johannes R. Becher, Paul Wandel, Fred Oelsner u. a. gegeben war. Am 15.6.1945 konstituierte sich ein Zentralausschuß der SPD unter Otto Grotewohl. Am 26.6. bzw. 5.7.1945 folgten die CDU und die LPD (Liberaldemokratische Partei Deutschlands). Einen verhängnisvollen Schritt tat Otto Grotewohl mit seinem Vorschlag einer „Einheit der Arbeiterklasse", einer Fusion von KPD und SPD, die von der überwiegenden Zahl der SPD-Mitglieder abgelehnt wurde. In Berlin gelang diese Zwangsvereinigung zunächst nicht. Sie scheiterte an einer Urabstimmung vor allem in den Westsektoren. Im Osten soll es massive Eingriffe in den Wahlvorgang von Seiten der Besatzungsmacht gegeben haben. Dennoch wurde am 21. und 22.4.1946 die Gründung der Sozialistischen Einheitspartei Deutschlands (SED) gegen den Willen der Mehrheit durch Otto Grotewohl und Wilhelm Pieck in der Sowjetzone und Ost-Berlin durchgesetzt.

---

[1] s. dazu: Ribbe, W. (1987) Von der Besetzung zur Spaltung der Stadt. Geschichte Berlins, Bd. II, S. 1040/46. Verlag C.H. Beck

Am 20.10.1946 fanden im Einvernehmen mit den alliierten Kommandanten die ersten freien Wahlen seit 1933 statt. Mit einer Wahlbeteiligung von 92,3% kam es zu einem klaren Bekenntnis der Bevölkerung zur Demokratie. Die SPD erhielt 48,7% der Stimmen, die CDU 22,2%, die SED nur 19,8%, die LPD 9,3%. Das war eine klare Niederlage für die SED, obwohl sie jede Art von Wahlunterstützung durch die sowjetische Besatzungsmacht erhalten hatte. Das Votum der Bevölkerung war eindeutig. Die besondere Wertschätzung der SPD beruhte sicher auch darauf, daß sich mancher an die mutige und verantwortungsvolle Rede des Abgeordneten Otto Wels im Reichstag 1933 erinnern konnte, mit der er den Diktator Hitler durch Ablehnung des Ermächtigungsgesetzes in die Schranken weisen wollte. Sie bekam aktuelle Bedeutung im Angesicht einer sich neu formierenden Diktatur. Otto Wels sagte damals:

Wir Sozialdemokraten wissen, daß man machtpolitische Tatsachen durch bloße Rechtsverwahrungen nicht beseitigen kann. Wir sehen die machtpolitische Tatsache Ihrer augenblicklichen Herrschaft. Aber auch das Rechtsbewußtsein des Volkes ist eine politische Macht und wir werden nicht aufhören, an dieses Rechtsbewußtsein zu appellieren. Wir stehen zu den Grundsätzen des Rechtsstaates, der Gleichberechtigung, des sozialen Rechtes, die in ihr festgelegt sind. Wir deutschen Sozialdemokraten bekennen uns zu dieser geschichtlichen Stunde feierlich zu den Grundsätzen der Menschlichkeit und der Gerechtigkeit, der Freiheit und des Sozialismus. Kein Ermächtigungsgesetz gibt Ihnen die Macht, Ideen, die ewig und unzerstörbar sind, zu vernichten.

Allein die Sozialdemokraten stimmten gegen dieses für Deutschland so verhängnisvolle Gesetz. Die KPD hatte Hitler schon ausgeschaltet.

Obwohl die bürgerlichen Parteien bei der Abstimmung 1946 eine überwältigende absolute Mehrheit erhielten, gelang es dem Magistrat von Berlin nicht, die Universität aus der Aufsicht der sowjetisch kontrollierten Zentralverwaltung für Volksbildung herauszulösen, die für die von der Sowjetarmee besetzte Zone Deutschlands, aber nicht für Berlin, zuständig war. Sie beherrschte auch die übrigen Universitäten in ihrem Befehlsbereich. Die Einbeziehung der Universität von Berlin war ein eindeutiger Verstoß gegen die Bestimmungen des alliierten Kontrollrates und der Konferenzergebnisse von Jalta und London, die eine Behandlung von Berlin als selbständige, von der Sowjetzone abgegrenzte Einheit vorsahen, die von allen vier Mächten regiert werden sollte. Diese Beschlüsse wurden von den Sowjets nach wie vor konsequent ignoriert, und stereotyp wurde die Behauptung wiederholt, Berlin sei ein Teil der Sowjetzone, weil es auf ihrem Territorium liege. Aus der Duldung dieses Zustandes durch die Westalliierten ergaben sich alle späteren Konflikte um Berlin, die soviel Uheil brachten, zumal die Westmächte auf den genannten Konferenzen versäumt hatten, einen freien Landzugang nach Berlin vertraglich zu sichern. Die Strafe für diese Unterlassung hat die Berliner Bevölkerung hart und langanhaltend getroffen.

Die Berliner Professoren und Studenten stellten mit Bedauern und Unverständnis fest, daß sich die Westalliierten für ihre Universität nach wie vor nicht interessierten. Amerikaner, Engländer und Franzosen befaßten sich mit „ihren" Sektoren und wollten jeden Konflikt mit den Sowjets vermeiden.

Die Studenten waren anderer Meinung. Schon im Sommer 1945 hatte sich ein „Zentralausschuß der Berliner Studentenschaft" gebildet, der kurz darauf in scharfen Gegensatz zu den kommunistischen Behörden geriet und Ende des Jahres aufgelöst wurde, bevor die Universität eröffnet war. Eine studentische Arbeitsgemeinschaft, von der sich die Kommunisten Unterstützung versprachen, wurde ein Sammelbecken der Opposition. Principiis obsta. Es ging schon bald um die akademische Freiheit in der Universität und die Freiheit in der Stadt.

Die Nachkriegsstudentenschaft bestand nicht nur aus jungen Leuten. Unter denen, die bei mir Vorlesungen hörten oder zum Examen kamen, befanden sich viele, die älter waren als ich. Sie hatten harte Erfahrungen hinter sich, waren kritisch, aber auch diszipliniert und fleißig, mit viel Interesse an den politischen und kulturellen Vorgängen. Sie hatten sicher das Bedürfnis, die verlorenen Jahre so schnell wie möglich aufzuholen, waren aber auch aufgrund erlittenen Unrechts entschlossen, sich jeder neuen Diktatur zu widersetzen.

Die zunächst geübte scheinbare Toleranz der sowjetischen Administration hielt nicht lange vor. Starker Widerstand gegen Eingriffe in die akademische Freiheit kam von dem kommissarisch eingesetzten Vorsitzenden dieser Arbeitsgemeinschaft, dem Mediziner Georg Wradzidlo, den die Sowjets selbst gefördert hatten. Sicher hatte er nicht die Absicht, von vornherein Opposition zu betreiben. Die Gründe für den ersten Zusammenstoß mit den Studenten lieferten die roten Behörden selbst. Am 1. Mai 1946, als der Aufruf „Der 1. Mai 1946 wird im Zeichen der einheitlichen Gewerkschaften und der Sozialistischen Einheitspartei Deutschlands stehen", den leider auch Heubner zu meinem Ärger unterschrieb, von der SED und ihren führenden Genossen als Flugblatt nach Art eines kommunistischen Manifests verbreitet wurde, protestierten 30 Mitglieder der studentischen Arbeitsgemeinschaft gegen die Plakatierung der Universität mit kommunistischen Fahnen und Transparenten. Die Unterzeichner des Protestes, alle anerkannte Opfer des Faschismus, unter denen sich auch unser Kollege, der spätere Professor der Pharmakologie Helmut Coper, befand, erhoben öffentlich Widerspruch dagegen, daß in und an der Universität Fahnen und Symbole einer politischen Partei angebracht wurden. Wradzidlo wurde von den Sowjets abgesetzt und durch einen Kommunisten ersetzt. Der Widerstand schwelte weiter und fand bald neue Nahrung.

Erste Vorlesungen

Die Vorlesungen hatten im März 1946 begonnen. Heubner und ich teilten sie uns in der Pharmakologie. Sie fanden im Hörsaal der I. Medizinischen Klinik in der Charité statt, ein anderer Hörsaal von geeigneter Größe stand nicht zur Verfügung. Das war vor allem für Heubner, der kurz vor der Vollendung seines 69. Lebensjahres stand, eine große Strapaze, zumal er wegen seines Diabetes zweimal täglich Insulin spritzen mußte. Gute Depotpräparate waren nicht zu beschaffen. Häufige Schwankungen des Blutzuckergehaltes machten ihm erhebliche Beschwerden. Er überwand sie mit beispielhafter Energie. Der Weg von Dahlem nach Stadtmitte war weit, doch hatten sich die Verkehrsverhältnisse schon deutlich verbessert. Mit der U-Bahn konnten wir von der Station Thielplatz, die in unserer Nähe lag, bis zur Station Friedrichstraße fahren. Von da aus war es bis zur Universität und auch der Charité zu Fuß nicht weit. Eine weitere Möglichkeit, in die Innenstadt bzw. Stadtmitte zu gelangen, lieferte die S-Bahn von der Station Lichterfelde bis zum Potsdamer Platz. Es war zweifellos eine Erleichterung für Heubner und natürlich auch für uns.

Heubners erste Vorlesung war eine Ansprache an die Studenten der Nachkriegszeit. Der von Heubners Hand geschriebene Text dieser ersten Vorlesung im Hörsaal der I. Medizinischen Klinik blieb erhalten. Ich zitiere Auszüge aus diesem bemerkenswerten Dokument:

Was vor drei Jahrhunderten 30 Jahre Zeit brauchte, hat die moderne Technik in einem Fünftel dieser Zeit fertiggebracht, nämlich aus Deutschland ein Ruinenfeld zu machen. Damals ging die Bevölkerungszahl nach der Schätzung mancher Historiker bis auf ein Viertel des vorherigen Betrages zurück; für uns ist dieser Prozeß noch im vollen Gange und niemand von den Überlebenden der Kampfhandlungen weiß, ob er nicht noch eines Tages zu den Opfern des Hungers und der Seuchen zählen wird. Hierbei kann das Tempo der Vernichtung leicht größer werden als im 30jährigen Krieg.

Leider ist das Tempo des Aufbaues immer sehr viel langsamer, nicht nur bei Städten, Häusern und Fabriken, sondern erst recht im Biologischen. Wir fällen in wenigen Stunden einen Baum und verfeuern ihn in wenigen Wochen, der vielleicht 70 oder 200 Jahre gewachsen ist, und ein erwachsener Mensch kann erst in 20 bis 25 Jahren ersetzt werden. Die biologischen

Gesetze des natürlichen Wachstums lassen sich durch keine Technik ändern.

Dies gilt genauso für das geistige Wachstum, das der Sinn eines jeglichen Studiums ist. Man hat dies in den letzten Jahren zuweilen vergessen wollen. Wie man glaubte, es genüge, Knaben in Soldatenuniformen zu stecken, um Männer aus ihnen zu machen, so glaubten manche Verantwortliche, es genüge ein Stück Papier, genannt Bestallungsurkunde, um Ärzte zu kreieren. Wir haben uns auch auf diesem Gebiet an Ruinen gewöhnen müssen, vor allem an Ruinen des deutschen Ärztestandes.

Zu diesem ernsten Problem über Ausbildung und Verhalten des Ärztestandes unter dem Nationalsozialismus haben sich E. Franck, Th. von Uexküll und W. Heubner 1946 in einem Aufsatz „Der Arzt in Deutschlands Schicksalswende" geäußert.

Was gilt heute noch und was wird weiterhin gelten? Die entscheidende Frage für jeden geistigen Menschen insonderheit für jeden Akademiker, scheint mir wie früher auch heute immer wieder die gleiche zu sein, nämlich die Bedeutung des Verstandes (und damit auch der Moral) für unser Leben und Wirken, oder anders ausgedrückt, nach dem Verhältnis der Ratio oder des Rationalen zu dem Irrationalen in unserem Bewußtseinsinhalt.

Heubner spricht auch darüber, was in der gleichen Zeitperiode, in der die französische Revolution die Vernunft zur einzigen Göttin erklärte, tatsächlich geschah:

Die Menschen tobten wie kaum vorher ihre Leidenschaften aus... Nun, was wir erlebt haben, war ja auch nichts anderes. Niemals kann man einen Krieg als etwas Vernünftiges bezeichnen, vielmehr entspricht er den primitivsten biologischen Affekten. Es kann ja für niemanden, geschweige denn für solche, die im Besonderen auf dem Gebiet der Biologie interessiert und bewandert sind, also gerade auch für Mediziner, ein Zweifel daran sein, daß das eben im Kleinsten und Größten getragen und beherrscht wird von gänzlich irrationalen Triebkräften... Angst vor Tod und Not bis zur politischen oder künstlerischen Begeisterung und zur Andacht religiöser Anbetung... All das hat mit der Ratio nichts zu tun, so sehr auch in den seelischen Vorgängen Irrationales und Rationales ineinander verwoben sein mögen. Sicher ist das Eine: Leben kann bestehen ohne Verstand, Verstand aber nicht ohne Leben. Es ist etwas Sekundäres, nachträglich und spät zur Entwicklung gekommen.

Heubner widerlegt die Tendenzen, dem Verstand eine sekundäre Rolle im Ablauf der Lebensvorgänge beizulegen, wie das schon vielfach versucht wurde. Er stellt ironisch die Frage:

Handelt es sich um oberflächliche oder vorübergehende Phänomena oder kündigt sich hier ein neuer Typus des Menschen und des Lebens an, der geneigt ist von der Unvernunft zu leben?

Das Vertrauen in die Macht des menschlichen Verstandes war durch Ereignisse der Vergangenheit erschüttert. Heubner entwickelt an zahlreichen Beispielen die kulturgeschichtliche Bedeutung der Vorherrschaft des Verstandes als Schutzwall gegen hemmungslosen Fanatismus.

Von vielen Seiten des Auslandes wie des Inlandes hören wir heute unter dem erschütternden Erlebnis des Kriegsendes und der Aufdeckung vieler verbrecherischer Handlungen die Mahnung zur sittlichen Erneuerung und die Zuversicht, daß dann die Probleme unserer Not gelöst werden könnten. ...
   Natürlich sind wir alle einig, daß die Halunkenwirtschaft nicht so weitergehen konnte, aber es wäre wohl eine große Illusion, zu glauben, daß man die Halunken in diesem Lande wie irgendwo sonst auf der Erde ausrotten könnte.

Zu dem Thema „Die Bestie Mensch ist überall gleich" zitiert Heubner das berühmte Urteil des Psychiaters Ernst Kretschmar aus dem Jahre 1929:

Die Psychopathen und Geisteskranken spielten in der Entwicklung des Völkerlebens manchmal eine außerordentlich wichtige Rolle, die man mit der der Bazillen bildweise vergleichen kann. Ist die geistige Temperatur eines Zeitalters ausgeglichen und gesund, so wimmeln die Abnormen ohnmächtig und wirkungsschwach zwischen der Masse gesunder Menschen herum. Zeigt sich aber irgendwo ein wunder Punkt, ist die Luft schwül und gespannt, so werden die Bazillen alsbald virulent und angriffsfähig, sie dringen allenthalben durch und bringen die gesunde Volksmasse in Entzündung und Gärung. Die großartigen Fanatiker, die Propheten und die Schwärmer wie die kleinen Schwindler und die Verbrecher sind immer da und die Luft ist voll von ihnen, aber nur, wenn der Geist eines Zeitalters sich erhitzt, vermochten sie Krieg, Revolution und geistige Massenbewegungen zu erzeugen. Die Psychopathen sind immer da. Aber in kühleren Zeiten begutachten wir sie und in den heißen beherrschen sie uns.

Soweit die Stimme des Psychiaters.

Im flutenden Getriebe der menschlichen Probleme, Leidenschaften und Meinungen ist allerdings uns Ärzten eine klare und bestimmte Haltung zugeteilt. Der ganze ärztliche Beruf leitet seinen Sinn allein aus der Tatsache her, daß es körperliche Leiden und Krankheiten gibt, und daß in der Seele des Leidenden das Bedürfnis und der Wunsch nach Hilfe erwächst. Not und Angst begegnet das Mitleiden, der Wunsch, zu helfen, zu retten. Dies ist und bleibt die unerschütterliche und einzige Basis ärztlichen Handelns, Mitleid und Ehrfurcht vor dem Leben sind jedoch nicht dem Arzt allein vorbehalten. Es ist gar kein Zweifel, daß auf nicht-medizinischen Wegen viel Leid gelindert und der Zustand kranker Menschen wesentlich gebessert werden kann.

Und dennoch liegt das wirkliche Kennzeichen des Arztes darin, daß er seine irrationale, sittliche, selbst religiöse Einstellung zum kranken Menschen auf das Entschiedenste verbindet mit dem Rationalen, mit der angespanntesten Anwendung des Verstandes und seines Wissens. Will also der Arzt der Stellung gewachsen sein, die er in den Augen seiner Mitmenschen einnimmt, so muß er sich mit den Ergebnissen der medizinischen Wissenschaft gründlich vertraut machen und sein Leben lang bemüht bleiben, ihr zu folgen. Gleichgültigkeit dagegen bedeutet beim Arzt viel mehr als in anderen Berufen einen Verstoß gegen seine sittlichen Verpflichtungen.

Dies ist und bleibt gültig, ganz abgesehen davon, was das Schicksal über unser Volk, über Europa, über die Menschheit bringen wird. Das Eine ist wohl gewiß: Wenn überhaupt etwas die düsteren Absichten des Menschengeschlechtes aufzuhalten vermag, so wäre es die Anwendung der Vernunft, ja der Weisheit durch alle Machthaber und Gesetzgeber.

Der kritisch- pessimistische Unterton in seinen Reden, die Skepsis gegenüber der Erwartung, daß die Ratio eines Tages die „dumpfen Triebe" des Irrationalen bändigen wird, hat ihn in den Nachkriegsjahren nicht verlassen. In der Bekämpfung des Irrationalen, des Unvernünftigen, des Mystizismus im Leben des Menschen, vor allem in der Medizin, hat Heubner einen bedeutenden Vorgänger an der Friedrich-Wilhelms-Universität gehabt. In seiner berühmten Rektoratsrede, gehalten am 3.8.1893, hat Rudolf Virchow den Einbrüchen des Mystizismus in die gesamte Biologie den Kampf angesagt. Dies gilt für den Magnetiseur wie den Spiritisten und den Hypnotiseur, wie er sie nannte, die alle an der Universität beträchtlichen Einfluß gewonnen hatten, z. T. sogar mit Unterstützung von Wilhelm von Humboldt. Im Prinzip scheint sich demnach bis heute an den „dumpfen Trieben des Irrationalen" nicht viel geändert zu haben, die auch in der nationalsozialistischen Medizin vertreten waren.

Wir sollten nicht vergessen, was Virchow zu diesem für jede Wissenschaft so grundsätzlich bedeutsamen Problem gesagt hat:

*Unsere Zeit, die in ihrem wissenschaftlichen Gefühl so sicher und siegesfroh
ist, übersieht ebenso leicht, wie die frühere, die Stärke der mystischen
Regungen, welche von einzelnen Abenteurern in die Volksseele getragen
werden. Noch steht sie ratlos vor dem Rätsel des Antisemitismus, von dem
niemand weiß, was er eigentlich in dieser Zeit der Rechtsgleichheit will, und
der trotzdem vielleicht auch deshalb, selbst auf die gebildete Jugend wirkt.
Bis jetzt hat man noch keine Professur des Antisemitismus gefordert, aber es
wird erzählt, daß es schon antisemitische Professoren gebe. Wer die Geschichte der Naturphilosophie in ihren radikalsten Ausläufern kennt, der
wird über solche Erscheinungen nicht erstaunen. Der menschliche Geist ist
nur zu sehr geneigt, den mühseligen Weg des ordnungsgemäßen Denkens
zu verlassen und sich in träumerisches Sinnen zu versenken.*

Zu welchen entsetzlichen Exzessen er noch im 20. Jahrhundert fähig sein
würde, konnte auch Virchow nicht ahnen. Das betrifft vor allem die Psy-
chopathologie von Hitlers grauenvollem Rassenwahn, der Millionen fried-
licher, wehrloser Menschen Unglück und Tod brachte und das Ansehen
Deutschlands in der freien Welt irreparabel beschädigte.

Die Nachkriegsgeneration hat es schwer, sich vorzustellen, wie lähmend
die Hilflosigkeit war gegenüber der sich ständig steigernden Machtfülle und
dem Machtmißbrauch einer Diktatur, die jeden Gegner oder Kritiker ihres
Systems mit unerbittlicher Härte verfolgte oder ausschaltete.

Das Ausland sah dem Treiben Hitlers zunächst tatenlos zu. Wie weit die
Mißachtung von menschlicher Würde und Freiheit bereits fortgeschritten
war, beweist die aufrüttelnde Encyclika des Papstes Pius XI, die er am Pas-
sionssonntag des Jahres 1937 urbi et orbi verkündete. „Mit brennender Sorge",
unter diesem Titel ist die Encyclika in die Geschichte eingegangen, enthüllte
der Papst vor aller Welt die Unverträglichkeit der nationalsozialistischen
Doktrin mit der christlichen Lehre. Er verurteilte diesen Kult der Gewalt, die
Vergötterung von Rasse und Blut, die Unterdrückung der menschlichen
Freiheit und Würde.

Die Haltung des Auslands änderte sich erst, als Hitler das Münchner Abkommen vom 26.9.1938 durch den Einmarsch in die Tschechoslowakei brach
und Prag besetzte. Die hoffnungsvolle Prognose Neville Chamberlains „peace
for our time" war zerstört. Aus der Rede, mit der Sir Neville Chamberlain sein
Verhalten in München vor dem englischen Volk rechtfertigte, geht der Ernst
der von Hitler provozierten Lage klar hervor. Sir Neville warnte im März 1939:

*Ich glaube nicht, daß irgend jemand meine Aufrichtigkeit in Frage stellen
wird, wenn ich sage, daß es kaum etwas gibt, was ich nicht für den Frieden
zu opfern bereit wäre; aber etwas gibt es, was ich davon ausnehmen muß,*

und das ist die Freiheit, die wir seit Hunderten von Jahren genießen und die wir niemals preisgeben werden. ...

Und weiter bekennt er:

Ich fühle mich verpflichtet, zu wiederholen, daß ich zwar nicht bereit bin, unser Land durch neue, nicht spezifizierte und unter nicht voraussehbaren Bedingungen funktionierende Verpflichtungen zu binden, daß aber kein größerer Fehler begangen werden könnte als der, zu glauben, unsere Nation habe, weil sie den Krieg für eine sinnlose und grausame Sache hält, so sehr ihr Mark verloren, daß sie nicht bis zur Erschöpfung ihrer Kraft einer solchen Herausforderung entgegentreten werde, sollte sie jemals erfolgen. Für diese Erklärung habe ich – davon bin ich überzeugt – nicht nur die Unterstützung, die Sympathie und das Vertrauen meiner Mitbürger und Mitbürgerinnen, sondern ich werde auch die Zustimmung des gesamten britischen Weltreiches und aller anderen Nationen haben, die zwar den Frieden hochschätzen, die Freiheit aber noch höher.

England bereitete sich auf einen Krieg vor. In Deutschland glaubte man noch immer an Hitlers unentwegte Friedensbeteuerungen. Was eintreten würde, hat Ortega y Gasset in seinem Buch über das Wesen geschichtlicher Krisen in dem Kapitel „Der entfremdete Mensch" beschrieben:

Sobald in der Geschichte der Mensch der Tat aufzutreten beginnt, sobald man von ihm spricht und ihn in den Himmel hebt, setzt eine Zeit der Rebarbarisierung ein. Wie der Albatros als Vorbote des Sturmes, so taucht der Mensch der Tat stets am Horizont auf, wenn eine neue Krise ausbricht.

Seine Philosophie der Rebarbarisierung selbst der „gebildeten Menschen" traf in erschreckendem Ausmaß auf die Ära des Nationalsozialismus und des sowjetischen Stalinismus zu.

Die Versuche Chamberlains durch Nachgeben oder Beschwichtigen eine Mäßigung des Aggressors zu erreichen, hat Hitler nur als Schwäche gedeutet, seine brutalen Entscheidungen verstärkt und die Gegner seiner Politik innerhalb Deutschlands schwer enttäuscht und entmutigt. Es gab keinen Ausweg mehr aus diesem von Fanatikern angestifteten Konflikt. Die Machthaber hatten sich weit von dem in „Nathan der Weise" überlieferten Gedankengut Lessings entfernt, von dem Goethe erhofft hatte: „Möge doch das darin ausgesprochene Duldungs- und Schonungsgefühl der Nation heilig und wert bleiben". Die Folgen dieser unheilvollen Politik hatten wir nun zu tragen, aber auch die Verpflichtung übernommen, den Wiederaufstieg aus diesen Ruinen zu versuchen.

Heubner und der Nürnberger Ärzteprozeß

Mitte des Jahres 1946 verschlechterte sich überraschend Heubners bis dahin gut eingestellter Diabetes, so daß er sich in Krankenhausbehandlung begeben mußte. Er fuhr in das Spezialsanatorium von Prof. Katsch und Dr. Mohnicke nach Garz auf Rügen. An die Universität richtete er am 19.8. folgendes Schreiben:

Vom 21.8.1946 an bin ich auf einige Wochen verreist. Ich bitte für die Zeit meiner Abwesenheit Herrn Doz. Dr. Herken meine Vertretung in den Direktionsgeschäften des Pharmakologischen Instituts, sowie als kommissarischer Direktor des Hygienischen Instituts zu übertragen.

Heubner hielt mich für entsprechend „belastbar". Zugleich war es ein deutlicher Vertrauensbeweis, den ich als Anerkennung für bisher geleistete Arbeit empfand.

Die Verwaltung der Universität bewilligte diesen Antrag und erklärte sich am 27.8.1946 mit Heubners Vorschlag einverstanden, der mich zur Übernahme seines Auftrags verpflichtete. So hatte ich gleichzeitig zwei Universitätsinstitute vorübergehend zu betreuen, weil Heubner auch kommissarischer Direktor des Hygieneinstituts war. Glücklicherweise blieb ich von den dort bestehenden internen Querelen während meiner „Amtszeit" verschont. Heubner kam nach etwa 7 Wochen gut erholt zurück.

Ein Ereignis löste in dieser Zeit allgemein große Bestürzung unter der Ärzteschaft aus: die Veröffentlichung der Anklageschrift des Tribunals der alliierten Militärregierung in Nürnberg gegen eine Reihe prominenter Ärzte wegen des Verdachts einer Beteiligung an grausamen Menschenversuchen in Konzentrationslagern an politischen Gefangenen.

Der Ärzteprozeß wegen Verbrechen gegen die Menschlichkeit wurde am 9.12.1946 in Nürnberg eröffnet. Die deutsche Ärzteschaft sandte fünf Kollegen als Berichterstatter zu dem Prozeß, von denen zwei über die ganze Zeit durchhielten. Im März 1947, fünf Monate vor dem Ende des Prozesses, erschien eine Broschüre von Mitscherlich und Mielke im Lambert Schneider Verlag, Heidelberg, mit dem Titel *Das Diktat der Menschenverachtung*. Die

Verfasser selbst nannten dies einen „meinungsbildenden Bericht", in dem sie Beurteilungen und Verurteilungen vornahmen, bevor die Richter ihr Urteil gesprochen hatten. Die Verbrechen, die an wehrlosen Menschen begangen wurden, waren abscheulich. Es war unbegreiflich, daß Ärzte, die sich dem Eid des Hippokrates verpflichtet fühlen mußten, Handlangerdienste geleistet hatten. Diese Experimente an Menschen waren schandhafte Verstöße gegen die Grundlagen ärztlicher Ethik. Leider haben die Autoren sehr kritiklos, möglicherweise beabsichtigt, aus den ihnen anscheinend von den Amerikanern vorzeitig zur Verfügung gestellten Unterlagen auch Namen von hochangesehenen Kollegen genannt, die an den Verbrechen nicht beteiligt waren. Dazu gehörten u. a. auch Büchner, Heubner und Sauerbruc h. Heubner erhob sofort Klage vor Gericht. Ich zitiere dazu aus einem Brief, den er an Dr. med. habil. Meyer-Döring nach Hamburg schrieb:

Wegen des Buches von Mitscherlich und Mielke beunruhigen Sie sich nicht zu sehr. Mein hiesiger Rechtsanwalt hat für Herrn Sauerbruch und mich bereits eine einstweilige Verfügung erwirkt, nach der der weitere Vertrieb des Buches untersagt ist und ebenso die Herausgabe einer zweiten Auflage, sofern nicht die uns betreffenden Unrichtigkeiten beseitigt werden. Es ist einschließlich eidesstattlicher Aussagen fast alles unrichtig, was über uns darin geschrieben steht. Der Hauptfehler liegt bei der amerikanischen Militärregierung, die bereits vor Abschluß des Prozesses die Veröffentlichung dieser sog. Dokumente zugelassen hat. Nur darauf geht es zurück, daß die Trennungslinie zwischen psychopathischen Verbrechern und anständigen Leuten so verschoben gehalten werden konnte.

Anlaß zu der Denunziation durch Mitscherlich (Neurologe) und Mielke (Medizinstudent) lieferten Bemerkungen in einem Protokoll über Durstversuche an Häftlingen in einem Konzentrationslager, die dem Gericht vorlagen. Heubner hat hierauf mit einer eidesstattlichen Erklärung zur Vorlage beim Military Tribune I in Nürnberg geantwortet, aus der folgende aufklärende Auszüge stammen:

Erörtert wurde die Einführung eines von Ing. Berka vorgeschlagenen Mittels zur Herstellung von genußfähigem Trinkwasser aus Meerwasser. Über die Natur dieses Verfahrens wurde wenig Aufklärendes mitgeteilt. Doch schien mir erkennbar, daß sehr entscheidende Instanzen der Militärverwaltung die Einführung des Mittels sehr ernst ins Auge gefaßt hatten, während die darüber informierten medizinischen Sachverständigen insonderheit die Herren Becker-Freysing, Schäfer und Schwiegk die Nützlichkeit des Mittels stark bezweifelten. Denn das Mittel sollte die Genießbarkeit des Meerwassers herbeiführen ohne dessen Salze zu entfernen. Ich selbst hatte die gleichen Zweifel an der Nützlichkeit des vorgeschlagenen Verfahrens und der gleichen Auffassung war der neben mir sitzende Prof. Dr. Netter. Die Sitzung wurde durch einen Fliegeralarm unterbrochen und stehend in einem dunklen Kellerraum fortgesetzt, während man die Bomben krachen hörte und keine Aufzeichnungen möglich waren.

Nach meiner Erinnerung führte die Aussprache zu dem Ergebnis, daß trotz aller Zweifel das Verfahren des Herrn Berka nicht ohne Prüfung abgelehnt werden sollte, weil auch ein geringfügiger Nutzen militärisch wichtig genug erschien und ein solcher geringfügiger Nutzen nicht mit ausreichender Bestimmtheit abgelehnt werden konnte; insbesonderheit setzte sich die bedeutende Autorität des Klinikers Eppinger dafür ein, daß die Frage mindestens der Prüfung wert sei.

Im weiteren Verlauf wurde daraufhin über die allgemeine Anlage der Versuche gesprochen, wobei drei Gruppen von Versuchspersonen vorgesehen waren, nämlich solche, die einfach dursteten, solche, die gewöhnliches Meerwasser und solche, die das nach Berka behandelte Meerwasser genießen durften. Dabei wurde entsprechend der Natur der Versuche sehr genau darüber verhandelt, daß unbedingt die schärfsten Vorsichtsmaßnahmen getroffen werden müßten, um das Einschmuggeln von Wasser während der Versuche zu verhindern. Frühere Erfahrungen über klinische Versuche bezüglich des Wasser- und Salzhaushaltes hatten gelehrt, wie notwendig solche Vorsichtsmaßnahmen sind. Selbstverständlich bestand allgemeines Einverständnis darüber, daß die Versuchspersonen dauernd ärztlich genau überwacht werden sollten, um jede Gefahr einer Schädigung zu vermeiden, und aus diesem Grunde schlug Herr Eppinger vor, die Verantwortung für die Versuche in die Hand seines auf dem Gebiet des Stoffwechsels schon wohlerfahrenen Assistenten Dr. Beiglböck zu legen.

Damit war das Problem für Heubner abgeschlossen. Versuche in einem Konzentrationslager standen nach Heubners Aussage nie zur Diskussion. Das hätte er ganz sicher auf das Schärfste abgelehnt. Er war grundsätzlich dagegen, daß medikamentöse Prüfungen an Gefangenen gleich welcher Art durchgeführt wurden, weil die genannte Freiwilligkeit der Betroffenen durch Vergünstigungen in ihrer Lage erzwungen wurde und daher ethisch nicht zu verantworten war. Erst durch das Nürnberger Urteil wurde Heubner bekannt, daß Beiglböck die Versuche zur Erprobung des Berka-Präparates, das übrigens wie erwartet völlig wertlos war, im Konzentrationslager Dachau durchgeführt hat. Das Gericht verurteilte Beiglböck zu einer Gefängnishaft von fünfzehn Jahren.

Mit diesen Hinterlassenschaften des Hitler-Regimes hatten wir uns jetzt und in Zukunft auseinanderzusetzen. Darin waren sich alle Verantwortlichen an der Universität einig. Wie das Ziel der „Demokratisierung" am besten und schnellsten erreicht werden könnte, war bei den Unterschieden im Demokratieverständnis zwischen Ost und West Anlaß für Streit, obwohl in der Verurteilung der Verbrechen der Nationalsozialisten völliges Einvernehmen bestand.

Die Nachkriegssituation der Pharmakologie an der Berliner Universität

Ich will mich bei der Schilderung der Nachkriegssituation in Berlin und den Auswirkungen der Politik auf die Universität und unser Fach beschränken. In diesem Mikrokosmos spiegelte sich fast alles, was die alliierten Mächte hereintrugen in diese zerstörte Stadt, vor allem ihre ideologischen Auseinandersetzungen auf dem Rücken der Bevölkerung. Demokratische Erneuerung war das Schlagwort, das Ost und West mit sehr verschiedenem Inhalt versahen. Bei der Hauptvorlesung, die wöchentlich 4stündig im großen Hörsaal der I. Medizinischen Klinik der Charité stattfand, hielten wir uns an das altbewährte Schema. Auf Vorlesungsversuche jeder Art mußte allerdings verzichtet werden. Es stand kein Vorbereitungsraum dafür zur Verfügung, auch waren keine Versuchstiere zu beschaffen. Was an experimentell brauchbarem Gerät gerettet war, mußte erst in Dahlem sortiert, geprüft und ggf. repariert werden, was entsprechende Zeit in Anspruch nahm. Von den alten Vorkriegsdiapositiven war manches erhalten geblieben, ein Projektor stand zur Verfügung. Die unregelmäßige, durch den Wehrdienst aber auch durch die Kriegszerstörungen der Universität vielfach unterbrochene Ausbildung der Medizinstudenten hatte erhebliche Lücken im Wissen entstehen lassen.

In dieser Zeit des Arzneimittelmangels bekam der Unterricht in der Pharmakologie besondere Bedeutung. Die Vorlesung über die Arzneiverordnung – neben der Hauptvorlesung 2stündig pro Woche – stellte uns vor das Problem, herauszufinden, welche Medikamente zur Verfügung standen, denn es kam in dieser Notzeit zunächst darauf an, den Unterricht in der Pharmakologie praktisch-therapeutisch auszurichten. Hier sah es sehr trübe aus, doch standen den Chirurgen wenigstens die wichtigsten Inhalationsnarkotika, Lokalanästhetika, Analgetika und Sedativa zur Verfügung. Die Internisten konnten in bescheidenem Umfang Herzglykoside, die gängigen Kreislaufmittel, Spasmolytika, Analgetika und Antirheumatika sowie Sulfonamide zur Chemotherapie verordnen, die in den Apotheken meist noch aus früherer Bevorratung vorhanden waren. Es kam jedoch bald zu erheblichen Engpässen. Insulin war nur schwer zu beschaffen, brauchbares Depot-Insulin gab es nicht.

In manchem Bereich der therapeutischen Forschung waren wir ins Hintertreffen gegenüber dem internationalen Standard geraten. Das zeigte sich besonders deutlich in der Chemotherapie bakterieller Infektionen. Während des Krieges hatte der vollständige Mangel an neuen Antibiotika verhängnisvolle Folgen. Schwere Wundinfektionen durch Staphylokokken, Streptokokken und Gasbranderreger waren durch Sulfonamide kaum zu beeinflussen, wie sich vor allem bei den gefürchteten Gelenkempyemen zeigte. Hier rettete den Schwerverwundeten oft nur die Amputation der Extremität durch den Chirurgen vor der tödlichen Allgemeininfektion – eine äußerst bedrückende Erfahrung, die ich seit 1944 bei meiner Tätigkeit in Feld- und Kriegslazaretten als beratender Pharmakologe in der Sanitätsabteilung einer Heeresgruppe nur zu oft machen konnte. Selbst kleinste Mengen Penicillin standen uns nicht zur Verfügung. Die intensive Zusammenarbeit mit den beratenden Kollegen aus den Fächern der inneren Medizin und der Chirurgie, die ebenso wie ich in der Sanitätsabteilung der Heeresgruppe vertreten waren, erwies sich als außerordentlich nützlich. Sie pflegten darüber zu scherzen, daß sie soviel Pharmakologie während ihres gesamten Studiums nicht aufgenommen hätten. Manches, was ich mir anhören mußte, erinnerte mich an den Nihilismus und Skeptizismus gegenüber der Arzneitherapie, der vor allem von den bedeutenden Vertretern der Wiener Schule noch Anfang dieses Jahrhunderts geäußert wurde. „Wir können zwar Krankheiten diagnostizieren, beschreiben, begreifen, aber wir sollten nicht wähnen (er schrieb tatsächlich „wähnen"), sie durch irgendwelche Mittel beeinflussen zu können" (L. Skoda, Prof. f. innere Medizin), was die Chirurgen zu der spöttischen Bemerkung veranlaßte, bei den Internisten sei wohl mit der Diagnose die Therapie beendet. Dieses Stadium war nur partiell überwunden. Der Mangel hatte allerdings andere Ursachen. Die in dieser Zeit in der militär- und zivilärztlichen Praxis gemachten Erfahrungen, die jedes Gebiet der internen Medizin betrafen, konnte ich nun an die Studenten weitergeben.

Als Trost bleibt dem Arzt, daß er auch im Unglück eines Krieges verwundeten und kranken Menschen helfen kann, Soldaten und ebenso der notleidenden Zivilbevölkerung, wo immer er dazu gefordert war, so wie es auch in Rußland vielfach der Fall war. Die russische Bevölkerung brachte deutschen Ärzten großes Vertrauen entgegen. Der Arzt ist ein Mensch, der viele andere aufwiegt, „ἰατρὸρ γὰρ ἀνὴρ πολλῶν ἀντάξιορ ἄλλων " heißt es schon im elften Schlachtengesang der Ilias des Homer, Vers 514, als ewig gültige Verpflichtung durch den hippokratischen Eid.

Die Gesundheitsbehörden und die pharmazeutische Industrie, hier in Berlin besonders die Firma Schering – Dank und Anerkennung galt hier im besonderen dem Leiter der Pharmakologie, unserem Kollegen Dr. Junkmann – bemühten sich, die Versorgung der Bevölkerung mit Arzneimitteln so schnell wie möglich zu verbessern. Hier wurde hervorragende Arbeit geleistet. Berlin war zweifellos bevorzugt gegenüber der sowjetisch besetzten Zone. Das galt auch für Impfstoffe jeder Art. Viel ungünstiger sah es aus für die Wiederaufnahme einer kontinuierlichen Produktion von Arzneimitteln in dem von der sowjetischen Militäradministration besetzten, rund um Berlin liegenden Gebiet, von dem auch die Nachlieferung für die Stadt Berlin partiell abhängig war.

Über den Zustand der pharmazeutischen Industrie Sachsens, in deren Bereich der Großteil der Werke lag, gab ein Kongreß erste Auskunft, der am 7. und 8.6.1946 in der Aula der Martin-Luther-Universität zu Halle stattfand. Hier trat als Redner ein Vizepräsident der Organisation auf, der die inzwischen durchgeführte Demontage und Deportation von 241 Betrieben als berechtigte Reparationsforderung der Sowjetunion für erlittene Zerstörungen veröffentlichte. Im weiteren Verlauf seiner Rede bekannte sich dann der Vizepräsident zur neuen sozialistischen Politik und zu der Verurteilung der „Herrschaft des Kapitals", das nach seiner Ansicht nur dem Gewinn und Profit gedient hätte und nicht der Heilung von Krankheiten, wie er sich ausdrückte. Die Verkündung solchen Unsinns gehörte zum damals oft gehörten Ritual. Dann bekämpfte er im Scheingefecht das „westliche Monopolkapital", das gar nicht vorhanden war. Im „Namen der Einheitspartei" bestritt er, daß eine Enteignung der noch vorhandenen Betriebe beabsichtigt sei: „Wir denken nicht daran." Die Einschränkung folgte unmittelbar: „Aber die Feinde des Neuaufbaus, die aktiven Nazis, alle diejenigen, die eine führende Rolle gespielt haben in diesem Krieg, die sollen enteignet werden. So begründete er die folgenschweren Enteignungen der alten Firmen, aus denen später „volkseigene Betriebe" hervorgingen, die dann mit den heute genügend bekannten Schwierigkeiten in der Produktion und Lieferung von Arzneimitteln zu kämpfen hatten. Wir machten damit frühzeitig Bekanntschaft. Arzneimittelprobleme werden uns noch aus anderen Gründen beschäftigen, denn alle Heilmittel haben nur begrenzten Wert, wenn der Hunger ihre Wirkungen zunichte macht.

Kontakte zum Ausland

Das schwer zu bewältigende Problem bestand vor allem darin, in dieser Zeit der Not in den Vorlesungen den gegenwärtigen Stand von Forschung und Lehre darzustellen, da der Zugang zum internationalen Schrifttum extrem behindert war.

Von Verbindungen zum Ausland waren wir im ersten Nachkriegsjahr völlig abgeschnitten. Das war z. T. auch durch die rigorose Kontrolle jeglicher Post durch die Besatzungsmächte bedingt. Erst im Laufe des Jahres 1946 wurde die Nachrichtenübermittlung allmählich besser. Freunde und Verwandte im In- und Ausland hatten erfahren, daß wir in Berlin überlebt hatten. Mit Prof. Kögl, Utrecht, kam wieder eine Korrespondenz zustande. Ich erhielt von ihm einen längeren Bericht über die Tätigkeit im Organisch-Chemischen Institut Utrecht und den Stand der Forschung. Das Institut und auch seine Familie hatten den Krieg unversehrt überstanden. Er hätte es wohl gern gesehen, wenn ich wieder zu ihm nach Utrecht gekommen wäre, doch mangelte es an Geld für die Wiederaufnahme eines größeren Projektes, das ursprünglich durch die Rockefeller-Stiftung finanziert wurde. Ich wäre in dieser schwierigen Nachkriegsperiode auch nicht aus Berlin fortgegangen. Jeder Mann wurde für den Wiederaufbau der Lebensfähigkeit dieser Stadt gebraucht. Abgesehen davon hätte ich das auch Heubner und den übrigen Institutsmitgliedern gegenüber nicht verantworten können. Außerdem war die Stimmung der Holländer nach den üblen Erfahrungen im Kriege und dem Überfall durch die deutsche Armee sehr deutschfeindlich geworden. Zu diesem Zeitpunkt hätte ein Deutscher in Holland wohl kam eine Arbeitserlaubnis erhalten. So beurteilte auch Prof. Kögl die Nachkriegssituation. Deutsche waren zu unerwünschten Ausländern geworden.

Heubner erhielt die ersten eindrucksvollen Briefe von seinen jüdischen Freunden, denen er bei der Emigration oft entscheidend geholfen und manchem auch das Leben gerettet hatte. Aus zwei Briefen, einem von Heubner und einer Antwort darauf von seinem früheren Assistenten aus der Göttinger Zeit, Siegfried Loewe, zitiere ich hier Auszüge, weil sie eine Beurteilung des damaligen Zeitgeschehens ermöglichen. Loewe war 1927 als Professor für Pharmakologie an die deutsche Universität nach Dorpat berufen worden, an die Wiege der Pharmakologie, wie er dieses 1847 von Buchheim gegründete Institut in einem lesenswerten Bericht mit Recht nannte, den er in Nauyn-Schmiedebergs Archiv veröffentlichte. Es war die Stätte, an der Buchheim und Schmiedeberg, die Väter der Pharmakologie, vorher gelehrt hatten. Nach Schwierigkeiten in Dorpat nahm er, inzwischen Honorarprofessor in Heidelberg, eine Position am Städtischen Krankenhaus in Mannheim an und verließ Deutschland nach der Machtübernahme durch Hitler. Nach seiner Emigration wurde Siegfried Loewe nach einem entbehrungsreichen, mühevollen Weg Professor an der University of Utah in Salt Lake City.

Heubner begann seinen Brief an Loewe vom 31.7.1946 mit dem Austausch familiärer Nachrichten, die er seiner in den USA lebenden ältesten Tochter Hildburg verdankte. Sie betrafen die Mitteilung über den Selbstmord seiner jüngsten Tochter in den USA und den für Loewe schmerzlichen Verlust seines jüngsten Sohnes durch einen Autounfall. In der erhaltenen Kopie dieses Briefes an Loewe gibt Heubner einen gedrängten Situationsbericht über seine Erlebnisse von 1933–1946:

Lieber Loewe!

Sie haben ja ein interessantes Leben gehabt, nachdem Sie Nord- und Süddeutschland, Estland, die Schweiz und Ost-, und Weststaaten von USA kennen gelernt haben. Es würde mich sehr interessieren, von Ihnen von den Eindrücken über Ihre neue Heimat etwas zu hören.

Was wir erlebt haben, ist wohl derart Tagesgespräch in den amerikanischen Zeitungen gewesen, daß nicht viel weiteres darüber zu sagen bleibt. Ich habe im Jahre 1933 und erneut 1938 dem Ministerium meine Bereitwilligkeit erklärt, aus meinem Amt auszuscheiden, und habe im Jahre 1934 ein ausführlich begründetes Gesuch um meine Entlassung eingereicht. Es wurde monatelang verhandelt, und obwohl ich aus meinem Herzen nicht im geringsten eine Mördergrube gemacht habe, war der Erfolg kein anderer, als daß ich ausdrücklich gebeten wurde, im Interesse einer Besserung der Zustände auf den Hochschulen im Amte zu bleiben, wobei mir überdies noch mancherlei Erleichterungen in den dienstlichen Obliegenheiten bewilligt wurden. Es hat manche schlaflose Nacht gekostet, bis ich mich zu einem Entschluß durchgerungen habe, aber ich hatte das Gefühl, daß ich mich gegenüber Kollegen und Schülern ins Unrecht setzen würde, wenn ich auf meiner Entlassung bestünde.

Ich habe damals nicht vorausgesehen, daß eine Entwicklung eintreten könnte, die in dieser Form und in diesem Ausmaß wohl nur wenige für möglich gehalten haben. Ich glaube auch noch 1936, als wir uns ja in Amerika gesehen haben, war diese Voraussicht dem gewöhnlichen Sterblichen noch nicht möglich. Doch nach dem Münchener Abkommen haben wir alle aufgeatmet und gehofft, nun würde eine vernünftige Regelung der nationalen und internationalen Verhältnisse sich entwickeln. Wir wohnten in diesen Jahren Wand an Wand mit dem Militärattaché der britischen Botschaft, mit dem wir geselligen Verkehr pflegten und unsere Meinungen austauschten. Es war ein dauerndes Lavieren zwischen Hoffnungen und Sorgen. Mit dem Kriegsausbruch blieben dann nur die Sorgen übrig, denen sich bald die Nöte und schließlich die unmittelbaren Gefahren hinzugesellten. Man war ja im wahrsten Sinne „seines Lebens" nicht sicher und ich muß nach meinen Erfahrungen vom vorigen Krieg sagen, daß das Erleben von modernen Bomberangriffen inmitten einer Großstadt sehr viel ungemütlicher ist, als die Teilnahme an einer Schlacht, wenigstens als Arzt, aber auch richtige Soldaten des zweiten Krieges haben über die „Bombenteppiche" in der Großstadt eine ähnliche Meinung. Am 22.11.1943 wurde neben weiten Gebieten des mittleren, westlichen und südwestlichen Berlins auch unser Wohnhaus nahe dem Königsplatz von einer Anzahl von Brandbomben erwischt und brannte mit fast allen unseren Sachen, natürlich Möbeln, Büchern usw. vor unseren Augen nieder wie 22 andere Häuser in der Straße, die 23 Hausnummern hatte. Nach einigen Nächten im Institutskeller bei weiteren schweren Luftangriffen bekamen wir möblierte Zimmer in Wannsee, die wir bis zum Kriegsende innehatten.

Das Institut konnten wir mit tapferen Luftschutzwachen von Institutsangehörigen und Studenten von einer größeren Anzahl von Bränden erfolgreich retten, nachdem zwei leichtere Sprengbomben uns schon 1940 einige Räume zertrümmert hatten, die aber wieder instandgesetzt worden waren. Zu arbeiten hatten wir ganz interessante Dinge, vor allem über Vergiftungen der Munitionsarbeiter, so daß die alte Liebe zum Methämoglobin (das jetzt von uns Hämiglobin genannt wird) wieder eine Auferstehung feierte und recht nette Fortschritte der Ergebnisse brachte. Gegen Ende des Krieges kamen noch Untersuchungen über die Treibstoffe der Raketenflugzeuge hinzu. Doch wurden die Lebensbedingungen auch für die wissenschaftliche Arbeit so unmöglich (kein Gas, kein Strom, kein Wasser), daß ich noch im März 1945 den Auftrag erhielt, diese Arbeiten „zu verlagern". Ich ging mit 7 Institutsinsassen und etwas Inventar in ein kleines Städtchen in Schleswig-Holstein, wohin sich schon Behrens aus Kiel mit seinem aus der Zertrümmerung geretteten Institutsinventar geflüchtet hatte. Inzwischen erlebte meine Frau hier den Ansturm der Russen und erneute Dezimierung des Restes unserer Habe. Auch war sie in unmittelbarer Lebensgefahr. Im Winter 1945/46 war ich nach Auflösung unseres verlagerten Institutsbetriebes allein in Hamburg, wo ich zwei Monate lang Keeser vertrat, der als gewesener Hamburger Rektor politisch verdächtig war. Erst im Januar 1946 wurde ich von den Besatzungsbehörden wieder nach Berlin zurück gelassen. Hier fand ich in Dahlem bereits eingerichtet ein kleines Ersatzinstitut mit höchstens dem halben Raumumfang wie das Göttinger Institut vor, nachdem unser schönes großes Institut in der Dorotheenstraße bei den törichten Kämpfen um das Zentrum ein undefinierbarer Trümmerhaufen geworden war...

Ich habe die Neueröffnung der Berliner Universität mitgemacht und ein langes Semester in einem fremden, unbequem gelegenen klinischen Hörsaal unter vielen sehr schwierigen Bedingungen Vorlesungen gehalten. Wir bilden eine langsam vergreisende Fakultät, aber die Nachwuchsfrage ist hier in Berlin äußerst schwierig, weil die Politik eine größere Rolle spielt als je zuvor. Wie lange ich noch mitmachen kann, liegt im Schoße der Götter. Vorläufig aber schafft jede neue Vakanz nur neue Schwierigkeiten, und so versuche ich es halt bis auf weiteres noch ein wenig.

Die Redaktion von Schmiedebergs Archiv habe ich auch vorläufig übernommen und hoffe, daß wir noch in diesem Jahr das erste Nachkriegsheft herausbringen.

Ihnen eine wirkliche Vorstellung davon zu geben, wie wir leben und zu arbeiten versuchen, muß ich mir versagen, denn Sie würden sich trotzdem keine Vorstellung machen können. Tierfutter ist natürlich eine Kostbarkeit.

Mit Mühe bekommt man Frösche zum Preise von 1,20 Mk pro Stück; ein Nagel ist eine große Seltenheit und wie man einen Schuh besohlt bekommt, ist ein kaum lösbares Problem, 11/4 Jahr nach Schluß des Krieges. Reines Kochsalz oder Calciumchlorid kann man nur bei befreundeten Chemikern erbetteln und Neuanschaffungen für das Institut bedürfen eines langen bürokratischen Weges, damit sie aus den Reparationslieferungen abgezweigt werden. Sie sind dann aber auch nicht sicher vor plötzlichen Beschlagnahmungen. Erwarten Sie also nicht, daß Sie auch von mir jemals etwas so Nettes in der Zeitung lesen, wie ich es soeben tun konnte.

Loewe antwortete am 24.9.1946:

Lieber Heubner,
ich freue mich, daß unser Briefwechsel synchron wieder in Gang gekommen ist und hoffe, daß auch die noch bestehenden Kommunikationsschwierigkeiten synchronisiert sind und mein Brief an Sie, mit nicht mehr als den 7 Wochen Beförderungszeit des Ihrigen belastet, Sie inzwischen erreicht hat. Haben Sie vielen Dank für das ausführliche Lebenszeichen als solches, für Ihre Glückwünsche und für Ihre Anteilnahme.

Wie sehr wir an Ihrem Kummer um den Verlust Ihrer jüngsten Tochter, wie sehr wir an Ihrem Schicksal, das Sie an den Ausgangspunkt dieser 12jährigen Katastrophe, zu dem sie naturnotwendigerweise zurückbranden mußte, gefesselt hat, Anteil genommen haben und nehmen, habe ich dieser Tage in meinem Brief an Ihre Frau zum Ausdruck gebracht. Wir haben es auch zum Ausdruck gebracht, als wir nicht mit Ihnen kommunizieren konnten. Denn wir haben ja doch schließlich alles auf den Krafteinsatz konzentriert, der notwendig war, um Sie von der Gefahr der Perpetuierung dieser Zustände zu befreien. Was Sie über Ihre Haltung den Nazis gegenüber noch einmal zusammenfassend erwähnen, wußten wir von jeher, und es ist hier allgemein bekannt, daß Sie an der Katastrophe so wenig Anteil hatten, wie irgendeiner, der durch die Scheußlichkeiten der Schinderlager hindurchgegangen ist. Sie Ihrerseits wissen, daß der Kraftaufwand, der der tausendjährigen Herrschaftserwartung der Gangsterkultur ein Ende bereitete, nicht ausschließlich dem Wunsche entsprang, Sie zu befreien, sondern der reichlich späten Erkenntnis, daß seit der Katastrophe von 1933 niemand auf der ganzen Welt seines Lebens sicher war. Wie die Einzelheiten aussehen würden, in denen das verbrecherische Glücksspiel gegen den Lebenswillen der ganzen Menschheit ausgehen werde, das konnte wohl niemand voraussehen; wie es im ganzen ausgehen mußte, das haben Sie ja noch in Ihrem letzten Brief vor Kriegsausbruch in Ihrem Zitat aus Clausewitz so vollbewußt prophetisch vorausgesagt. Wer das unerhörte Kraftpotential dieses Erdteils kannte, dem konnte der Ausgang nicht zweifelhaft sein. Nur wann die Einsicht kommen werde, es zu mobilisieren, mochte zweifelhaft sein. Und so dreckig es mir auch ergangen ist, so schwer das Elend des Exils auf mir lag, so vernichtend die Gefühle waren, die die Beschwichtigungs- und Verzögerungsschwäche der dreißiger Jahre, die Triumphe der Bosheit von Prag bis Compiegne hervorriefen, – die Einmütigkeit, Entschlossenheit und Großartigkeit der endlichen Mobilisierung dieser schlummernden Kraft erlebt haben zu dürfen, werde ich meinem Schicksal immer dankbar sein.

Daß wir jetzt alle, die einen mehr, die anderen weniger, mit dem hinterlassenen Dreck zu kämpfen, mit dem großen Reinemachen uns zu beschäftigen haben werden, daß die einen kein Brot, die andern kein Fleisch, die einen keine Kleider, die andern keine Strümpfe haben, die einen keine Nägel zum Schuhebesohlen, die anderen keine Arbeitskräfte für den gleichen Zweck haben, ist nun einmal eine unvermeidliche Folge der Lässigkeit, der Vogel-Straußhaftigkeit, der St. Kilians-Anbeterei und der langsamen Besinnlichkeit der species humana, – Dinge, an denen wir alle gleich mitschuldig sind. Natürlich sind die Folgen grotesk: Daß Große wie Lichtwitz und Wertheimer auf einen unangemessenen, ihre Leistungen erstickenden Wirkungskreis eingeengt wurden, ebensowohl wie, daß Mittelmäßige wie Lipschitz und ich von den Laboratorien, in denen wir unser Teil hätten leisten können, ausgesperrt, oder, wie Lipschitz es ausdrückt, daß wir aus dem Produktionsprozeß ausgeschaltet sind, oder Sie einen Trümmerhaufen von Institut und kein Natriumchlorid oder Tierfutter haben. Lassen Sie uns darangehen, dem nach Möglichkeit abzuhelfen, und wie ich schon im vorigen Brief schrieb, mich erfahren, womit ich Ihnen von hier aus am besten behilflich sein kann. Die Möglichkeit, Chemikalien nach Berlin zu schicken, wird ja, fürchte ich, noch einige Zeit auf sich waren lassen. Eher wird schon die Sendung von Büchern und Zeitschriften möglich werden, oder sind Sie damit schon von anderer Seite her eingedeckt?

Wenn ich Ihnen nach Ihrem Wunsche von unserem Ergehen und gar unserer neuen Heimat berichte, so muß ich natürlich fürchten, denselben Eindruck zu machen wie der alte Tigerstedt, als er uns bei seinem Besuch in Dorpat 1921 versicherte, auch sie in Helsingfors hätten schwer unter Weltkrieg I gelitten; sie hätten einmal 5 Tage lang keine Milch in die Stadt hineinbekommen. Wenn ich meine Arbeit während der Kriegsjahre mit der Ihrigen vergleiche, so kann ich mich jedenfalls rühmen, ganz ausschließlich auch in solcher Zeit „useless science" getrieben zu haben; mein eines Arbeitsgebiet – SAR (structure-activity relationship) der Abführmittel, ist in Kriegszeiten sicherlich besonders deplaziert; mein anderes, Marihuana, oder, wie Sie es nennen: Haschisch, ist in Krieg und Frieden gleich „useless science", auch wenn ich, dank der Zusammenarbeit mit erstklassigen Chemikern, das aktive Prinzip isolieren und chemisch identifizieren und die ganze SAR studieren konnte. Das Wundermittel, von dem Sie zu lesen beka-

men, ist nie so eigentlich unter meinen Arbeitsgegenständen gewesen; ich habe hier im „Elend" nie Geld oder Laboratorium zur Verfügung gehabt, um daran zu arbeiten, obwohl mich die Antiallergics (eines der besten hat ja soeben unser Freund Oppenheimer, vice president der CIBA, herausgebracht) von jeher äußerst interessierten. Die ganze Anthallan-Chose ist eine press campaign, zu der man hier wie die Jungfrau zum Kind, oder korrekter grade nicht wie die Jungfrau zum Kind, sondern durch Vergewaltigung und Mißbrauch, kommt. Wenn was an dem Mittel ist, ist es nicht mein Verdienst; wenn es etwa mal was einbringt, ist, wie ich fürchte, der Verdienst nicht mein.

Aus 13jähriger Obdachlosigkeit ist meine Arbeit erst um diese Jahreswende herausgeholt worden. Durch meinen rührenden treuen Freund Goodman, der sich durch sein Buch (Goodman & Gilman; Sie werden es nicht kennen, aber es ist das erfolgreichste Pharmakologiebuch aller Zeiten) aus seiner untergeordneten Stellung in Yale herausgepaukt und zum Gebieter über unvorstellbare Stiftungssummen erhoben und hier, an der grünen Grenze, binnen kurzem einen hervorragenden Betrieb aufgebaut hat. Physiol. und Pharmakol. in engster Gemeinschaft, mehr als ein Dutzend durchgehend ausgezeichnete staff members, alle aufeinander abgestimmt und rückhaltlos zusammenarbeitend, Arbeitsgelder in Fülle, die Grenze dafür nur durch den Raum gesetzt, – das sind endlich einmal so glückliche Arbeitsbedingungen, wie sie der ewige Fremdling sich nicht im kühnsten Traume vorzustellen gewagt hätte; und machen das bescheidene Gehalt bei weitem wett.

Daß Lipschitz zurückkommen möchte, ist gar nicht so erstaunlich. Wir leiden nun einmal alle an dem Ödipuskomplex (ich meine nicht die Eifersuchts-, sondern seine Neigungskomponente), an dem Leo Lichtwitz gestorben ist, und den auch die beste Adoptivmutter nicht heilen kann. Bei mir ist er auch erst geringer geworden, als sie mich so richtig an ihren Busen zog, da wo er gewisse Odeurs zu überkommen vermag, ist individuell vielleicht etwas verschieden. Das ganze Problem läßt sich in diesem Bilde auch noch weiter ausmalen, in allgemeiner und individueller Anwendung: Urvertrautheit, Streicheln von wenn auch schwieliger Mutterhand, usw.

Und lassen Sie mich zum Schluß dieses Briefes noch sagen, was implicite schon darin ausgedrückt ist: So dreckig es mir geht, so sehr schäme ich mich in die göttliche Gerechtigkeit hinein, wie gut es mir im Vergleich mit Ihnen geht.

Das von Loewe erwähnte Buch von Goodman und Gilman wurde tatsächlich zu einem großen Erfolg. Es ist auch heute noch das beste Lehrbuch der Pharmakologie mit hoher Auflage, verbreitet und anerkannt in allen Ländern der Erde, in denen Medizin gelehrt wird. Loewe hat ein Exemplar an uns abgeschickt, das uns nicht erreichte. Es ging an ihn zurück, passierte nicht die Zensur, die alliierte „Quarantäne", wie er uns schrieb.

Kurze Zeit vorher, am 8.9.1946, erreichte Heubner ein Brief von W. Lipschitz, der 1933 sein Ordinariat für Pharmakologie in Frankfurt aufgrund des berüchtigten und verlogenen Gesetzes zur „Wiederherstellung des Berufsbeamtentums" verlor und nach den USA emigrierte. Er wäre gern, wie Loewe schrieb, wieder nach Deutschland zurückgekommen, das für ihn nach wie vor die Heimat war. So lassen sich auch einige Sätze aus seinem Brief vom September 1946 deuten:

Wenn Deutschland mit Überzeugung sich für Frieden und Ausgleich einsetzt und brüderlich zusammenhält, kann noch manche Hoffnung erfüllt werden. Was mich selbst betrifft, so denke ich seit 13 Jahren an die alten guten Freunde drüben und an das schöne Wort von Pasteur: Wenn Wissenschaft auch kein Vaterland hat, so sollte doch der Wissenschaftler eins haben und ihm den Einfluß zuerkennen, den seine Arbeiten in dieser Welt haben mögen.

Heubner und Lipschitz waren in den 20er Jahren auch durch gemeinsame Interessen in der Hämoglobin-Methämoglobin-Forschung verbunden und führten manche fruchtbare wissenschaftliche Streitgespräche über die Struktur katalytisch wirksamer Intermediärprodukte Methämoglobin (Hämiglobin) erzeugender Fremdstoffe, in denen Lipschitz im Beginn richtiger urteilte als Heubner.

Lipschitz rechnete fest mit seiner Rückberufung nach Deutschland. Er konnte sich allerdings nicht vorstellen, wie es zu dieser Zeit an Deutschlands Universitäten aussah. In seinem letzten Brief an Heubner vom 26.1.1948 äußerte er seine bittere Enttäuschung darüber, daß seine alte Fakultät nicht reagierte und ihm, wie er schrieb, eine ehrenvolle Rückkehr als Wiedergutmachung des erlittenen Unrechts versagt blieb. Lipschitz hat sie nicht mehr erlebt. Ein Brief seiner Frau vom 5.2.1948 enthielt die Nachricht von seinem plötzlichen schnellen Tod am 1.2.1948 und einen Hinweis auf die letzte Aufgabe, die er sich gestellt hatte: mitzuwirken an der politischen Aufklärung und der Erziehung der deutschen Jugend. Dieses war ein Thema, das ihn seit vielen Jahren beschäftigte, worüber er alle erreichbaren Nachrichten mit glühendem Eifer verfolgte. Frau Lipschitz fügte hinzu:

Er hat seit 1933 davon geträumt, einmal wieder in Ehren zurückzukehren, Teil an diesem Werk zu nehmen und wieder da zu wirken, wo man seine Sprache sprach und er glaubte, daß man sie noch spricht.

In dieser Zeit mehrten sich die Todesnachrichten. Prof. Leo Lichtwitz, ehemals Direktor der Abteilung für Innere Medizin am Virchow-Krankenhaus in Berlin, Heubners alter Freund, war am 16.3.1943 in der Emigration in New York gestorben. Ernst Laqueur, emeritierter Professor der Pharmakologie an der Universität Amsterdam, in dessen Institut Heubner Mitte der 20er Jahre an der Entwicklung einer Insulin-Aerosol-Therapie gearbeitet und dabei zufällig seinen Diabetes entdeckt hatte, starb bei einem Erholungsaufenthalt in der Schweiz. Prof. Neumann, Würzburg, benachrichtigte uns über den Tod seines Lehrers, des international hochgeachteten Professors für Toxikologie und Leiter des Institutes an der Universität Würzburg Ferdinand Flury, am 6.4.1947. Sie gehörten alle zu der Generation von Heubner, die Schrittmacherarbeit in der medizinischen Wissenschaft geleistet hat.

Wiederaufbau des wissenschaftlichen Dialogs

Heubner war inzwischen zum Mitglied der Deutschen (früher Preußischen) Akademie der Wissenschaften gewählt worden, die wie die Universität unter der Kontrolle der sowjetischen Militäradministration stand. Er hielt am 12.6.1947 einen öffentlichen Vortrag mit dem Titel „Genuß und Betäubung durch chemische Mittel", der im großen Sitzungssaal des Hauses der Zentralverwaltung für die sowjetische Besatzungszone (Leipziger Ecke Wilhelmstraße) stattfand. Veranstaltet wurde der Vortrag von der Akademie.

Schon vorher, am 28.10.1946 hatte eine konstituierende Sitzung des wissenschaftlichen Senats der Zentralverwaltung für das Gesundheitswesens in der sowjetischen Besatzungszone stattgefunden, in die, wie schon erwähnt, auch Berlin widerrechtlich mit einbezogen war. Geladen waren 25 Medizinprofessoren, darunter auch einige aus der sowjetischen Besatzungszone. Unter Vorsitz des Präsidenten Dr. Konitzer wurde ein Senat konstituiert, dem Heubner als Präsident einer wissenschaftlichen Kommission durch Wahl angehörte. Als sein Stellvertreter wurde Th. Brugsch bestimmt. Die Sitzung fand in Anwesenheit des stellvertretenden Chefs der Abteilung Gesundheitswesen der sowjetischen Besatzungszone, Prof. Grijorowski, statt.

Fritz von Bergmann, Abteilungsleiter in der Zentralverwaltung Gesundheitswesen für die sowjetische Besatzungszone, machte Vorschläge für eine Reform des Medizinstudiums und wollte darin auch Vorlesungen über Geisteswissenschaften Raum geben, doch fand er damit kaum Resonanz. Die Mediziner hatten andere Sorgen. Für unser Fach beantragte Heubner in diesen Kommissionsberatungen, zu denen übrigens nie Studenten oder Assistenten zugezogen wurden, eine Art Seminar in Pharmakologie einzuführen. Er begründete dies damit, daß er als wesentlichen Schaden empfinde daß die Studenten bisher nicht angeleitet würden, selbst über die Dinge nachzudenken, das Gehörte selbst zu reproduzieren. Dafür gab es in der Kommission Unterstützung. An die Einführung eines obligatorischen Praktikums war natürlich nicht zu denken. Ich setzte mich für gemeinsame Vorlesungen mit den Klinikern, insbesondere den Internisten, ein.

Die traditionsreiche Berliner Medizinische Gesellschaft existierte nicht mehr. „Zusammenrottungen jeglicher Art", wie sie von den Alliierten genannt wurden, waren zu dieser Zeit (1946) noch verboten. Es gab auch keine geeigneten Räume und eine nur minimale wissenschaftliche Produktion. Brugsch hatte die Neugründung einer klinischen Gesellschaft angeregt, die gelegentlich in der Charité tagte. Es waren formlose Zusammenkünfte, von denen wir nur zufällig erfuhren. Auch die deutsche Gesellschaft für Chirurgie erreichte eine Zulassung durch die Sowjetbehörden. Der 85. Geburtstag von Prof. Bier, den die russischen Mediziner sehr verehrten, soll dazu den Anlaß gegeben haben.

Das Erscheinen von Naunyn-Schmiedebergs Archiv, wie früher im Springer-Verlag Berlin und Heidelberg, verzögerte sich, weil die Lizenz erteilenden Amerikaner nach dem schon vollzogenen Umbruch des ersten Nachkriegsheftes auf einmal verlangten, daß von allen Autoren Geburtsort und -datum verzeichnet werden, so daß sich der Termin für die Veröffentlichung auf das Jahr 1947 verschob.

Die ebenfalls wichtige Angelegenheit der Wiederzulassung der Deutschen Pharmakologischen Gesellschaft durch die Besatzungsmächte blieb noch in der Schwebe. Sie wurde dadurch kompliziert, daß jede Macht der Alliierten gesonderte Ansprüche erhob. Prof. Behrends, Kiel, der letzte Kriegsvorsitzende, übertrug seine Aufgabe dem politisch unbelasteten Prof. Lendle, Leipzig, zur Vermeidung von Komplikationen bei Ansprüchen auf Restitution unserer Gesellschaft. Anfang 1947 forderte der Präsident der Akademie der Wissenschaften, wohl im Auftrag der sowjetischen Besatzungsmacht, alle akademischen Mitglieder auf, diejenigen wissenschaftlichen Gesellschaften zu nennen, deren Zulassung in nächster Zeit erwünscht erschien. In einem Brief Heubners vom 16.1.1947 an Lendle heißt es dazu:

Ich will auf jeden Fall unsere Gesellschaft mit anmelden und dabei Ihren Namen nennen, da es ja zweckmäßig ist, daß ein in russischer Zone ansässiger Kollege die Verbindung aufnimmt. In der letzten Zeit bestanden ja ziemliche Schwierigkeiten in bezug auf die Zulassung der Kollegen aus den westlichen Zonen zu Tagungen, die in der Ostzone stattfanden, z. B. Berlin (trotz Viermächtestatus!) und Jena.

Heubner verkannte, daß alles, was damals in Berlin geschah, nur mit Genehmigung der Sowjets über den Interzonenpaß zu erreichen war. Daran änderte auch eine Kommission britischer Gelehrter nichts, die zu einer kollegialen

Aussprache mit den Universitätsangehörigen nach Berlin gekommen war, natürlich in Begleitung von zwei sowjetischen Offizieren (!), die ständig anwesend waren.

Prof. Lendle, Leipzig, berichtete am 16.1.1947 über die katastrophalen Verhältnisse an der dortigen Universität. Der Brief enthält u. a. die Sätze:

Aber das, was jetzt sich hier abspielt, ist ein Terror, ein Kampf der SED um die totale Herrschaft. ...Die Lage unserer medizinischen Fakultät ist inzwischen katastrophal geworden. Unser Gerichtsmediziner Raestrup ist seit vier Wochen aus unbekannten Gründen inhaftiert. ...Wenn man versucht, uns mit Terrormethoden zur Aufgabe unserer Ideen. [Gemeint war die Universitätsidee im Sinne der Vorstellungen von Karl Jaspers] zu bringen, dann wird man sich eben mit marxistischen Fachhochschulen begnügen müssen. Dieser Kampf entbrennt jetzt bei uns.

Die sowjetischen Akademiker, von Natur aus wissenschafts- und kunstfreundlich gesinnt, mußten allerdings erdulden, daß ihre Militärbehörden alles unter die strenge politische Kontrolle ihrer Einheitspartei bringen wollten. Dies schafften sie auch mit dem „Kulturbund zur demokratischen Erneuerung Deutschlands", der in der Ostzone und Ost-Berlin für die Lizensierung wissenschaftlicher und künstlerischer Gesellschaften zuständig wurde. Sie hofften durch Gewährung gewisser Privilegien Wissenschaftler und Künstler für ihre Politik zu gewinnen, was ihnen in bestimmten kommunistisch gesinnten Kreisen auch gelang. Es stellte sich bald heraus, daß der Kulturbund unter dem „Patronat" des höchsten für Wissenschaft und Kunst zuständigen sowjetischen Kulturoffiziers Oberst Tulpanow stand. Diese Stätte der Begegnung hatte ihr Domizil in Ost-Berlin in der Jägerstraße und ermöglichte den Interessenten Zusammenkünfte verschiedener Art. Eigene Erfahrungen darüber besitze ich nicht, ich bin nie dagewesen. Es soll dort sehr gastlich zugegangen sein, wie mir der Komponist Boris Blacher versicherte, mit dem ich befreundet war.

Am 18.6.1947 haben wir in kleinem Kreis im Dahlemer Institut Heubners 70. Geburtstag gefeiert. Unter den Gästen, die zur Gratulation kamen, war Otto Warburg, der in einer kleinen Ansprache neben den wissenschaftlichen Verdiensten Heubners seine mutige Haltung unter den Nazis besonders hervorhob. Es war nicht nur das gemeinsame Interesse an der Funktion des Hämoglobins, das sie verband, es war auch die gegenseitige Achtung der Persönlichkeit.

Zahlreiche Briefe von Kollegen aus aller Welt trafen ein, unter anderem eine Glückwunschadresse der amerikanischen Pharmakologischen Gesellschaft, deren Vorsitzender im Namen der amerikanischen Kollegen gratulierte, worüber Heubner sich besonders gefreut hat. Eine originelle Widmung kam von Prof. Ludwig Lendle, dem Direktor des Pharmakologischen Institutes der Universität Leipzig zum Geburtstag. Unter dem Titel „Autobiographisches in Wolfgang Heubners biographischen Beiträgen" deutete Lendle Heubners charakteristische Bewertung ttypischer Eigenschaften der geehrten Kollegen als Äußerungen, die Rückschlüsse auf eine vom Jubilar selbst bevorzugte Denk- und Handlungsweise zulassen würden. Als überzeugendes Argument für diese These führt Lendle unter anderem einige Sätze aus dem Nachruf Heubners für seinen alten Freund Leo Lichtwitz an

Man muß dieses Buch mit derselben Leidenschaft und Kritik aufnehmen, mit der es geschrieben ist. Charaktere, die diese beiden Eigenschaften vereinigen, sind nicht häufig. Leidenschaft von optimistischer Prägung ist unerläßlich zur Erfüllung der ärztlichen Berufung und ohne den ernstesten Skeptizismus gibt es keine Forscher.

Wer Heubner gekannt hat, weiß, daß dies auch seinem Wesen entsprach. Die Geburtstagsadresse von Lendle ist auch heute noch lesenswert in vieler Hinsicht, weil sie an manchen unserer Vorfahren auf pharmakologischen Lehrstühlen durch prägnante Charakterisierungen erinnert. (Publiziert in *Ärztliche Wochenschrift 1946/47,* S. 786 ff, Springer-Verlag.)

Zur gleichen Zeit erneuerten Ludwig Lendle (Leipzig) und Wolfgang Heubner, dieses Mal zusammen mit Otto Riesser (Frankfurt) die Versuche, eine Genehmigung für die Neuzulassung der Deutschen Pharmakologischen Gesellschaft nach dem Kontrollratsgesetz Nr. 25 durch die Alliierten zu erreichen. Von Berlin aus wollte Heubner nichts unternehmen, weil er befürchtete, daß die Zentralverwaltung für die sowjetische Besatzungszone eine Lizenzierung der Gesellschaft nur für deren Bereich vergeben könnte, die sehr wahrscheinlich von den Westalliierten nicht anerkannt und damit zu einer Spaltung unserer Gesellschaft in Deutschland führen würde. Der Sachverhalt war kompliziert. Auch der schon erwähnte Vorschlag von Lendle, den Kulturbund zur demokratischen Erneuerung, der in der ersten Nachkriegszeit auch in den Westzonen agieren durfte, als eine Art von Schirmherr in den Zulassungsantrag einzuschalten, erwies sich als nicht praktikabel, weil die Amerikaner dieser Institution mit größtem Mißtrauen gegenüberstanden. Daher wurde der Antrag zunächst zurückgestellt. Armes Deutschland, in dem die sich steigernden Gegensätze in der Politik der Alliierten bereits zu solchen Schwierigkeiten bei der Genehmigung der Neuzulassung einer wissenschaftlichen Gesellschaft für das ganze Land führten. Die ersten Nachkriegskongresse wurden daher in Hamburg und Düsseldorf abgehalten. Die Briten zeigten sich toleranter.

Besuch in Düsseldorf

Sehr schwer war es, aus Berlin heraus- und wieder hereinzukommen. Für die Reisen nach Westdeutschland benötigte man einen Interzonenpaß, eine Erfindung der Alliierten, der von einem Kontrolloffizier jeder Besatzungsmacht unterzeichnet werden mußte. Verweigerten die Sowjets die Unterschrift, war das Dokument wertlos. In den Nachkriegsjahren 1945/46 war es fast unmöglich, eine solche Genehmigung zu erhalten. Ein Antrag, den ich im Mai 1947 für eine Reise nach Düsseldorf stellte, wurde überraschend schnell bewilligt. Wie im östlichen Bereich üblich, mußten Frau und Kind als Pfand in Berlin bleiben.

Die Reise nach Düsseldorf war ein Abenteuer. Von Zehlendorf nach Stahnsdorf mit einem Stadtomnibus, dort umsteigen in einen Reisebus ältester Bauart, Fahrt bis Marienborn zur berüchtigten Zonengrenze, aussteigen mit Gepäck zur Kontrolle durch sowjetische Militärs, langes Warten und eingehende Prüfung der Papiere mit genauer Durchsuchung des Gepäcks. Hier konnte es durchaus passieren, wieder zurückgeschickt zu werden, wenn dem sowjetischen Kontrolleur irgendetwas nicht gefiel. Nach Bewilligung der Passage Fußmarsch zur „anderen Seite", schnelle und korrekte Kontrolle durch die Briten, dann durch einen deutschen Grenzbeamten, der uns die Einsteigeerlaubnis in einen Bus gab, der uns zum Bahnhof nach Helmstedt fuhr, von wo ich schließlich nach Düsseldorf gelangte. Wie lange ich insgesamt unterwegs war, weiß ich nicht mehr. Es mögen 14–18 Stunden gewesen sein. Nach mehr als drei Jahren sah ich meine Eltern wieder in unserem Haus in Düsseldorf-Oberkassel, in dem ich 1912 zur Welt kam. Es war durch den Bombenkrieg glücklicherweise nur unwesentlich beschädigt worden. Auch meine beiden jüngeren Brüder, die den Krieg als Soldaten überstanden hatten, traf ich im Elternhaus, so daß die ganze Familie seit 1939 zum ersten Mal wieder zusammen war. Für unsere Eltern, ganz besonders für meine Mutter, eine überwältigende Freude, ihre drei Söhne nach diesem schrecklichen Krieg unversehrt wieder im Hause zu haben.

Meinen Aufenthalt in Düsseldorf benutzte ich zu einem Besuch bei Prof. Knipping in Köln, der sich natürlich sehr genau über die Berliner Universitätssituation, über das Leben in der Stadt und unsere Erfahrungen mit der Hungerkrankheit berichten ließ. Knipping betrieb den Wiederaufbau seiner Klinik mit großer Energie und hoffte, auch seine Laboratorien, in denen ich 1940/41 gearbeitet hatte, bald wieder benutzen zu können. Köln war durch die Bombardierungen viel stärker zerstört als Düsseldorf. Einen dieser massiven Angriffe mit seinen grauenhaften Auswirkungen habe ich miterlebt, als Brandbomben Feuerherde im gesamten Bereich der Stadtteile Köln-Lindenthal setzten, in dem auch die Kliniken lagen. Wichtig für die Fortsetzung der Berliner Arbeiten über die Störungen der Proteinstruktur bei den

Hungerödem-Patienten war ein Besuch bei den Wissenschaftlern des Bayer-werkes in Elberfeld. Hier traf ich zu längeren Gesprächen Prof. Domagk, Prof. Weiland und den Leiter der biochemischen Forschung Dr. Ernst Auhagen, dem ich meine Bitte um Überlassung von Peptiden verschiedener Struktur vortrug. Er sagte mir seine Hilfe zu und verriet mir, daß er darüber auch schon mit Prof. Kögl korrespondiert hatte. Die Elberfelder Forscher waren mir durch frühere Besuche, als ich bei Kögl arbeitete, gut be-kannt. Kögl hat stets gute Verbindungen zu den Wissenschaftlern in Elberfeld aufrechterhalten, die nicht nur an seinen Krebsarbeiten, sondern vorher schon an seinen Untersuchungen über Pflanzenwuchsstoffe sehr interessiert waren. Anschließend kehrte ich nach Berlin zurück und unterrichtete Prof. Kögl am 24.6.1947 über die Besuche in Elberfeld, über die besprochenen Themen und die Ergebnisse meiner Reise.

Forschungsgenehmigung durch die US-Militärregierung

Die amerikanische Besatzungsmacht nahm von der Existenz der Universitätsinstitute in Dahlem im amerikanischen Sektor zunächst wenig Notiz. Sie beschränkte sich auf die Registrierung und die Aufforderung an uns, eine Forschungsgenehmigung laut Kontrollratsgesetz einzuholen, die wir auch erhielten. Das Interesse der amerikanischen Militärregierung konzentrierte sich mehr auf die „Entnazifizierung" und die demokratische Umerziehung, „reeducation", wie sie es nannten. Im Rahmen dieser Demokratisierung plante der remigrierte Berliner Pädagoge Dr. Fritz Karsen, Leiter der Bildungsabteilung bei der US-Militärregierung, die Gründung einer Forschungshochschule nach dem Modell der „Schools of Advanced Studies", in die alle in Dahlem verbliebenen Forschungsinstitute, auch die der Humboldt-Universität, wie sie später genannt werden sollte, und der ehemaligen Kaiser-Wilhelm-Institute, einbezogen werden sollten. Dieser Plan, hoffnungsfroh begrüßt, der Analogie zu den Vorschlägen von A. von Harnack aufwies, die in seiner Denkschrift aus dem Jahr 1909 enthalten sind, hatte leider wenig Aussicht auf Erfolg, weil die divergierenden Interessen der Besatzungsmächte nicht in Einklang zu bringen waren. Die Sowjets fürchteten die mögliche Konkurrenz zur Humboldt-Universität. Es wäre ein wissenschaftlich bedeutsames Gegengewicht entstanden, das dem Willen der in Dahlem versammelten Forscher entsprochen hätte. Die später inaugurierte „Deutsche Forschungshochschule" vereinte unter diesem Titel nur noch die damals noch vorhandenen Institute der Kaiser-Wilhelm-Gesellschaft. Sie existierte bis 1953.

Unterstützung bei unserer Arbeit hatten wir einem anderen Bildungsoffizier der US-Militärregierung zu verdanken, und zwar dem Hauptmann und späteren Major Paul Shafer, im Zivilberuf Pädagoge in der Position eines Schulrates nach deutschem Begriff, an einem Kolleg in Kalifornien. Ich lernte ihn durch meinen Freund, Prof. Josef Rufer, Musikhistoriker in Berlin und Schüler des bedeutenden Komponisten Arnold Schönberg, kennen, der vor seiner Emigration aus Deutschland die Meisterklasse für Komposition an der Akademie der Künste in Berlin leitete und danach, durch Hitler vertrieben, in Kalifornien lebte. Paul Shafer war ein sehr deutschfreundlicher kunst- und wissenschaftsbegeisterter Mann, der viel Verständnis für unsere Nöte hatte. Er machte uns vor allem die neueste wissenschaftliche Literatur aus den Vereinigten Staaten zugänglich, die während des Krieges nicht an die Staatsbibliothek ausgeliefert wurde und nun bis zur Klärung der Eigentumsverhältnisse in West-Berlin lagerte. Für unsere Arbeiten über die möglichen Strukturveränderungen an Proteinen beim Hungerödem war es unentbehrlich, die neuesten Arbeiten über die Fortschritte in den analytischen Methoden zu kennen, die vor allem im *Journal of Biological Chemistry* zu finden waren, das wir nun zur Durchsicht erhielten. Paul Shafer interessierte sich sehr für den Wiederaufbau der Berliner Universität nach dem Vorbild amerikanischer Universitäten und versuchte, den Einfluß der Westmächte, insbesondere der Amerikaner, zu verstärken, scheiterte aber am permanenten Widerstand der Sowjets und – wie er uns einmal sagte – auch am Desinteresse seiner eigenen Leute. Dies änderte sich erst, als es schon zu spät war und die alte Universität Opfer einer neuen Diktatur geworden war.

Sehr viel schwieriger als die Vorlesungen war natürlich, die experimentelle Arbeit wieder in Gang zu bringen. Die Not zwang uns zur Fortsetzung unserer Arbeiten über Hungerödeme und ihre Folgen, bei denen mich Herbert Remmer tatkräftig unterstützte. Es war eine humanitäre Aufgabe zu lösen und nicht nur ein wissenschaftliches Problem über die damit verbundenen Veränderungen im Proteinhaushalt des menschlichen Körpers und der Proteinstruktur. Wir wollten weite Kreise auf die Unmenschlichkeit aufmerksam machen, die durch Vorenthalten von Nahrung vor allem alte Menschen in den sicheren Hungertod trieb, wie es die Lebensmittelkarte V mit ihrer minimalen Kalorienzahl bestimmte. F. Redecker berichtete, daß die Sterberate alter Menschen im Juni 1945 das 17fache der Vorkriegszeit erreichte und bis zum Dezember 1945 auf das 21fache anstieg (*Ärztl. Wschr. 26*, 1946). Zusätzliche Versorgung gab es für diesen Personenkreis nicht, obwohl die Berliner kümmerliche Versuche unternahmen und an allen Stellen, Gärten und Vorgärten der Häuser Gemüse und Kartoffeln anpflanzten. „Morgenthau-Plantagen" nannte man das mit galligem Humor, nach dem amerikanischen Finanzminister, der Deutschland in einen Agrarstaat umwandeln wollte.

Unsere Arbeiten wurden auch in den nächsten Jahren weitergeführt und nicht nur von der Zentralverwaltung für das Gesundheitswesen in der sowjetischen Besatzungszone, sondern auch vom Landesgesundheitsamt Berlin und dem Roten Kreuz unterstützt. Die Befunde fanden Aufmerksamkeit bei den Behörden und trugen dazu bei, daß sich die Versorgung dieser Patienten mit tierischem Eiweiß, meist durch Zugabe von Milchpulver, erheblich verbesserte, nachdem wir beobachtet hatten, daß neugebildete Serumproteine bei Patienten mit Hungerödemen nach ausschließlicher Ernährung mit pflanzlichem Eiweiß pathologische Abweichungen aufwiesen.

Auf die Analyse dieser Vorgänge haben wir unsere weiteren Arbeiten im wesentlichen konzentriert und darüber in Publikationen berichtet, die 1946 in der Ärztlichen Wochenschrift und 1947 in der Klinischen Wochenschrift erschienen.[1] Für den ersten Kongreß, der in Hamburg vom 24.-27.8.1947 tagte, hatten wir zwei Vorträge angemeldet.

Es war ein Glück, daß diese Arbeiten Aufmerksamkeit in der Öffentlichkeit erregten und Interesse auch bei Mitgliedern amerikanischer caritativer Verbände fanden, die Berlin besuchten und bereit waren, sich um die hungernden Menschen in Deutschland zu kümmern. Die Krankenhäuser in Berlin waren damals voll von diesen extrem ausgemergelten Patienten, deren Zustand die hilfsbereiten Samariter tief betroffen machte. Sie versprachen Hilfe und haben dies auch erreicht.

Die Nachkriegspharmakologie mußte sich zwangsläufig mit allen Problemen befassen, die sich aus dem Mangel an Arzneimitteln ergaben. Ein Kontrollratsgesetz verpflichtete uns zur Berichterstattung über alles, was bearbeitet wurde und in Vorbereitung oder geplant war. Arbeitsberichte mußten an die sowjetische und die amerikanische Militärverwaltung gesandt werden, da wir auch vom American Military Government eine Genehmigung brauchten. Das Schreiben an die amerikanische Militärregierung vom 19.9.1946 charakterisiert die Situation, die Heubner unnötig komplizierte, obwohl dazu noch kein Anlaß war. Er schätzte die Situation in dieser Stadt und die bereits erkennbare Spannung zwischen den Alliierten nicht richtig ein.

An das American Miltitary Government
Educational Branch
Hierdurch bitte ich für das mir unterstellte Pharmakologische Institut der Universität Berlin, das sich zur Zeit in dem Hause Berlin-Dahlem, Garystraße 9 befindet, um die Genehmigung zum Betriebe, d. h zur wissenschaftlichen Arbeit.
Außer mir befinden sich im Institut die wissenschaftlichen Assistenten
- *Dozent Dr. med. H. Herken,*
- *Dr. med. H. Remmer seit Oktober 1945,*
- *Dr. med. H. Wendel,*
- *Dr. med. J. Schunk (Assistenten seit Juni 1946).*

---

1 Herken, H., Remmer, H. (1946) Über die Veränderungen der Serumeiweißkörper bei Ödemkrankheiten. Dtsch. Gesundheitswesen 1, 683–687; Herken, H., Remmer, H. (1946) Über die Bedeutung des Nahrungseiweißes für die Synthese der Serumproteine. Ärztl. Wschr. 1, 289–294; Herken, H., Remmer, H. (1947) Untersuchungen über das neugebildete Serumalbumin bei Ödemkranken. Klin. Wschr. 24/25, 211–216; Herken, H., Remmer, H. (1947) Beitrag zur Pathogenese des Eiweißmangelödems. Klin. Wschr. 24/25, 469–477

Außerdem werden beschäftigt 3 medizinisch-technische Assistentinnen, 1 Mechanikermeister, 2 Diener und 2 Aufwartefrauen.

Die zur Zeit bearbeiteten Probleme sind:
1. *Veränderungen der Eiweißkörper des menschlichen Blutserums bei Hungerödemen und ähnlichen Erkrankungen.*
2. *Studien über die Wirkungsweise der Adstringentien; das dazu verwendete Material sind rote Blutkörperchen des Menschen.*
3. *Studien über die blutdrucksenkende Wirkung von Ersatzmitteln für das mangelnde Nitroglyzerin.*
4. *Studien über Reizstoffe an der menschlichen Haut und deren Behandlung. Dabei soll neben manchen methodischen Fragen die Wirkung eines neuen synthetischen Azulens geprüft werden.*
5. *Studien über die Löslichkeit von Sulfonamiden im menschlichen Harn verschiedener Herkunft.*
6. *Einstellung von Digitalisblättern der neuen Ernte.*

Ferner erlaube ich mir, zu bemerken, daß von Seiten der deutschen Zentralverwaltung für Volksbildung geplant ist, das Institut wieder nach Berlin-Mitte zu verlegen, wo es bis zum Ende des Krieges seine Unterkunft hatte. Es ist bereits ein bestimmtes Gebäude in Aussicht genommen, dessen Wiederherstellung zum Zwecke der Aufnahme des Instituts zur Zeit beraten wird. Ich bitte um Mitteilung, ob im Falle der Herstellung und ausreichenden Einrichtung dieses Gebäudes, wofür nach meiner Schätzung mindestens ein Jahr Zeit erforderlich sein wird, auf den Widerspruch der amerikanischen Militärregierung gegen die Rückführung des Institutes nach Berlin-Mitte zu rechnen ist. In diesem Falle würde ich mich verpflichtet fühlen, die Zentralverwaltung für Volksbildung von diesem Stande der Dinge in Kenntnis zu setzen, wofür ich ggf. um Genehmigung bitte. Eine weitere Schwierigkeit besteht in folgenden zwei Punkten:

Ein relativ geringfügiger Teil des Institutsinventars wurde in der letzten Phase des Krieges zwecks Fortführung gewisser Arbeiten in die Provinz Schleswig-Holstein verlagert. Dieses Material befindet sich seit einigen Wochen auf dem Rücktransport über Hamburg nach Berlin und soll nach einer eben eingelaufenen Nachricht etwa am 30. September in Berlin eintreffen. Das Material wurde also abgesandt aus dem heute russisch besetzten Sektors Berlins, soll aber natürlich an das Institut, also dem jetzt amerikanisch besetzten Sektor Berlins, gelangen. Ich bin mir nicht klar, ob es nach dieser Vorgeschichte zu dem von der russischen oder zu dem von der amerikanischen Militärverwaltung gehörigen Besitz zu rechnen ist.

Aus der Bibliothek des Institutes wurde während der Kriegszeit eine Anzahl von Bänden insonderheit die älteren Jahrgänge von wissenschaftlichen

*Zeitschriften gemeinsam mit Beständen der Berliner Universitätsbibliothek
verlagert. Auch diese Bücherbestände sollen, wie ich höre, noch im Laufe
dieses Herbstes nach Berlin zurückkehren. Sie werden entsprechend der in
der Hand der Universitätsbibliothek liegenden Geschäftsführung zunächst
an den russischen Sektor von Berlin gelangen. Wenn sie aus diesem nicht
in den amerikanischen Sektor transportiert werden dürfen, so würde der
groteske Zustand eintreten, daß der Anfang derselben Zeitschriftenserien
sich im russischen und ihre Fortsetzung im amerikanischen Sektor Berlins
befindet. Es ist verständlich, daß dies für die künftige wissenschaftliche
Arbeit keine wünschenswerte Situation ist. Ich bitte darüber zu befinden, ob
Schritte unternommen werden können, damit das mir unterstellte Institut
die dürftigen ihm verbliebenen Arbeitsmittel an einer Stelle vereinigen
kann, und zwar auch im Hinblick darauf, daß u. U. eine Verlagerung des
Instituts in die Nachbarschaft der übrigen medizinischen Institute der Universität im russischen Sektor später in Frage kommt.*

Zehn Jahre später war das alte Institut in der Dorotheenstraße noch immer
eine Ruine, nur noch stärker verwittert. Wenn wir 1945 auf eine Genehmigung zum Umzug gewartet hätten, wären wir nie aus unserem Keller-
loch herausgekommen.

Natürlich gab es noch genügend Ärger mit der Universitätsverwaltung,
die vor allem den nach wie vor nicht ausreichenden Etat betrafen, der oft
willkürlich und kurzfristig variiert wurde. Ein Protest von Heubner vom
8.2.1947 an den Verwaltungsdirektor der Universität als Beispiel zeigt, wie
das aussah:

*Ihre Mitteilung V D II202/47 vom 23.1.47 traf am 3.2.47 bei mir ein. Ich darf
an Ihr eigenes Sachverständnis in finanziellen Verwaltungsfragen appellieren, wenn ich feststelle, daß eine Geschäftsführung nicht möglich ist, wenn
in kurzfristigen Zeitabständen die einem Betrieb zur Verfügung stehenden
Mittel in einem ganz ungewöhnlichen Ausmaß reduziert werden. Sie wissen
selbst, daß man nicht von heute auf morgen laufende Zeitschriften bestellen
und wieder abbestellen kann, ohne den öffentlichen Interessen, die ein Uni-
versitätsinstitut vertritt, den allerschwersten Schaden zuzufügen. Ebenso
wenig ist es möglich, laufende wissenschaftliche Arbeiten, die sich über
lange Zeiträume hinziehen, plötzlich in Gang zu setzen und plötzlich wieder aufzugeben, ohne wiederum grundsätzlich wichtige Allgemeininteres-
sen glatt ins Gesicht zu schlagen. Ich sehe mich also genötigt, im Bedarfs-
falle mit Nachforderungen zu kommen, soweit der laufende Betrieb des
Instituts mit den jetzt zur Verfügung gestellten Mitteln nicht durchzuführen
ist. Ich werde bestrebt sein, sonst erwünschte und mögliche Anschaffungen*

zu vermeiden, bis die Finanzlage des Instituts wieder auf eine vernünftige Basis gestellt ist.

Doch erlaube ich mir, Ihnen mitzuteilen, daß bei Eintreffen des oben angegebenen Schreibens auf Titel 210 und 200 bereits der Betrag von je 562, – Mk (zufällig genau die gleiche Summe) verausgabt worden war und daß außerdem noch eine Reihe von unbezahlten Rechnungen vorliegen.

Zur Entlastung der Verwaltung muß eingeräumt werden, daß sie sich in einer vertrackten Situation befand, weil die sowjetischen Behörden alles an sich gerissen hatten, wie aus dem folgenden Schreiben des Verwaltungsdirektors der Universität Berlin vom 14.12.1946 hervorgeht:

An die Herren Direktoren der Institute und Seminare der Universität Berlin
Die Mittel für Lehr-, Forschungs- und Untersuchungsbedarf sowie für Sammlungen (bisher No. 300) sind im Haushalt der Universität Berlin für das Jahr 1947 gestrichen worden. Die Mittel werden auf einen Zentralfonds des Zonenetats übernommen und der Universität zugewiesen werden.
Ich bitte die Herren Direktoren, bis zur Zuweisung der Mittel keine Anschaffungen zu machen, da nicht bekannt ist, in welcher Höhe Mittel zur Verfügung stehen werden.

Die zusätzlich gewährten Mittel durch die Gesundheitsbehörden, die wir zur Förderung der genannten Arbeiten über die Hungerkrankheit erhielten, konnten selbstverständlich nicht zur Aufnahme anderer dringender Arbeiten auf dem Gebiet der Pharmakologie herangezogen werden. Der Arbeitskreis hatte sich weiter vergrößert. Am 1.4.1946 war Dr. Herbert Wendel, im Juni 1946 Dr. Josef Schunk hinzugekommen, Dr. Werner Kalow am 11.1.1947 zunächst als Volontärassistent, weil keine Planstelle frei war. Werner Kalow sollte zunächst über die blutdrucksenkenden Ersatzmittel für das mangelnde Nitroglycerin mit mehreren Nitroderivaten arbeiten, die sich vom Pentaerythrit ableiteten. Später kamen Choleretika dazu, worüber er mehrere Arbeiten in Naunyn-Schmiedebergs Archiv publizierte. Herbert Wendel übernahm die Untersuchung und Auswertung von Digitalispräparaten und Digitaloiden. Mit Dr. J. Schunk habe ich die Arbeiten über Strukturänderungen der neugebildeten Serumproteine bei Hungerkranken fortgesetzt und die Erkennung von Unterschieden durch Entwicklung eines Oxydationsverfahrens mit Hypochlorit unter Verwendung synthetischer Substrate definierter Struktur (Peptide und Aminosäureamide), die uns von Dr. Auhagen (Elberfeld) und von Prof. Kögl zur Verfügung gestellt wurden, erweitert. Später wurde darüber ausführlich in Naunyn-Schmiedebergs Archiv in mehreren Arbeiten berichtet. Remmer arbeitete über die Bestimmung der Proteinreserve und des Plasmavolumens und äußerte sich kritisch zu den Methoden.

Weitere Aufgaben der Pharmakologie in dieser Zeit

Da Heubner, wie berichtet, schon kurze Zeit nach seiner Rückkehr aus Hamburg zum Präsidenten der wissenschaftlichen Kommission bei der Zentralverwaltung für das Gesundheitswesen ernannt worden war, die unsere Arbeiten sehr gefördert hat, hatten wir über Mangel an Arbeit nicht zu klagen. Der Präsident dieser Behörde, Dr. Konitzer, wurde später aus unbekannten Gründen verhaftet. Sein Nachfolger wurde Prof. Linser aus Leipzig.

Wie immer in solchen Zeiten der Unsicherheit brachten geschäftstüchtige Produzenten Arzneimittel von zweifelhaftem Wert in den Handel. Gefährlicher Unfug wurde mit „Hormonpräparaten" getrieben. Einige dieser Wundermittel, meist deklariert als „Volldrüsenextrakte" aus Ovarien oder Testes, habe ich mit W. Hohlweg zusammen untersucht, der dem Hormonlaboratorium der Universitäts-Frauenklinik vorstand. Als ein derartiges Produkt in Apotheken unter dem Namen P-Hormon den Patientinnen als Progesteronersatz verkauft wurde, mußten wir einschreiten. Das Produkt enthielt weniger als 0,2 IE/ml und wurde nach dieser Feststellung durch Verfügung der Zentralverwaltung für das Gesundheitswesen aus dem Handel gezogen unter Protest des Herstellers, der wie üblich zu seiner Verteidigung Gutachten von praktizierenden Ärzten und dankbaren Patienten vorlegte, wie das auch in späteren Jahren in analogen Fällen geübt wurde. Weitere Vorgänge dieser Art gab es zur Genüge.

Eine Beschwerde des Oberarztes der Chirurgischen Universitätsklinik der Charité vom 5.3.1946, der im Auftrage seines Chefs, des Geheimrats Sauerbruch, an Prof. Heubner schrieb, verdient Erwähnung, weil sie lehrreich war. Der Kollege schrieb:

Wir haben in den letzten 3 Wochen etwa 5 schwerste Kollaps- und Schlafzustände erlebt bei Injektionen von 1/2%igem Larocain in einer Menge von 160-200 ccm. Diese Menge benutzen wir beim Novocain jahrelang ohne nennenswerte Störungen zur Anlage einer großen Thoraxanästhesie subcutan und intramuskulär.

Die Antwort Heubners an Sauerbruch vom 12.3.1946:

Nicht ganz ohne ein gewisses diabolisches Schmunzeln erhielt ich dieser Tage einen Brief Ihres Oberarztes Dr. Hummel mit der Anfrage über die Ursache von einigen Kollapszuständen bei der Anwendung von Larocain, denn die Ursache für diese Zustände kann ich nur in einer ungenügenden Berücksichtigung pharmakologischer Feststellungen erblicken, die sich auf die wesentlich höhere Toxizität des Larocains beziehen, wie ich Herrn Hummel bereits mitgeteilt habe. Ich registriere das besonders gern, weil Sie gele-

gentlich Äußerungen getan haben, nach denen Sie nicht ganz vom Nutzen pharmakologischer Bestrebungen überzeugt sind. Dennoch teile ich Ihnen der Ordnung halber mit, daß die Untersuchung der uns seinerzeit durch Herrn Dr. Hummel übersandten Lösung von Larocain ergeben hat, daß sie völlig richtig zusammengesetzt war, d. h. daß sie 0,5% Substanz enthielt und daß diese Substanz reines Larocain und die Dosis zu hoch war.

Am 8.4.1946 schrieb Heubner: „Lieber Sauerbruch, für Ihren freundlichen Brief vom 19.3.46 danke ich Ihnen herzlich. Ich bin ebenfalls der Ansicht, daß wir uns im Grunde ausgezeichnet verstehen und wirklich Freunde sind."

Natürlich war auch damals schon bekannt, daß Larocain als Oberflächenanästhetikum wegen seiner hohen Toxizität (3–5mal höher als Novocain) nicht zur Infiltrationsanästhesie benutzt werden sollte. Die Fälle bestätigen die alte Weisheit: Mangelnde Kenntnis pharmakologisch-toxikologischer Daten kann den Arzt zu einem therapeutischen Risiko für den Patienten werden lassen. Sauerbruch und sein Oberarzt Hummel hätten sich diese Belehrungen ersparen können, wenn sie die ausgezeichneten Referate über Lokalanästhesie mit angehört oder später gelesen hätten, die von dem Pharmakologen Prof. Schaumann und ihrem prominenten chirurgischen Kollegen Prof. Kirschner auf dem Pharmakologen-Kongreß 1938 in Berlin gehalten wurden.

Vor mehr als 100 Jahren schrieb der Gießener Pharmakologe Phoebus:

Bekanntlich ist von allem Wissen unserer jungen Ärzte leider gerade dasjenige, dessen praktische Anwendung sie täglich bedürfen, die Kenntnis der Arzneimittel und ihre kunstgerechte Verordnung, die allerschwächste.

Er sagte schon damals „bekanntlich".

Der Weg zu einer rationalen, wissenschaftlich begründeten Therapie ist bis in die heutige Zeit nach wie vor mit Schwierigkeiten gepflastert. 1909 schrieb O. Schmiedeberg in seinem Lehrbuch *Grundriß der Pharmakologie* die noch immer aktuellen Worte: „Die Pharmakologie soll dem Arzt eine Waffe bieten nicht nur zur Bekämpfung von Krankheiten und Vergiftungen sondern auch zur Abwehr der Kurpfuscherei"! Es sollte der sich mehr und mehr ausbreitende Nebel mystisch-spekulativer Betrachtung über das Wissen der Arzneitherapie zerstreut und dem therapeutischen Handeln ein fester Boden bereitet werden (P. Trendelenburg). Der Pharmakologe ist der Arzneitherapie aus verständlichen Gründen besonders nahe verbunden. Daran ändert auch der von Gegnern dieser Tatsache herangezogene Einwand nichts, daß zur Beurteilung der Behandlung der Kranke gehört und dem Theoretiker die unmittelbare Beziehung dazu häufig fehlt. Mit einer solchen Einstellung beraubt man sich von vornherein der besten Mitarbeit, die nur wissende Menschen leisten können.

Die Philosophie der Therapie besteht auf einen einfachen Nenner gebracht darin, ernstlich darüber nachzudenken, ob der Kranke das Arzneimittel wirklich braucht und, wenn das der Fall ist, welches das beste Mittel für die Behebung seiner Krankheit ist. Zur Bildung eines gerechten Urteils braucht der Arzt dazu die Pharmakologie. Im Prinzip ist dies selbstverständlich, nach wie vor gehört diese Bemerkung jedoch als Mahnung in eine Vorlesung über Arzneiverordnung. Unter den bedeutenden Klinikern waren es vor allem Albert Fraenkel und Paul Martini, die der pharmakologischen Lehre und Forschung mehr Geltung im Bereich der Therapie verschafften.

Abstrakt gesehen, gleicht die Pharmakotherapie einem Spiel der in den Körper eingebrachten chemischen Substanzen mit dem Stoffwechsel. Die Pharmakologie befaßt sich mit der Aufklärung der Regeln. Das Ziel der Therapie besteht bekanntlich darin, die Krankheit durch Korrektur der gestörten Regulation zu beseitigen, kausal oder symptomatisch. Interessant ist, daß der bedeutende Kliniker Christoph Wilhelm Hufeland, der an der Friedrich-Wilhelms-Universität seit ihrer Gründung im Jahre 1810 lehrte, den belebten Organismus schon als Reagens gegenüber Arzneimitteln bezeichnet hat. Wenn es um solche Bemühungen geht, so interessieren vor allem die Gesetzmäßigkeiten, die nach dem Auftreffen chemischer Substanzen auf Organzellen und Organsysteme ermittelt werden müssen, die Feststellung der Nutzen-Risiko-Relation der Pharmaka.

Grundsätzlich neue Erkenntnisse wurden auf diesem Gebiet der allgemeinen Pharmakologie erst später gewonnen. 1885 veröffentlichte Paul Ehrlich, damals Assistent des Internisten Prof. Frerichs in der Charité, die als Krankenhaus zu der Medizinischen Fakultät der Friedrich-Wilhelms-Universität gehörte, die aufsehenerregende Arbeit „Das Sauerstoff-Bedürfnis des Organismus", mit der er 1887 die venia legendi erwarb. Diese Arbeit enthält die Verwertung der Fortschritte der chemischen Forschung für die Aufklärung von Lebensvorgängen, Ehrlichs Vorstellungen und Beweise für die Bindung von reaktionsfähigen Substanzen an bestimmte Rezeptoren in lebenden Zellen und deren Folgen, die sich auch auf ihre Veränderungen durch den Stoffwechsel erstrecken. Paul Ehrlich hat dadurch vieles vorweggenommen, was heute mit Hilfe moderner Methoden der Biochemie, der Pharmakodynamik und der Pharmakokinetik bestätigt und weiterentwickelt wurde.

Auch der Stoffaustausch zwischen Muttertier und Fötus wird mit Hilfe von Vitalfarbstoffen untersucht und auf Differenzierungen im Zustandekommen embryotoxischer Wirkungen hingewiesen, ein molekularbiologisch noch immer ungelöstes Problem, das uns seit der Thalidomidkatastrophe erneut aufs Intensivste beschäftigt und 1968 zu der Gründung des Sonderforschungsbereichs Embryonalpharmakologie in Berlin Anlaß gab.

Ehrlich bemängelt in einem Gutachten, das er im Jahre 1907 für die Medizinische Fakultät der Friedrich-Wilhelms-Universität erstellte:

Trotz der angestrengten Arbeit von Jahrzehnten und tausender Intelligenzen haben wir doch nur Symptomatica erzielt; keine Heileffekte im wahren Sinne des Wortes, wie ein solches des Chinin gegenüber der Malaria. Das ist aber das höchste Ziel ärztlicher Kunst.

Er fordert die Einrichtung von Lehrstühlen für experimentelle Therapie und findet damit keine Resonanz.

In seinem berühmten Vortrag über „Chemotherapeutische Trypanosomenstudien", den er am 13.2.1907 in einer Sitzung der Berliner Medizinischen Gesellschaft gehalten hat, begründet er das Leitmotiv seiner therapeutischen Vorstellungen mit den Worten:

Was wir wollen, ist eine Chemotherapia specifica, d. h. wir suchen chemische Mittel, die einerseits von bestimmten Parasiten aufgenommen werden und dieselben abzutöten imstande sind, die aber andererseits in den zur Abtötung nötigen Mengen von dem Organismus ohne zu großen Schaden vertragen werden.

Damit lieferte Ehrlich die im Prinzip heute noch gültigen Grundlagen zur Feststellung der therapeutischen Breite eines Arzneimittels bzw. des therapeutischen Index, der sich nach seiner Definition aus dem Verhältnis der Dosis curativa zur Dosis tolerata ergab. Je größer der Abstand zwischen kurativer und toxischer Dosis, um so besser für die Therapie. Das Verfahren dient zur Ermittlung der Sicherheit, mit der toxische Effekte bei einer therapeutisch voll wirksamen Dosis ausgeschlossen werden können, und ist bis in die heutige Zeit, vielfach modifiziert, mathematisch und praktisch den modernen Bedingungen der Arzneimittelprüfung angepaßt worden. Auch wenn das von ihm entdeckte Salvarsan die Forderungen nach weitgehender Unschädlichkeit nicht erfüllen konnte, so lieferten die Versuche Ehrlichs doch den eindeutigen Beweis dafür, daß es durch systematische Änderung der Struktur organischer arsenhaltiger Verbindungen gelingt, die therapeutischen Leistungen zu steigern und die Nebenwirkungen entsprechend zu mindern. Dies war gleichzeitig der erste klare Beweis für die Existenz von Beziehungen zwischen chemischer Struktur und pharmakologischer Wirkung. Zielen lernen durch chemische Variation, wie Ehrlich es nannte; davon haben seine Nachfolger profitiert. Der Begründer der Chemotherapie gestaltete sicher das lehrreichste und wissenschaftlich ertragreichste Kapitel der allgemeinen Pharmakologie in dieser Zeit. Das alles sollte inzwischen Allgemeingut ärztlichen Wissens geworden sein.

Bei den Kranken mit Hungerödemen wurden oft abnorme Reaktionen von Arzneimitteln beobachtet. Es handelte sich meist um eine erhöhte Empfindlichkeit, die sich bis zum Auftreten von Intoxikationserscheinungen steigern konnte. Wir vermuteten Störungen im Arzneimetabolismus, die auf einer mangelnden Synthese der verantwortlichen Enzyme beruhen konnten, z. B. der Esterasen, Glucuronidasen, Oxydasen, Reduktasen etc. Dafür gab es Hinweise.

Einige in der Praxis beobachtete Fälle von Intoxikation nach Novocainapplikation führten wir auf gestörte Spaltung der p-Aminobenzoesäuredimethylaminoäthanolester durch eine unspezifische Esterase zurück und entwickelten eine Methode zur fortlaufenden photometrischen Messung des Esters mit Novocain als Substrat, um näheren Einblick in die Kinetik zu bekommen. Da uns die dazu notwendigen Geräte im Institut fehlten, erhielten wir Gastrecht in einem Raum des Kaiser-Wilhelm-Institutes für Physikalische Chemie, der mit modernsten Apparaten ausgestattet war. Den Professoren Stranski und Überreiter hatten wir für die Unterstützung zu danken. Ich erwähne diese Befunde, weil Werner Kalow diese Verfahren später sehr erfolgreich für die Entdeckung der ersten genetisch verursachten Defekte im Arzneimetabolismus benutzt hat. Kalow war im Anschluß an seine Berliner Arbeit zu C. F. Schmidt nach Philadelphia gegangen und hatte dort diese Methode noch vervollkommnet. Über ihre Geschichte hat Kalow sich Jahre später in einer Abhandlung über Pharmakogenetik in *Life Science* geäußert, die vom Ursprung in Dahlem bis zur späteren Verwendung und Auslegung der Daten berichtet, eine Erinnerung an diese so schwierige Zeit:

In January 1947, some time before Brodie's paper came out, I joined the Department of Pharmacology in Berlin as a Research Assistant. It then happened that Professor Herken in that Department learned of two cases of death following a routine use of procaine as a local anesthetic. Procaine had been introduced in 1905; it was considered a most reliable drug, stemming from the time of search for substitutes of the local anesthetic cocaine. The clinicians responsible felt that these fatalities could have occurred only on a basis of abnormal susceptibility of the patients.

Herken wondered whether the fatal procaine poisoning could have been due to a nutritionally caused reduction of procaine esterase activity in plasma.

Nutritional protein deficiencies were common in post-war Berlin, and Herken had established that one of the early consequences was a decrease in plasma volume and an alteration of plasma proteins. He suggested to me to investigate procaine hydrolysis in human serum, and he proposed to utilize the ultraviolet spectrum for the investigations. Ultraviolet spectrophotometry was an expensive technique at that time, made possible for us by the donation of a photomultiplier by the US Army in Berlin. [Eine Korrektur zum Text: Die Arbeiten über die Spektren von Procain wurden im Max-Planck-Institut für Physikalische Chemie in Berlin-Dahlem durchgeführt. Dort befand sich das Spektrophotometer und der Photomultiplier. Die Geräte gehörten der Kaiser-Wilhelm-Gesellschaft.]

I had barely initiated these studies in Berlin when I received an invitation by Carl F. Schmidt to study pharmacology in Philadelphia. There I had the opportunity not only to continue my studies of procaine hydrolysis but to improve the methodology with the help of a marvelous new instrument, a Beckman Spectrophotometer. I furthermore had the good luck of receiving instruction in enzymology from Britton Chance. I ended up by demonstrating the identity of procaine esterase and plasma cholinesterase, and by having developed a spectrophotometric method to assay plasma cholinesterase activity in vitro. My report was declined for publication in the Journal of Biological Chemistry on the erroneous grounds that human serum was known to contain only a single esterase and that my work was therefore superfluous. The paper was published without change in the Journal of Pharmacology and Experimental Therapeutics in 1952 (8).[2] [Abschrift aus: Kalow, W. (1990) Pharmacogenetics, Past and Future. Life Sci. 47, 1385–1386]

Die Arbeit Kalows enthielt die ersten wissenschaftlich fundierten Ergebnisse zu der Forschungsrichtung Pharmakogenetik, die wohl besser genetische Pharmakologie genannt worden wäre.

Der Mangel an wichtigen Arzneimitteln bereitete nach wie vor erhebliche Sorgen. Penicillin stand uns in begrenzten Mengen zur Verfügung und wurde leider oft falsch angewandt, weil viele nicht wußten, daß es nur parenteral appliziert wirksam war. Oral anwendbare Präparate wurden erst später entwickelt. Die Gesundheitsabteilung der amerikanischen Militärregierung sah sich genötigt, Richtlinien für die Penicillinanwendung herauszugeben. Nachdem festgestellt worden war, daß ein überraschend großer Anteil des injizierten Penicillin durch die Nieren im Harn unverändert ausgeschieden wurde, erließen die deutschen Gesundheitsbehörden eine Verfügung, den Urin der in den Krankenhäusern behandelten Patienten zu sammeln und zur Aufarbeitung an besonders dafür bestimmte Laboratorien zu bringen. Tatsächlich konnten mit den damals entwickelten Verfahren beträchtliche Mengen Penicillin in reiner, therapeutisch verwendbarer Form wiedergewonnen werden. In dieser Zeit der Not ein Ergebnis von hohem Wert.

---

[2] Herken, H., Kalow, W. (1950) Klin. Wschr. 29,: 90–91; Kalow, W. (1952) J. Pharmacol. Exp. Ther. 104, 122–134

Heftige Diskussionen gab es zum Problem zentralnervöser Störungen nach Pervitin-Mißbrauch, die während des Krieges bei den Kampffliegern und Nachtjägern häufig beobachtet wurden und sich nach dem Kriege auch bei anderen Personen entwickelten. Die Unterstellung des Pervitins unter das Betäubungsmittelgesetz wurde als unberechtigt von verschiedener Seite angegriffen. Sucht ja oder nein, darüber stritten Psychiater, Rechtsmediziner, Pharmakologen und Internisten.

Heubner hätte es gern gesehen, wenn sein eigenes Forschungsgebiet, die von ihm stets geförderte Hämo-Hämiglobin-Pharmakologie und Toxikologie durch einen kompetenten Interessenten wieder aufgegriffen worden wäre. Doch waren weder Kiese noch Jung bereit, zu dieser Zeit nach Berlin zu kommen. Riedel war noch in russischer Kriegsgefangenschaft, Gaede, der jüngste von Heubners habilitierten Mitarbeitern, an der Front gefallen. Brock hatte eine leitende Position in der pharmazeutischen Industrie angenommen. Er hatte sich noch weniger als ich mit dem Hämo-Hämi-Problem befaßt.

Auch Robert Havemann, der früher zu der Gruppe der Hämoglobinforscher im alten Pharmakologischen Institut der Dorotheenstraße gehörte, zeigte wenig Neigung, diese Arbeit wieder aufzugreifen, obwohl er dazu als Leiter der Abteilung „Kolloidchemie und biochemische Fragen" im Kaiser-Wilhelm-Institut in Dahlem alle Möglichkeiten gehabt hätte. Wir sahen Havemann nur noch selten. Sein Interesse galt mehr der marxistisch-leninistischen Politik. Ihm ging es nicht um eine engstirnige Auslegung und Verbreitung einer sozialistischen Doktrin, ihn beschäftigten ganz allgemein die Beziehungen zwischen Philosophie und Naturwissenschaft. Seine politischen Überzeugungen wurden stark beeinflußt durch eine Schrift von Friedrich Engels, „Dialektik der Natur", die nach seinen Angaben zuerst 1925 in der Sowjetunion veröffentlicht worden war. Ihm imponierte offenbar die Behauptung:[3]

Die Naturforscher mögen sich stellen wie sie wollen, sie werden von der Philosophie beherrscht, was übrigens auch der Denkweise in der ersten Hälfte des vorigen Jahrhunderts entsprach, als sich die Naturwissenschaften an den Universitäten noch im Entwicklungsstadium befanden. Es fragt sich nur, ob sie von einer schlechten Modephilosophie beherrscht werden wollen oder von einer Form der theoretischen Deutung, die auf der Bekanntschaft mit der Geschichte des Denkens und deren Errungenschaften beruht. ...Erst wenn Natur- und Geschichtswissenschaften die Dialektik in sich aufgenommen haben, wird all der philosophische Kram – außer der reinen Lehre vom Denken – überflüssig, verschwinden in der positiven Wissenschaft.

---

3 Zit. nach: Havemann, R. (1964) Dialektik ohne Dogma. S 17. Rowolt Verlag

Friedrich Engels beherrschte die Diskussion. Auch das Alterswerk der „Anti-Dühring" mit seinen Thesen vom „wissenschaftlichen Sozialismus" wurden mit einbezogen. Havemanns Beschäftigung mit der Frage, wie die Philosophie des dialektischen Materialismus der Naturwissenschaft wirklich helfen kann, die für ihn zum kardinalen Problem wurde, ließ ihm kaum noch Zeit zur Arbeit im experimentellen Bereich der physikalischen Chemie. Er machte die Politik zu seinem Beruf.

Anscheinend ist es darüber schon vorher zu Verstimmungen zwischen Heubner und Havemann gekommen, wie aus einem Brief vom 24.12.1947 hervorgeht, in dem Havemann u. a. schreibt, „da Sie der Ansicht sind, daß ich meine wissenschaftliche Fähigkeit brach liegen lasse". Er bedauerte, daß Heubners früher so freundliches Verhältnis zu ihm von allen möglichen Vorurteilen beschattet wurde, die er für unberechtigt hielt. Wahrscheinlich beruhten die Spannungen auf Differenzen im politischen Bereich, die andere Vorgänge innerhalb und außerhalb der Universität betrafen.

Einladung der Kaiser-Wilhelm-Gesellschaft zum Vortrag in Dahlem

Die Politik hat die wissenschaftliche Arbeit an der Universität in Berlin in den Nachkriegsjahren mit ihren Eingriffen durch eine neue Diktatur nicht verschont. Eine primäre Sorge bereitete uns zu diesem Zeitpunkt die Förderung unserer Aufgaben in Forschung und Lehre. Die größten Schwierigkeiten entstanden natürlich dadurch, daß uns in Dahlem wichtige moderne Geräte fehlten, die für die Reindarstellung von Proteinen und die Analyse der Aminosäurensequenzen unentbehrlich waren und mir in Holland zur Verfügung gestanden hatten. Immerhin war schon einiges dazugekommen im Vergleich zu dem, was uns unmittelbar nach dem Kriege gehörte, als die Berliner Pharmakologie auf ein zerstörtes Institut und den Inhalt eines Möbelwagens mit Besatzung reduziert war.

Die Wissenschaftler in Dahlem, die für die Durchführung der bewährten und international bekannten Kolloquien der Kaiser-Wilhelm-Gesellschaft verantwortlich waren, interessierten sich für unsere Arbeit und sandten mir eine Einladung zu einem Vortrag über unsere Erfahrungen mit der Hungerkrankheit unter besonderer Berücksichtigung der naturwissenschaftlich erfaßbaren Schädigungen im Proteinhaushalt des Organismus. Am 2.7.1948 hielt ich den Vortrag im Hörsaal des Kaiser-Wilhelm-Institutes für Physikalische Chemie vor einem Hörerkreis, der nicht nur aus Wissenschaftlern bestand und große Resonanz fand. Er wurde in der *Ärztlichen Wochenschrift* veröffentlicht, so daß ich mich hier auf die Wiedergabe einiger Ausführungen genereller Art beschränken kann, die den Widersinn des Verhaltens der Menschen in dieser Zeit demonstrieren. Über den Forschungsbericht hinaus war es ein Appell an die Sieger, die Menschlichkeit nicht zu vergessen. Für den Arzt bestand die sittliche Pflicht zum offenen Widerspruch.

Es besteht heute kein Zweifel darüber, daß wichtige therapeutische Fortschritte in diesem Jahrhundert erzielt worden sind, die das Schicksal kranker Menschen entscheidend verbessert haben. Das gilt besonders für die Chemotherapie, deren erste bedeutende Erfolge wir bekanntlich Paul Ehrlich verdanken. Die Malaria wurde durch die Entdeckung neuer weit

wirksamerer Substanzen erfolgreich bekämpft. Nach langen vergeblichen
Mühen gelang Domagk der Nachweis, daß Sulfonamide gegenüber bakteri-
ellen Infektionen wirksam waren, die sich bisher als überaus therapie-
resistent erwiesen hatten. Als große, unverantwortliche Vernachlässigung
medizinischer Forschung in Deutschland empfinden wir heute das Versagen
im Bereich der Antibiotika, die alle im Ausland entdeckt wurden, so daß uns
erst jetzt in der Nachkriegszeit importiertes Penicillin in bescheidenem
Umfang zur Verfügung stand.

Angesichts dieser beeindruckenden Erfolge muß nun um so erschüttern-
der die Tatsache wirken, daß drei Jahre nach Kriegsende im Herzen Euro-
pas zahlreiche Menschen an Krankheiten leiden, auf deren Entstehung der
Mensch einen großen Einfluß hat, deren Heilung von seinem Verhalten, von
seiner Moral abhängt. Ihre Ätiologie ist völlig klar. Es sind die durch andau-
ernden Entzug oder Vorenthaltung von Nahrungsmitteln hervorgerufene
Erkrankungen und deren Folgen.

Es ist allgemein bekannt, daß der ehemalige Völkerbund aufgrund sehr sorgfältiger Untersuchungen bestimmte Standardzahlen für die menschliche
Ernährung ermittelt hat, die ich in meinem Vortrag genannt habe. Nach drei-
jährigen Untersuchungen an Hungerödemkranken hatten wir keinen Anlaß,
an der Richtigkeit dieser Zahlen zu zweifeln.

Seit Jahren erhält die Bevölkerung in Deutschland unzureichende Mengen
an tierischem Eiweiß, das für die Erhaltung des Organismus, für Wachstum
und Fortpflanzung unentbehrlich ist. Das Nahrungseiweiß liefert die
eigentlichen Bausteine der Zellen, und schließlich sind auch die kolloidalen
Anteile der Enzyme spezifische Proteine ebenso die Immunglobuline.

Zu dem Eiweißmangel kam das Fehlen der wichtigsten Vitamine hinzu, so
daß Hungerschäden mit recht variablen Symptomen beobachtet wurden. Die
Störung von Enzymfunktionen in Leber und Verdauungstrakt führte zu
extremen Resorptionsausfällen, die nach unstillbaren, therapieresistenten
Durchfällen sehr schnell zum Tode führten. Über die klinischen Erscheinungen des Krankheitsbildes der Hungerkrankheit wurde von H. von Kreß
und H. Langecker schon 1946/47 eingehend berichtet. Die genaue Zahl der
Toten in Berlin, hauptsächlich alte Menschen, aber auch viele Kinder, die
überwiegend im Winter 1945/46 aber auch noch 1946/47 verhungerten, ist
nicht bekannt.

Daß Eiweißmangel allein zum Auftreten generalisierter Ödeme führen
kann, war schon durch Tierexperimente gesichert, die auch Auskunft über die
verschiedene biologische Wertigkeit der Nahrungsproteine gaben. Bei der
durch Eiweißmangel hervorgerufenen Ödembereitschaft wird die Wasser-

retention bei Verminderung des osmotischen Druckes des reduzierten Serumalbumins durch die Retention von Kochsalz extrem verstärkt.

Ich berichtete über die von uns gefundenen, z. T. extremen Störungen der Synthese der Serumeiweißkörper bei Hungerödemkranken und anhand der Arbeiten von R. Schönheimer über die Dynamik des Eiweißstoffwechsels, die in Fütterungsversuchen mit Aminosäuren verfolgt wurde, deren Struktur durch stabile Isotope markiert wurde. Mit solchen Untersuchungen hatte ich mich noch kurz vor meinem Weggang in Utrecht beschäftigt, die ich aber unter den hier vorliegenden Bedingungen natürlich nicht weiterführen konnte.

Die bei chronischen Hungerödemkranken festgestellten Strukturveränderungen der Serumproteine ließen sich in den meisten Fällen bei stationärer Behandlung mit tierischem Eiweiß beseitigen. Manche waren jedoch nicht heilbar und hinterließen Dauerschäden. Unter den Schwerkranken waren solche, deren Serumproteinwerte noch nicht einmal die Hälfte des Normalen erreichten. Bemerkenswert war noch die Beobachtung, daß sich die Serumproteinwerte durch Ernährung mit pflanzlichem Eiweiß normalisieren ließen, die Ödeme aber bestehen blieben.

Diese Befunde ließen erkennen, daß die bei den verschiedenen Formen der Hungerödeme, d. h. sowohl bei der frischen mit Hypoproteinämie als auch bei der chronischen mit z. T. normalen Serumeiweißwerten auftretenden Folgen auf eine nachhaltige Störung im Stoffwechsel der Gewebe zurückgeführt werden müssen. So wurde auch verständlich, daß relativ frische Fälle mit niedrigen Serumproteinwerten leichter zu beeinflussen waren als chronische Erkrankungen, bei denen die Dauer der Mangelernährung oder wiederholt aufgetretene Hypoproteinämien zu einer tiefgreifenden Enzymschädigung führten, deren Folge eine kontinuierlich fehlgeleitete Proteinsynthese war. Dabei entstand ein neues Krankheitsbild. Die festgestellten Störungen in der Wirkung und Verträglichkeit der Pharmaka beruhten sehr wahrscheinlich auf Veränderungen im Bereich spezifischer Rezeptoren und der Arzneimittelkinetik, insbesondere des Arzneimittelmetabolismus.

Der Vortrag richtete sich an die Gesundheitsbehörden und die Öffentlichkeit und fand auch Gehör. Grundlagenforschung wurde allerdings in dieser Zeit als Luxus angesehen, für deren Unterstützung es weder die notwendige Einsicht noch Geld gab.

Was sollte mit diesem durch die Siegermächte verordneten Hungern erreicht werden? Sollte es Bestrafung sein für die Missetaten Hitlers, Vergeltung, die überwiegend die Alten, die Schwachen, die Kranken und Hilflosen traf? Das war sicher nicht der richtige Weg zu einer „reeducation", wie sie den Amerikanern vorschwebte. Schon nach dem ersten Weltkrieg sollen in Deutschland mehrere hunderttausend Menschen verhungert sein. Das zerstörte den Frieden, wie die Geschichte gezeigt hat.

Mangel an Menschlichkeit, die Mißachtung der Ehrfurcht vor dem Leben hat Albert Schweitzer schon nach dem ersten Weltkrieg in dem Vorwort zu seinem 1923 erschienenen Buch *Kultur und Ethik* zu einer äußerst pessimistischen Weltbetrachtung veranlaßt:

Weder die Welt und Lebensbejahung noch die Ethik ist aus dem, was unsere Erkenntnis über die Welt aussagt, zu begründen. In der Welt ist für uns nichts von einer sinnvollen Evolution, in der unser Wirken eine Bedeutung bekommt, zu entdecken. ...Eine trostlose Entkräftung, Entwertung und Entsittlichung des Rechtsbewußtseins ist eingetreten. Menschen gar, die in die Macht eines fremden Volkes geraten, sind vogelfrei. Man achtet weder ihr natürliches Anrecht auf Heimat, noch auf Freiheit, noch auf Wohnung, noch auf Besitz, noch auf Erwerb, noch auf Nahrung. So ist bei uns der Glaube an Recht vollständig verwüstet.

Sechzehn Jahre später hatte Hitler den zweiten Weltkrieg begonnen. Daß Albert Schweitzer nicht gehört wurde, ist der Welt damit deutlich gemacht worden. Die Siegermächte waren wohl zunächst der Meinung, daß die Deutschen den Anspruch auf Behandlung nach dem Völker- und Menschenrecht verwirkt hatten.

Das änderte sich, nachdem die amerikanische Regierung erkannt hatte, daß die europäischen Länder und auch Deutschland große zusätzliche Mittel für den Wiederaufbau benötigten, um einer wirtschaftlichen, sozialen und politischen Verelendung zu entgehen. Am 5. Juni 1947 verkündete der Außenminister der USA, George Marshall, in einer Rede in der Harvard University ein Aufbauprogramm für Europa, das unter seinem Namen als Marshall-Plan revolutionäre Bedeutung bekam. Sie enthält als entscheidenden Satz seiner Verantwortungsethik das Bekenntnis:

Es ist doch logisch, daß die Vereinigten Staaten alles mögliche tun sollten, um die Wiederkehr normaler, gesunder wirtschaftlicher Verhältnisse in der Welt herbeizuführen, ohne welche eine politische Stabilität und ein gesicherter Friede nicht bestehen können. Unsere Politik ist nicht gegen irgendein Land oder eine Doktrin, sondern gegen Hunger, Armut, Verzweiflung und Chaos gerichtet. ...

In der Gesinnung der Ehrfurcht vor dem Leben liegt ein elementarer Begriff der Verantwortung beschlossen. (Albert Schweitzer)

„Das Fundament des Rechts ist Humanität" entschied Albert Schweitzer schon im Jahre 1923.

Daß die Unterstützung durch den Marshall-Plan nicht allen Ländern zuteil werden konnte, lag an den inzwischen immer deutlicher werdenden Spannungen zwischen den USA und der Sowjetunion. Vorboten des kalten Krieges wurden erkennbar. Da die Sowjets ständig befürchteten, von den Kapitalisten vereinnahmt zu werden, durften auch die Satellitenstaaten und damit selbst der von der sowjetischen Militäradministration besetzte Teil Deutschlands einschließlich Ost-Berlins keine Unterstützung annehmen. Das traf leider auch unsere Universität.

Widerstand der Studenten
gegen die politische Intoleranz

Unruhe ging von den Studenten aus, nicht weil sie mit den Studiengängen oder dem Inhalt der Vorlesungen in den klassischen Disziplinen unzufrieden waren. Sie störte die Politik der Zentralverwaltung für Volksbildung der Sowjetzone, unter deren Kontrolle die Universität geraten war und nicht mehr herauskam. Der Widerstand richtete sich mit Macht gegen die Forderung, eine neue „demokratische Intelligenz" heranzubilden, über deren einseitige politische Ausrichtung bald kein Zweifel mehr bestand. Das zeigte sich nicht nur bei der Einführung sog. Pflichtvorlesungen, sondern schwerwiegender noch bei den Vorschriften, denen die Auswahl der Studenten bei der Zulassung unterliegen sollte. Damit waren die wesentlichen Streitpunkte geschaffen, die Studentenschaft und die Zentralverwaltung für Volksbildung beschäftigten und schließlich vollständig entzweien sollten.

Diese Vorlesungen wurden zunächst als eine Art von Staatsbürgerkunde unter unauffälligen Titeln wie „Einführung in das politische und soziale Verständnis der Gegenwart" angekündigt, aber durchweg von Mitgliedern der SED (KPD) bzw. den auf Moskauer Parteihochschulen ausgebildeten Rednern gehalten. Das wissenschaftliche Niveau war mäßig. Das empfand wohl auch Robert Havemann, der sich einschaltete und bald von den Studenten als einer der Hauptverantwortlichen für diese Art von Zwangsveranstaltungen angesehen wurde, was er nach meiner Kenntnis seiner Tätigkeit sicher nicht war. Er glaubte an die Kraft der Überzeugung aufgrund seiner schrecklichen Erfahrungen und hoffte die deutsche Jugend durch umfassende politische Information vor ähnlichen Entwicklungen wie 1933 bewahren zu können.

Zuerst waren die Studenten durchaus daran interessiert, die so lange diskriminierte marxistische Philosophie anzuhören, doch ließ der Besuch der Vorlesungen bald nach. Eintönigkeit und mangelnde Überzeugungskraft der Redner trugen dazu bei. In steigendem Maße wurden nun Druckmittel angewandt. So bekamen die Vorlesungen Zwangscharakter , der nach Aussagen von Robert Havemann primär nicht beabsichtigt war. Er war enttäuscht, weil er glaubte, die Heranbildung einer neuen demokratischen Intelligenz in seinem Sinne durch eingehende Belehrung in Philosophie und Naturwissenschaft erreichen zu können. Das wurde für ihn zu einer Art von Glaubensbekenntnis. Ich zitiere, was er dazu gesagt und geschrieben hat:

Die Klassiker des dialektischen Materialismus haben immer wieder betont, daß das Hauptproblem für die Naturwissenschaften wie für alle Wissenschaften darin besteht, von dem mechanischen, metaphysischen Denken hinweg zu einem mehr und mehr dialektischen Denken zu gelangen. Dafür ist es sehr nützlich, sich mit der Philosophie zu beschäftigen, mit der Geschichte der Philosophie, mit aller Philosophie der Vergangenheit, mit idealistischer Philosophie und materialistischer Philosophie, mit nichtdialektischer Philosophie und dialektischer Philosophie, mit den Vorsokratikern, mit Laotse und mit Hegel, mit Spinoza und Kant und mit Marx und besonders mit Engels! Profunde philosophische Kenntnisse sollten zur Allgemeinbildung unserer führenden Naturwissenschaftler gehören.

Zuviel auf einmal. Es war wohl nur das Inhaltsverzeichnis einer Absichtserklärung. In Gesprächen und seinen Vorlesungen wiederholte er das Thema: „Nur von der empirischen Wissenschaft her kann man zur Dialektik kommen, die in den Dingen selbst steckt und die in der Theorie widergespiegelt werden kann". Nie hat er sich die Frage vorgelegt, ob die Vorbildung der jungen Studenten dazu ausreichte, seinen oft umständlichen und sprunghaften Gedankengängen, etwa über die Unterschiede in den Thesen der Dialektik von Hegel und denen seines Schülers Marx, zu folgen. Er ignorierte völlig, daß diese Generation von Studenten, gerade dem Krieg entronnen, ihr Studium möglichst schnell beenden wollte und kein Interesse an einer Verlängerung dieser Situation hatte. Sie bemerkten auch sehr schnell die einseitige politische Ausrichtung und entschlossen sich zum Widerstand. Das war verständlich, denn in diesen Vorlesungen wurde gelehrt, daß der entscheidende Fortschritt zur Freiheit erst getan wird, wenn die arbeitende Bevölkerung die Lehren von Marx, Engels und Lenin verstanden hat, um die Gesetze der gesellschaftlichen Entwicklung ähnlich wie die Naturgesetze erkennen und verarbeiten zu können – entsprechend dem Zitat von Marx in der Fassung der Feuerbachthese von Friedrich Engels, die das Foyer der Humboldt-Universität ziert: „Die Philosophen haben die Welt verschieden interpretiert, es kommt aber darauf an, sie zu verändern". Sie unterscheidet sich von der ursprünglichen Marxschen Formulierung nur durch das Wort „aber". Darüber ist es zwischen den Vertretern der „reinen Lehre" und den „progressiven" Leninisten innerhalb und außerhalb der Universität zu erheblichen Auseinandersetzungen gekommen. Die zerfallene, orientierungslos gewordene Gesellschaft sollte eine neue Ordnung erhalten.

Havemann hat vor den Studenten nie bestritten, daß er das Heil gegenüber einem neuen Faschismus nur in der marxistisch-leninistischen Lehre sah.

Von einem Intellektuellen, der für diese Ideen sein Leben eingesetzt hatte, war auch nichts anderes zuerwarten. Dennoch scheint ihn das Verhalten der Studenten aus dem Gleichgewicht seiner sonstigen Gelassenheit gebracht zu haben. Gedanken, die ihn in dieser Zeit bewegten, hat er später zu Papier gebracht. Er schreibt in seinem Buch *Fragen Antworten Fragen*:

In diesen ersten Jahren nach dem Krieg, in diesem politisch und moralisch verrotteten Deutschland, wo der Kampf um die nackte Existenz selbst die leiseste Stimme des Gewissens und gar eines politischen Gewissens, sofern das überhaupt vorhanden war, zum Schweigen gebracht hatte, in diesem ehedem zentralistischen, militärisch besetzten, hungernden Land war Demokratie nicht nur eine lächerliche Illusion, sie war einfach unange-bracht. Was hätte schon herauskommen können, wenn diese Leute das Recht gehabt hätten, frei für sich selbst zu entscheiden. Nein, sie mußten geleitet werden, ohne gefragt zu werden, von klugen, fortschrittlichen und selbst-losen Leuten. Erfüllt von unserem Sendungsbewußtsein hielten wir uns für die einzigen historisch Berufenen. Wir wurden zu Stalinisten, ohne es über-haupt zu merken.

„Freiheit? Ein schönes Wort, wers recht verstände. Was wollen sie für Freiheit? Was ist der Freiesten Recht?" Das fragt nicht ein Kämpfer für die Freiheit, das fragt ein Gegner dieses Menschenrechts in Goethes *Egmont* und fügt gleich hinzu: „Nein! Nein! sie glauben sich nicht frei, wenn sie sich nicht selbst und anderen schaden können. Weit besser ist's, sie einzuengen, daß man sie wie Kinder halten, wie Kinder zu ihrem Besten leiten kann." Wie sich die Worte der Akteure gleichen, auch wenn Jahrhunderte dazwischen liegen und der Anlaß grundverschieden war. So durfte Havemann sich nicht darüber wun-dern, daß er bei den Studenten in dieser stalinistischen Phase seines politi-schen Glaubensbekenntnisses keine Anerkennung fand. Die Auseinanderset-zungen steigerten sich. Der Widerstand gegen die stalinistische Machtpolitik nahm zu.

„Ja, ich hatte Unrecht" war der Titel eines späteren Aufsatzes von Have-mann in der Wochenschrift *Die Zeit* (1965) zu der Phase des Stalinismus-Antistalinismus. Die Anpassung der Gedanken an die Tatsachen und der Gedanken aneinander, diese Grundforderung des bedeutenden Naturfor-schers und Empiriokritizisten Ernst Mach zu erfüllen, den Havemann oft zitierte und hoch verehrte, fällt den Menschen schwer. Aber wenn wir Have-mann in unseren Diskussionen auf diese Diskrepanz in seinen Vorstellungen anredeten, pflegte er in Analogie zu Hegels Ausspruch zu antworten: „Um so schlimmer für die Tatsachen". Der Nebel der Thesen und Antithesen im marxistisch-stalinistischen Gefüge hat ihn auch weiterhin begleitet. Die später entstandene DDR hielt er immer für den besseren deutschen Staat.

Er war unbelehrbar. Es liegt eine gewisse Tragik über dem Leben dieses überzeugten und gläubigen Marxisten, der sein Leben für seine Vorstellungen von einem humanen Sozialismus und demokratischer Freiheit riskierte, später aber von seinen eigenen Genossen für seine Vorlesungen „Dialektik ohne Dogma" mit dem Verlust seiner Professur an der Humboldt-Universität, der Mitgliedschaft in der Akademie der Wissenschaften, dem Ausschluß aus der SED und der Einschränkung seiner persönlichen Freiheit bestraft wurde. Wir hatten den Kontakt zu ihm schon vorher völlig verloren. Auch die Beziehungen zu seinem alten Freund Fritz von Bergmann, dem er soviel zu verdanken hatte, waren erloschen.

Die amerikanische Militäradministration entließ ihn schon im Januar 1948 als Leiter der Kaiser-Wilhelm-Institute in Dahlem, angeblich wegen Verletzung des Kontrollratsgesetzes Nr. 25, das zur Kontrolle der Forschung in Deutschland eingerichtet war. Seine Abteilung im Kaiser-Wilhelm-Institut für Physikalische Chemie behielt er noch bis 1950. Dann beendete er seine Tätigkeit in Dahlem und nahm etwas später einen Ruf auf den Lehrstuhl für Physikalische Chemie an der inzwischen nach Humboldt benannten Berliner Universität an.

Empörung über die Zulassungsverfahren zur Universität

Der zweite, weitaus erheblichere Anlaß zum Widerstand der Studenten gegen die beherrschende Zentralverwaltung für Volksbildung waren die undurchsichtigen Bestimmungen für die Zulassung zum Studium. Der ungeheure Andrang, der nach dem Krieg an allen deutschen Universitäten herrschte, zwang dazu, eine Auswahl zu treffen. Diese lieferte in Berlin den Vorwand, zunächst unmerklich, dann in steigendem Ausmaß eine Siebung der Studienbewerber nach politischen Gesichtspunkten durchzuführen. Die politischen Beschränkungen wichen weitgehend von den in Westdeutschland auferlegten ab und waren so einschneidend, daß auch politisch unbelastete Bewerber, deren Eltern „angesehene aktive Mitglieder der NSDAP oder deren Gliederungen waren", nicht zugelassen werden durften, „wenn sie infolge ihrer faschistischen Erziehung eine Gefahr für die demokratische Gesinnung und Haltung der Studentenschaft bilden". Eine typische Sippenhaftung. Hinter dieser extremen Faschismusbekämpfung, wie sie genannt wurde, steckte eine eindeutige Absicht. In den leitenden Gremien der Universität wachte ein „Parteiaktiv" der SED über die Einhaltung dieser Bestimmungen. Spitzel gehörten zum Herrschaftsmechanismus dieses Systems. Der Weg von der marxistischen Philosophie zum stalinistischen Dogma war vorgezeichnet.

Genehmigung konnte erteilt werden, wenn die Studienbewerber dokumentarisch belegten, daß sie während des Krieges oder auch nachher gegen den Faschismus gekämpft hatten oder, das galt für die Jahrgänge, die nach 1920 geboren waren, „wenn der Zulassungsausschuß einstimmig zu der Auffassung kommt, daß eine Gewähr für ihre antifaschistische Entwicklung und Einstellung vorliegt". Das wurde natürlich immer bestätigt, wenn der Kandidat inzwischen in die KPD bzw. SED eingetreten war. Bei den Wahlen zum Studentenrat 1946 fiel die SED eindeutig durch. Die Studenten, zu denen auch Helmut Kewitz und Gerhard Petermann als Vertreter der Mediziner gehörten, fühlten sich durch solche Zwänge nicht eingeschüchtert und riefen zum Widerstand auf. Die Vorgänge bei den Zulassungsprüfungen lieferten reichlich Konfliktstoff. Ungerechtigkeiten, Versuche zur Demoralisierung der Studentenschaft, Begünstigung durch Beitritt zu politischen Organisationen, Unterzeichnung von Ergebenheitsadressen an politische Potentaten, all dies wurde bekämpft. Das Ziel war, die Entscheidung über Zulassungsbedingungen und Methoden aus den Händen der Sowjets in die Hoheit der Universität zu bringen. Dies hat die Studentenschaft mit großem Mut und Tatkraft auf sich genommen, zu ihrem Bedauern von den Professoren leider nur im Stillen unterstützt. Es mag sein, daß sie zu wenig Einblick in das sich mehrende Unrecht hatten, vielleicht auch von den Behörden falsch informiert oder sogar getäuscht wurden.

Prof. Lohmann war amtsmüde und wollte das Dekanat abgeben. Heubner hatte wohl inzwischen Amtshilfe geleistet, war aber gesundheitlich nicht in guter Verfassung und lehnte daher die Weiterführung der Geschäfte eines Dekans zu dieser Zeit ab. Er teilte dies auch dem Rektor mit, der sich nun an den Vizepräsidenten Brugsch wandte und um Unterstützung bat. Daraus entstand zwischen Heubner und Brugsch eine Kontroverse, wie ein Briefwechsel aus der Zeit zwischen 5.8. und 12.8.1946 erkennen läßt. Der Anlaß zu dieser Auseinandersetzung war die von Brugsch verfügte Bestellung von Frau Else Knake zum kommissarischen Dekan, was Heubner in einem Brief vom 8.8.1946 mit der Bemerkung monierte: „Es wundert mich außerordentlich, daß Sie als alter Akademiker es für richtig gefunden haben, von Ihrer Stelle im Ministerium aus das Amt des Dekans zu besetzen, ohne der Fakultät auch nur eine Gelegenheit zur Äußerung zu geben, geschweige denn eine vorschriftsmäßige Wahl vorzunehmen." Brugsch antwortete sofort. Einige Sätze aus seinem Brief kennzeichnen die Spannung, die eingetreten war:

Der Rektor hat nach Rücksprache mit mir Fräulein Knake eingesetzt. Damit hat sie die Vertretung eines kommissarischen Dekanates übernommen. Sie dürfte zudem die einzige sein, die augenblicklich den schweren Anforderungen genügt, die an den Dekan gestellt werden, der täglich mit den Prüfungen beschäftigt ist. Es ist gerade in heutiger Zeit so außerordentlich leicht, eine Kritik zu üben, aber die Herren, die wirklich gewillt sind mitzuhelfen, können Sie mit der Laterne suchen. Sich Ihnen vorzustellen, dazu hatte

Fräulein Knake wirklich keine Veranlassung. Das Vertretungsamt, das sie jetzt hat übernehmen müssen, ist dornenvoll; noch dornenvoller, wenn die Herren Akademiker, pochend auf ihre Rechte, Stacheln zeigen.

Frau Knake trat ihr Amt im Wintersemester 1946/47 an. Brugsch hatte bald Grund, sich darüber zu wundern, daß Frau Knake nicht die geringste Absicht hatte, sich nach seinen Vorstellungen zu richten. Sie gehörte seit 1941 als Dozentin für experimentelle Pathologie dem Lehrkörper der Friedrich-Wilhelms-Universität an und war nun als außerordentliche Professorin am Kaiser-Wilhelm-Institut für Biochemie in Dahlem Abteilungsleiterin für Gewebezüchtung. Sie war fest entschlossen, gegen die genannten undurchsichtigen Methoden vorzugehen, um den zu Unrecht benachteiligten Studenten helfen zu können. Es kam hinzu, daß die Sowjets zu dieser Zeit willkürliche Verhaftungen von opponierenden Vertretern der Studentenschaft vornahmen. Im März wurde Wrazidlo, der schon früher genannte Mediziner im Studentenrat, wegen „geheimer faschistischer Tätigkeit", so hieß die fadenscheinige Begründung, verhaftet und in nicht öffentlichem Gerichtsverfahren zu jahrzehntelanger Zuchthausstrafe verurteilt, aus der er erst im Jahre 1957 freikam. Weitere Verhaftungen und Verurteilungen von Studenten und auch einer Studentin folgten. Alle Prozesse dienten ausschließlich der Einschüchterung der politischen Opposition. Frau Knake, die mit ihrer Abteilung in unserer Nähe residierte und auch ein Labor in unserem Tierstall unterhielt, hat uns erstmalig über manche Einzelheit unerfreulicher Vorgänge unterrichtet, die sich im Bereich der Zulassungsprüfungen abspielten und nach ihren Recherchen ganz überwiegend durch fachlich inkompetente und politisch indoktrinierte Personen auf höheren Befehl verursacht wurden. Es waren auch Studenten als Prüfer tätig, die nach Feststellung von Frau Knake fast alle Mitglieder der SED waren und nicht vom Studentenrat für diese Aufgabe bestimmt waren. Eine eindeutige Bevorzugung von Schülern der sog. Vorstudienanstalt, die später unter dem Namen Arbeiter- und Bauernfakultät zeichnete, ließ sich nachweisen, ebenso eine Benachteiligung und Zurückstellung der Kinder von Akademikern bei der Auswahl zum Studium.

Frau Knake gelang es, in Karlshorst bei der sowjetischen Militäradministration vorgelassen zu werden. Sie hatte allerdings bei ihren Bemühungen um eine Änderung der Zulassungsbedingungen bei den Politoffizieren, zu denen neben dem schon früher genannten Prof. Solotuchin (im Range eines Generalleutnants der Sowjetarmee) auch eine Frau Dr. Gordon gehörte, keinen Erfolg. Aus den Schilderungen von Frau Knake ließ sich entnehmen, daß sie eine entschlossenere Unterstützung durch die Fakultät vermißt hat. Leider bestand zwischen Heubner und Frau Knake aufgrund früherer wissenschaftlicher Differenzen, die sich noch an der Friedrich-Wilhelms-Universität abgespielt hatten, ein gespanntes Verhältnis.

Zur gleichen Zeit – im Februar 1947 – verschärften sich die Auseinandersetzungen zwischen den oppositionellen Studenten und der Zentralverwaltung. Am Tag der Wahl zum Studentenrat veröffentlichte die Berliner Zeitung *Der Tagesspiegel* ein Interview mit Frau Knake zu den Problemen der Universität, in dem sie das Recht der Studenten zur kritischen Diskussion über die Maßnahmen der Zentralverwaltung betonte, ohne die Weisungsbefugnis des amtierenden Rektors in Frage stellen zu wollen. Der Rektor, Prof. Stroux, sah in dem Interview eine Provokation, leitete ein Disziplinarverfahren gegen Frau Knake ein und entließ sie als Dekanin der Medizinischen Fakultät – eine höchst ungewöhnliche Maßnahme, die eine Fakultät in normalen Zeiten nicht hingenommen hätte. Frau Knake zog sich in ihre Laboratorien nach Dahlem zurück. Sie nahm aber nach wie vor lebhaften Anteil an den politischen Vorgängen in der Berliner Universität und lud die in der Opposition zu den damaligen Machthabern stehenden Studenten in ihre Dienstwohnung nach Dahlem zu Diskussionen ein, wie ich von Helmut Kewitz erfuhr, der zu dieser Zeit als cand. med. dem Studentenrat der Medizinischen Fakultät angehörte.

Obwohl sich die Spannungen zwischen den Studenten und der Universitätsverwaltung steigerten, schien eine Änderung der Situation durch Widerstand noch erreichbar zu sein. Das erwies sich bald als Illusion.

Heubner übernahm das Dekanat nach seiner Wahl durch die Fakultät. Er wurde im Amt durch den Rektor und die Zentralverwaltung für Volksbildung bestätigt. Offenbar hat ihm Brugsch nichts nachgetragen. Ob er die inzwischen entstandene Situation richtig einschätzte, schien mir zweifelhaft. Er hielt es für eine selbstverständliche Pflicht, dieses Amt zu übernehmen. Aufgrund seines bis dahin ungestörten Verhältnisses zum Leiter der Zentralverwaltung für Volksbildung, Paul Wandel, hoffte er wohl, Konzessionen von dieser Seite erreichen zu können. Aber auch er kam nicht daran vorbei, sich mit der Arbeit der Zulassungskommission zu befassen. Das Mißtrauen der Studenten gegenüber allen Einrichtungen, die zur „sozialistischen Umerziehung" an der Universität beitragen sollten, entlud sich gegen die opportunistische Mitwirkung deutscher Trabanten in einer Reaktion geschlossener Empörung. Es erschienen scharfe Angriffe in der von den Studenten Otto Heß und Otto Stolz herausgegebenen Zeitschrift *Colloquium*, die in amerikanischer Lizenz herausgegeben wurde und sich daher offene Worte leisten konnte.

Obwohl der Rektor bei seiner Eröffnungsrede von der Freiheit des Zuganges zu der neuen „Volksuniversität" für alle Begabten gesprochen hatte, wurde bald klar, daß davon keine Rede sein konnte. Es zeichnete sich der Verdacht ab, daß Kinder von Akademikern bei der Zulassung benachteiligt würden. Heubner hielt dies für unbewiesene Gerüchte und war der Meinung, daß wir selbst zur Klärung des Sachverhaltes an solchen Prüfungen teilnehmen müßten, was er auch erreichte. An einer dieser Prüfungen habe ich als Vorsitzender einer Kommission teilgenommen. Bei den Kandidaten handelte es sich um junge Leute, die gerade ihr Abitur auf einer der höheren Schulen, meistens Gymnasien, abgelegt hatten. Unsere Fragen hatten rein sachlichen Inhalt, betrafen das Wissen über deutsche klassische Literatur, die Kenntnisse in Mathematik, Fremdsprachen und den naturwissenschaftlichen Fächern, ihre Vorstellungen von ihrem künftigen Beruf und eine Beurteilung ihrer Persönlichkeit, soweit das in der kurzen zur Verfügung stehenden Zeit möglich war. Politische Fragen wurden nicht gestellt. Die Prüfungen verteilten sich auf mehrere Sitzungen. Wir bemühten uns redlich, die besten Kandidaten auszusuchen. Aufgrund des Vergleiches der Listen der von uns Ausgewählten und der tatsächlich Zugelassenen konnte Heubner feststellen, daß zahlreiche Kinder von Ärzten, Juristen, Pfarrern, Lehrern insgesamt etwa 60, durch parteigebundene Studienbewerber aus der sog. „Arbeiter- und Bauernfakultät" ersetzt worden waren. Über ähnliche Willkürhandlungen und Rechtsbrüche durch die zuständige Behörde berichteten auch H. Kewitz und G. Petermann als Mitglieder des Studentenrates. Da dies nicht rückgängig gemacht wurde und sich in analoger Weise wiederholte, trat Heubner als Dekan im November 1947 mit der Erklärung zurück, daß er die üble Rolle einseitiger politischer Kriterien im Zulassungsverfahren von Medizinstudenten nicht hinnehmen könne. Auch in einer Senatssitzung der Universität soll es unter den Professoren allgemeine Empörung über die vom Prorektor mitgeteilten Fälschungen bei der Zulassung von Studienbewerbern gegeben haben, wie Heubner mitteilte. Neben den Prüfungskommissionen existierten offensichtlich noch getarnte Zulassungskommissionen, die Zulassungsentscheidungen fällten und von bewährten Kommunisten beherrscht wurden.

Die Sowjets ließen nicht davon ab, den besiegten Deutschen eine politische Universität aufzuzwingen, die von der Mehrheit der Studenten und der Professoren abgelehnt wurde. Die Studenten waren am stärksten betroffen und leisteten auch den größten Widerstand. Die etablierten Professoren hielten sich auffallend zurück. Paul Wandel, Präsident der Zentralverwaltung für Volksbildung, wirkte besänftigend. Unser hochgeschätzter Kollege Ludwig Lendle, damals Direktor des Pharmakologischen Institutes der Universität Leipzig, der in schärfster Opposition zu den sozialistischen Potentaten stand, pflegte darüber spöttisch zu lästern: „Der Wandel hat in Moskau auf der Kaderschule erfolgreich Schulungskurse zur Behandlung deutscher Professoren absolviert". Einen Dauererfolg konnte Wandel nicht erzielen. Die Studenten ließen sich überhaupt nicht beeindrucken.

Die Relegation der Studenten Heß, Schwarz und Stolz

Erste Vorbereitungen zur Gründung einer neuen Universität

Bei den Wahlen zum Studentenrat im Dezember 1947 erlitten die SED-Ange-
hörigen erneut eine eindeutige Niederlage. Von den 30 Sitzen erhielten sie
nur 3, 20 gingen an nicht parteigebundene Studenten. Die studentische Zeitschrift *Colloquium* übte unter der Leitung von Otto Heß (SPD) und Otto
Stolz, beide übrigens Verfolgte des NS-Regimes, permanente Kritik an Maßnahmen der Universitätsbehörden, die zu einer fortschreitenden Einschränkung der akademischen Freiheit führten. Anläßlich des Wechsels im Rektorat, – der Altphilologe Prof. Stroux übergab das Amt an den Arbeitsrechtler
Prof. Dersch - ,der anscheinend sehr formlos verlief, veröffentlichte das *Colloquium* eine respektlose satirische Darstellung, die mit giftigen Bemerkungen und Angriffen gegen die Rektoren durchsetzt war. Im April 1948 lieferte
die Zeitschrift weitere schonungslose Attacken gegen die SED sowie gegen
Grotewohl und Pieck. Am 17.4.1948 ließ Wandel bekanntgeben, daß drei Studenten das Recht, an der Universität zu studieren, mit sofortiger Wirkung
entzogen sei. Gemeint waren die verantwortlichen Herausgeber des *Colloquium*, Otto Heß, Joachim Schwarz und sein Hauptkommentator Otto Stolz.
Sie erhielten die gleichlautende Mitteilung des Rektors Dersch, daß die Zentralverwaltung „ihr Einverständnis zu ihrer Zulassung zum Studium an der
Universität Berlin im Hinblick auf die in ihrer publizistischen Tätigkeit
liegende Verletzung von Anstand und Würde eines Studierenden hiermit
widerrufe", was einer Relegation gleichkam. Es mag sein, daß sich Otto Stolz
im Ton vergriffen hatte. Im Vergleich zu den Vorgängen, die sich die Studenten der 68er Bewegung später geleistet haben,konnte dies als harmlos
bezeichnet werden. Nur erforderte die Opposition und Kritik 1948 unter der
sowjetischen Besatzungsmacht sehr viel mehr Mut. Schon vorher hatte mancher oppositionell eingestellte Student einen ähnlichen Brief erhalten und
Berlin verlassen, um einer Verhaftung zu entgehen. Heß, Stolz und Schwarz
haben das nicht getan. Sie waren bekannte Mitarbeiter der Berliner Tageszei-
tungen und gaben den Text ihrer Entlassungen öffentlich bekannt. Gerhard
Löwenthal berichtete darüber ausführlich im Rias Berlin. Die Entlassungen
erregten weitreichendes Aufsehen. Der neue Vorsitzende des Studentenrates
sprach dem Präsidenten Wandel und dem Rektor Dersch das Recht ab, die

drei Studenten ohne Anhörung in einem ordentlichen Rechtsverfahrens zu relegieren. Der Rektor wies diese Vorwürfe zurück mit der Begründung, die Studenten hätten Recht und Ordnung verletzt. Versuche einiger Professoren, den Rektor zu bewegen, die Vorfälle durch ein Disziplinargericht prüfen zu lassen, blieben zunächst ohne Erfolg. In dem Zustand allgemeiner Erregung, der damals an der Universität herrschte, hätte dies wohl auch nichts gebracht.

Der Studentenrat reagierte zunächst maßvoll. Eine Resolution der Studenten gegen die willkürlichen Entlassungen, verfaßt von dem Jurastudenten Ernst Benda, dem späteren Präsidenten des Bundesverfassungsgerichtes, appellierte an die Zentralverwaltung, die Entscheidung zu widerrufen. Der Studentenrat forderte eine rechtliche Prüfung in einem Disziplinarverfahren. Wandel ließ sich nicht beeinflussen. Er erklärte, daß die deutsche Verwaltung für Volksbildung der Ansicht sei, grundsätzlich beim Vorliegen von „gewissen eindeutigen Tatbeständen" ohne Hinzuziehung des Disziplinarausschusses gegen die Täter vorgehen zu können. Zwar sollte im Regelfalle der Disziplinarausschuß in Tätigkeit treten, jedoch behielt sich der Präsident auf jeden Fall seine Zuständigkeit vor. Die Relegation der drei Studenten wurde nicht rückgängig gemacht. Die Unruhe wuchs. Am 23.4.1948 kam es zu einer Protestversammlung im Hotel Esplanade, an der eine sehr große Zahl von Studenten teilnahm. Es war zweifellos eine Massenkundgebung, die in der Öffentlichkeit durch die Anwesenheit von Pressevertretern große, weitreichende Resonanz fand. Hier forderte Otto Stolz erneut die Unterstellung der Universität unter die Kontrolle des Berliner Magistrats, andernfalls müßte in Berlin eine neue, freie Universität geschaffen werden. Allmählich reifte die Entschlußfähigkeit hierzu auch bei den Amerikanern und den Briten, was dem Berliner Magistrat mehr Mut machte, der aus naheliegenden Gründen zunächst sehr vorsichtig operiert hatte.

Unter Hinweis auf die Rechtsunsicherheit, die hier geschaffen wurde, wandten sich die Studenten durch den Sprecher des Studentenrates an die Medizinische Fakultät mit der Bitte um Rat:

Wie immer in der Geschichte der deutschen Hochschulen, wenn es sich um schwierige und umstrittene Angelegenheiten handelte, blickt die Studentenschaft auch jetzt auf ihre Professoren und erwartet von ihnen eine Stellungnahme.

Wenn wir uns bislang noch nicht mit einer solchen Bitte an Sie gewandt haben, dann nicht, weil uns Ihre Meinung etwa gleichgültig wäre, sondern weil wir Ihren, von uns erhofften Erklärungen nicht zuvorkommen wollten. Da uns jedoch für die jetzt zu fassenden Beschlüsse, die u. U. die künftige Entwicklung des akademischen Lebens an der Universität Berlin weitgehendst beeinflussen könnte, Ihre Ansicht und Ihr Rat sehr wertvoll wäre, dürfen wir Sie ganz ergebenst bitten, uns mitzuteilen, ob Ihr bisheriges Schweigen in dieser Angelegenheit Ihre Zustimmung zu den Maßnahmen und zu dem Standpunkt der deutschen Verwaltung für Volksbildung bedeutet, oder ob Sie einen Standpunkt einnehmen, der mit dem unseren identisch oder ihm genähert ist.

Heubner entschloß sich zu einem Besuch bei dem Präsidenten Wandel, um in einer persönlichen Aussprache die Sache der Studenten im Interesse der Universität zu vertreten in der Hoffnung, weiteren Schaden abwehren zu können. Diese Unterredung fand am 30.4.1948 statt. (Dies bestätigt ein Brief von Wandel an Heubner vom 3.5.1948, der den Briefkopf „Deutsche Verwaltung für Volksbildung in der Sowjetischen Besatzungszone" trägt, die nach geltenden alliierten Vereinbarungen für Berlin nicht zuständig war, was von den Westalliierten jeweils mit Protest zum Ausdruck gebracht wurde, dem der Erfolg stets versagt blieb.) Der im sowjetischen Exil unter Stalin in der Kunst des Umganges mit dem politischen Gegner dialektisch geschulte Präsident reagierte auf die Aussprache mit einem Brief an Heubner vom 3.5.1948:

Sehr geehrter Herr Professor!
Ich stehe noch unter dem Eindruck der herzlichen und aufrichtigen Aussprache, die wir gemeinsam am Freitag, dem 30. April, in der Angelegenheit der Universität führten, besonders darum, weil Ihr Verhalten mit aller Deutlichkeit zeigte, daß Sie sich in dieser für die Universität schweren Stunde so entschieden um ihre Interessen bemühen.

Im Sinne dieser Aussprache übergebe ich dem Senat der Universität ausführliches Material über die Gründe und den Verlauf der ganzen Angelegenheit zur Information der Universität und zur sonstigen geeignet erscheinenden Auswertung. Ich wäre Ihnen, sehr geehrter Herr Professor, verbunden, wenn Sie die Studierenden mit Ihrer Autorität auf den Ernst der Sache hinweisen und dazu beitragen würden, daß einzelne irregeführte oder schlecht informierte Studenten nicht zu einer Haltung gedrängt werden, die sie selbst und die Universität schädigen.

In der Erwartung, daß die gemeinsame Sorge um den Bestand und die Weiterentwicklung der Berliner Universität unsere freundschaftliche und herzliche Verbundenheit noch mehr festigen wird, verbleibe ich

Ihr gez. P. Wandel

Dieser in glatte Höflichkeitsfloskeln verpackte, unverbindliche Inhalt, der auf die von Heubner im Gespräch gemachten Vorschläge zu einer Beilegung des Konfliktes nicht einging, sogar eine Art von Einvernehmen vortäuschte, hat Heubner zu einer schnellen Erwiderung veranlaßt, die das Datum des

5.5.1948 trägt. Diese Antwort Heubners mit dem ausdrücklichen Vermerk „Persönlich" an Wandel gerichtet, blieb in einer Kopie in unserem Institut erhalten. Es mag sein, daß er tatsächlich noch glaubte, diesen überzeugten SED-Politiker, der ihn offenbar beeindruckt hat, zum Einlenken bewegen zu können. Heubners Appell an die Vernunft wurde durch die späteren Ereignisse zu einem eindrucksvollen Dokument durch das eindeutige Bekenntnis zu der Idee einer freien Universität, wie sie von den Gelehrten im vorigen Jahrhundert geprägt wurde, einer Universität als geistige Mitte der Wissenschaftsorganisation, den Vorstellungen von Jaspers entsprechend. Auch in Leipzig hatte es schon offenen Widerstand der Studenten gegen die parteipolitische Diktatur der Zentralverwaltung gegeben. Alles, was damals geschah und zu permanentem Protest und Widerstand Anlaß gab, rechtfertigt die Wiedergabe dieses Briefes von Heubner an Wandel im vollständigen Wortlaut, so daß sich jeder Leser selbst ein Urteil darüber bilden kann, warum die Entwicklung über eine Universität hinwegging, die für Freiheit und geistige Toleranz nichts mehr übrig haben durfte.

Sehr verehrter Herr Präsident!
Obwohl ich zu den absterbenden Jahrgängen gehöre, kann ich es nicht ändern, daß ich am Schicksal der deutschen Universität, in die ich - infolge der Stellung meines Vaters Otto Heubner Prof. für Kinderheilkunde - gewissermaßen hineingeboren wurde, nach wie vor brennend interessiert bin. Deshalb ergreift mich eine Angelegenheit, wie die am letzten Freitag mit Ihnen erörterte, sehr innerlich. Mit den übrigen Kollegen bin ich Ihnen aufrichtig dankbar, daß Sie immer wieder versuchen, durch persönliche Berührung der Gefahr einer Entfremdung zwischen Verwaltung und Lehrkörper unserer Universität vorzubeugen und die wichtigste Voraussetzung für die Überwindung der uns beschiedenen schweren Zeiten festzuhalten, nämlich die Einmütigkeit oder mindestens Verständigung zwischen uns Deutschen. Dieses Gefühl gibt mir auch Mut, Ihnen noch eine schriftliche Darlegung einiger sorgenvoller Gedanken vorzulegen, die mich im Anschluß an unsere Besprechung bewegen. Dazu gesellt sich die hohe Schätzung, die mir Ihr offensichtliches Bemühen einflößt, im Strudel der Ereignisse das Wesentliche im Auge zu behalten und immer klare sachliche Gesichtspunkte zu vertreten, obwohl ich keineswegs übersehen möchte, daß Ihnen wahrscheinlich politische Anschauungen teuer sind, denen ich nicht zustimme. Wenn Sie sich neulich auf Ihre Eigenschaft als Politiker beriefen, so muß ich allerdings eingestehen, daß Sie - wohl gerade deshalb - nach meiner Ansicht mehr Fingerspitzengefühl und psychologisches Verständnis bewiesen haben, als verschiedene Ihrer Mitarbeiter oder meiner Kollegen, insonderheit auch die sowohl Ihnen wie mir nahestehenden Herren Brugsch und Beyer. Das Persönliche Vertrauen zu Ihrer Person bildet also ein wesentliches Motiv für

diesen meinen Brief: denn nur aus ihr kann ich die Hoffnung entnehmen, daß meine Äußerungen in irgend einer Form zum allgemeinen Besten mitwirken können.

Nach dem, was ich an unseren Studenten bemerken konnte, sind sie grundsätzlich guten Willens, und ich glaube, die gleiche Ansicht auch aus Ihren Worten entnommen zu haben. Aber ich finde, man macht es ihnen furchtbar schwer, mit sich selbst und der Umwelt zurechtzukommen. Statt ihnen das, was wir alle erstreben, möglichst zu sichern, nämlich in ihrem Fache (wie auch in allgemeiner Bildung und Orientierung) etwas Solides zu lernen, was am besten durch Konzentration gelingt, versucht man sie mit allen möglichen Mitteln zur Beschäftigung mit der Tagespolitik anzutreiben, was nach meiner Ansicht zwei große Nachteile hat: einmal lenkt es ab und verwirrt notwendigerweise den akademischen Geist, dessen Wesen die Gründlichkeit der Beschäftigung mit jedem Gegenstande ist, über den man ein Urteil gewinnen will; auf der anderen Seite ist es doch eine automatisch-notwendige Folge, daß die politischen Parteien sich etwaiger politischer Regungen unter der Studentenschaft bemächtigen und die empfänglichen Geister mit Schlagworten behämmern. Ob das links oder rechts ist, spielt nach meiner Ansicht eine viel geringere Rolle, als daß beides verderblich ist.

Ich habe schon 1918/19 und 1933 und in ihren jeweiligen Folgezeiten Studentenschaften erlebt und bin jedesmal, genau wie jetzt, zu der Ansicht gekommen, daß für eine Hochschule die einzig würdige und gesunde Haltung die möglichst strenge politische Neutralität ist. Was ihr so oft von den Politikern vorgeworfen wird, ist ihre innerste Wesensart. Eine solche läßt sich nicht ändern ohne „Schaden an ihrer Seele". Es kommt sowieso, „ohne unser Gebet" genug Politik an und in die Hochschule; denn der einzelne Mensch, Professor oder Student, kann ja nicht gänzlich apolitisch sein. Aber man kann – konnte jedenfalls! – sich gewissermaßen wie vor einer Moschee, beim Eintritt in die Hochschulbetätigung die staubigen Schuhe (der Politik) ausziehen und draußen stehen lassen.

Unter diesem Gesichtspunkt hat es mich – abgesehen von manchen früheren Maßnahmen – sehr schmerzlich berührt, daß Herr Minister Solotuchin – sofern die Darstellung im neuesten Colloquium, Sondernummer vom April 1948, S. 25, richtig ist – dem gewählten Studentenrat der Berliner Universität offensichtlich zur Pflicht gemacht hat, die Studentenschaft korporativ dem Volkskongreß anzuschließen, sowie zu einer Verherrlichung des kommunistischen Manifestes aufzurufen. Solche, auch nach meinem Geschmack einseitigen politischen Empfehlungen, wenn nicht – von so hoher Stelle aus – „Befehle", sind nach meiner Ansicht nicht geeignet, die Majorität deutscher Studenten zu gewinnen. Zu viele Gewissensfragen für jeden Einzelnen werden dabei überrannt, und im Ganzen müssen wir doch nach allen Erfahrungen froh sein, wenn die Gewissen sich nicht mehr allzu leicht überrennen lassen.

Im Rahmen solcher allgemeineren Gesichtspunkte sehe ich auch das Verhalten der drei jetzt relegierten Studenten. Daß Extremisten auftreten, scheint mir eine geradezu notwendige, logische Folge der Situation, wenn Studenten zu politischer Stellungnahme oder gar Betätigung ermuntert werden. Ehrlich gestanden, habe ich persönlich aus allem, was ich zu hören und zu lesen bekam, nicht eigentlich die Überzeugung gewinnen können, daß es sich bei den drei Studenten oder wenigstens bei ihnen allen um böswillige Persönlichkeiten handelt, die also im Wesentlichen aus Geltungsbedürfnis oder ähnlichen unlauteren Motiven einen bewußten Feldzug gegen eine russische kontrollierte Berliner Universität führen. Dennoch will ich natürlich nicht bestreiten, daß diejenigen Beurteiler, die diese Tendenz als erwiesen ansehen, wie wohl auch Sie selbst, kraft besser fundierter Orientierung im Rechte sind, und daß insonderheit die Grenzen überschritten wurden, die die russische Militärregierung notwendigerweise ziehen muß. Was mich bewegt, ist vor allem die Sorge, daß bei Fortbestand der geistigen Spannung zwischen dem gesunden Sinn vieler harmloser Studenten im Berlin des Jahres 1948 und der von Seiten höherer Verwaltungsinstanzen von ihnen erwarteten politischen Einstellung solche Konflikte wie mit den Herren Heß, Schwarz und Stolz notwendigerweise wiederkehren und allmählich das Gefüge der Universität zerbröckeln müssen. Ich würde die Universität auch dann als zerbröckelt ansehen, wenn die Studentenschaft politisch eine Schar gehorsamer Jasager darstellen würde; denn aus solchen erwächst auch der Wissenschaft kein brauchbarer Nachwuchs.

Ich liebe eine Strophe von Theodor Storm:
Der Glaube ist zum Ruhen gut
Doch bringt er nicht von der Stelle;
Der Zweifel in ehrlicher Männerfaust,
Der sprengt die Pforten zur Hölle.

Unter „Glaube" verstehe ich jedes beliebige Dogma, das eine weite Anhängerschaft gefunden hat.

Wenn ich um etwas bitten dürfte, so wäre es, Ihren Einfluß dafür einzusetzen, daß erstens den Studenten möglichst widerraten wird, korporativ Weltanschauung zu treiben, zweitens aber kernhafte und eigenwillige Persönlichkeiten unter ihnen als besonders wertvoll gepflegt, gefördert, geschont und damit der Universität Berlin erhalten werden.

Im Anschluß an diese Zeilen erlauben Sie mir noch, eine andere Frage anzuschneiden, wozu am Freitag nicht mehr recht die Zeit noch die Stimmung war:

Den Aufruf zur Teilnahme an der Maifeier hat die Verwaltungsdirekto-
rin Frau von Pritzbuer an die Institutsdirektoren mit dem Bemerken über-
sandt, daß diese darauf zu achten hätten, ob der in den Institutsräumen
ausgehängte Aufruf etwa abgerissen würde, und daß ein etwaiger Täter
durch sie festzustellen sei. Ich finde es mindestens sehr ungeschickt von der
Genannten, schriftlich bekannt zu geben, daß sie mit dem Abreißen eines
solchen Aufrufs von vornherein rechnet – wozu wohl in den meisten Insti-
tuten nicht der geringste Anlaß vorliegen dürfte. Wichtiger ist mir jedoch,
daß ich mich durch die Aufforderung zur „Feststellung" eines Missetäters in
meiner Würde als Institutsleiter verletzt fühle; denn ich werde dadurch zum
Denunzianten oder Vollstreckungsbeamten degradiert, was ich beides
kategorisch ablehne.

Sofern Sie meine Auffassung billigen, wäre ich Ihnen sehr dankbar, Sie
würden Frau von Pritzbuer für künftige Fälle einen kleinen Wink geben
lassen.

Mit kollegialer Hochachtung
Heubner

Es ist mir nicht bekannt, ob Wandel auf diesen Brief geantwortet hat. Zu-
mindest mußte ihm nun bewußt sein, worauf die Gegnerschaft Heubners
beruhte. Die Kontakte froren ein, die Beziehungen verschlechterten sich.

Die Fakultät erreichte noch die Einsetzung eines Disziplinarausschusses,
vor dem der Erlaß des Präsidenten der Zentralverwaltung für Volksbildung
unter Anhörung der betroffenen Studenten einer disziplinarrechtlichen Prüfung unterzogen werden sollte. Zu dieser Anhörung erschien nur Otto Heß in
Begleitung des ord. Professors für Pathologie Robert Rössle als Ratgeber im
Einvernehmen mit der Fakultät. Stolz und Schwarz blieben der Verhandlung
fern, weil sie eine Verhaftung befürchteten.

Das Verfahren erwies sich als Farce. Die Entscheidung des Präsidenten der
Zentralverwaltung für Volksbildung wurde nicht rückgängig gemacht. Die
Angehörigen der Universität hatten nichts zu bestellen. Weder der Präsident
Wandel noch die beiden Verhandlungsführer im Ausschuß, die Professoren
Möglich und Brandt, beide der SED nahestehend, hatten das notwendige
politische Fingerspitzengefühl, um zu erkennen, daß hier ein entscheidender
Fehler gemacht wurde, der sich bald als verhängnisvoll für die Universität
erweisen würde. Bedenklich war, daß dies auch der Senat der Universität
nicht erkannte, wie aus dem Beschluß vom 26.5.1948 zum Bericht des Disziplinarausschusses zu entnehmen ist:

Der Senat nimmt von dem Bericht des Disziplinarausschusses vom 26. Mai
1948 Kenntnis. Da dieser seine Zuständigkeit zu einer sachlichen Entschei-

dung über die Entziehung der Studienerlaubnis für die in Frage stehenden drei Studenten verneint, stellt der Senat zur Sache fest, daß nach seiner Ansicht in den inkriminierten Artikeln im Colloquium erheblich über das Maß der selbstverständlich jedem Universitätsangehörigen unbestrittenen Meinungsfreiheit hinaus schwere diffamierende Angriffe gegen die Universitätsorgane und deren Aufsichtsbehörde enthalten sind. Dadurch wird – offensichtlich entsprechend den Absichten des Verfassers und der verantwortlichen Lizenzträger – das Ansehen ihrer eigenen Universität in der Öffentlichkeit schwer geschädigt und die Disziplin innerhalb der Studentenschaft gefährdet. Da der eine der Betroffenen zur Verhandlung des Disziplinarausschusses überhaupt nicht erschien, während der zweite durch einen Vertreter und der dritte persönlich erklärten, daß sie die Veröffentlichungen voll aufrecht erhielten und nicht einmal das offenbare Vergreifen in der Form der Kritik bedauerten, sieht sich der Senat außerstande, dem Präsidenten der Deutschen Verwaltung für Volksbildung eine Abänderung der getroffenen Maßnahmen vorzuschlagen. (Forum, 2. Jahr 1948, Nr. 5, S. 21).

Liberale Vernunft wurde hier offenbar durch ideologischen Druck ausgeschaltet.

Versuche zur Spaltung der Stadt

Die Stille in Dahlem, die dem Wachstum der Wissenschaft seit der Gründung der Kaiser-Wilhelm-Gesellschaft an diesem Ort so gut bekommen ist, mußten wir während der Semester fünfmal in der Woche verlassen, um in die Charité zu fahren. Die Konfrontation mit den Ereignissen in Stadtmitte belehrte uns darüber, wie es mit der Stadtregierung und der Universität wirklich stand, die von den Befehlen der sowjetischen Besatzungsmacht völlig abhängig waren.

Nach der schon erwähnten Wahl für den Magistrat durch die Stadtverordnetenversammlung unter ihrem Vorsitzenden Otto Suhr (SPD) versuchte die geschlagene SED möglichst viele Positionen zu halten, die ihr von der sowjetischen Besatzungsmacht damals noch unter dem Signum der KPD zugeteilt worden waren. Die Wahlen hatten nun ein anderes Kräfteverhältnis ergeben. Der an Stelle von Dr. Werner gewählte Ostrowski (SPD) versuchte ein gemeinsames Arbeitsprogramm mit der SED zu erreichen, stieß aber auf heftigen Widerstand in seiner Partei, der zu seinem Rücktritt am 17.4.1947 führte. Als Nachfolger von Otto Ostrowski schlug die SPD den Stadtrat für Verkehr und Betriebe im neuen Magistrat, Ernst Reuter, vor. Die Stadtverordnetenversammlung wählte ihn in geheimer Abstimmung mit 89 Ja- und 17 Nein-Stimmen bei 2 Enthaltungen zum Oberbürgermeister von Groß-Berlin. Die Sowjets legten ihr Veto ein und lehnten ihn am 8. Juli 1947 in einer Sitzung des „Koordinierungsausschusses" im Kontrollrat als Oberbürgermeister ab. Deshalb mußte nun Louise Schröder an Reuters Stelle treten. Die Stadtverordnetenversammlung beharrte dennoch auf ihrer Wahlentscheidung. Während einer längeren Erkrankung von Frau Schröder trat der Bürgermeister Ferdinand Friedensburg (CDU) für sie ein. Er wurde bald darauf durch Polizei am Betreten seiner Diensträume im neuen Stadthaus, das in Ost-Berlin lag, gehindert. Die Spaltung der Stadt begann.[1]

---

[1] s. dazu: Ribbe, W. (1987) Von der Besetzung zur Spaltung der Stadt. Geschichte Berlins, Bd. II, S. 1046 ff. und 1052 ff. Verlag C.H. Beck

Währungsreform und Blockade

Den nächsten Anlaß zu weiterer Dissonanz lieferten die Verhandlungen zwischen den Alliierten über eine Währungsreform für Deutschland, die schon bald ins Stocken gerieten. Unüberbrückbare Gegensätze zwischen den Vorstellungen der Anhänger der sozialistischen Planwirtschaft und den Vertretern der freien Marktwirtschaft verhinderten jede Verständigung. Jede Seite beanspruchte die Eingliederung Deutschlands in das von ihr propagierte Wirtschafts- und Währungssystem. Die Sowjets brüskierten die Westalliierten, indem sie den für Berlin und Deutschland zuständigen Kontrollrat demonstrativ verließen.

Anfang Juni 1948 vollzogen die Westalliierten in ihren Besatzungszonen eine Währungsreform, von der sie Berlin mit Rücksicht auf die sowjetische Militäradministration ausnahmen. Die Sowjets bestanden auf der Beibehaltung des östlichen Währungssystems für ganz Berlin. Ein Befehl der sowjetischen Militäradministration verfügte am 24.6.1948 die ausschließliche Gültigkeit der Geldscheine der sowjetischen Besatzungszone für ganz Berlin, obwohl sie dafür nicht zuständig war. Dieser Befehl wurde von den Westalliierten für ihren Bereich aufgehoben und eine partielle Zulassung der Westmark angeordnet. Die mit einem „B" für Berlin gekennzeichneten Scheine wurden nur in beschränktem Umfang zugeteilt. Die Ostmark behielt ihre Gültigkeit als Zahlungsmittel für die auf Karten zugeteilten Lebensmittel, für Strom, Gas und öffentliche Verkehrsmittel etc., wurde jedoch nach kurzer Zeit weder von Handwerkern noch Geschäftsleuten mehr angenommen.

Die Existenz zweier Währungen sehr verschiedener Qualität schaffte für die Bevölkerung Berlins neue Probleme bedenklicher Art. Die Westmark wurde zu einem begehrten Spekulationsobjekt, der Wert der Ostmark verfiel. Das hatte verheerende Folgen besonders für die West-Berliner, deren Dienst- und Arbeitsstätte in Ost-Berlin lag und die von dort bezahlt wurden, weil sie nur einen sehr begrenzten Anteil ihres Gehaltes in Westgeld umtauschen konnten.

Die Sowjets antworteten auf die Maßnahme der Westalliierten mit einer Behinderung des Transitverkehrs nach Berlin. Die ständigen Schikanen im Verkehr zwischen Berlin und den Westzonen sollten durch Verknappung der Lebensmittelzufuhr die Bevölkerung gegen die Westalliierten und den Berliner Magistrat aufbringen. Die Sowjets bedrängten mit einer Militärmaschine ein britisches Zivilflugzeug und versuchten einen Absturz zu verursachen. Am 24.6.1948 kam es zu einer vollständigen Blockade aller Land- und Wasserzufahrtswege durch die Sowjets, die sie mit „technischen Schwierigkeiten" begründeten.

Die Westalliierten hatten es versäumt, die Verkehrsverbindungen zwischen Berlin und den Westzonen durch Vertrag zu sichern. Nur über 3 Luftkorridore von Berlin nach Frankfurt, Hamburg und Hannover konnte West-Berlin vor dem Zugriff der Sowjets gerettet werden. Die Einrichtung der Luftbrücke nach West-Berlin begann: eine gewaltige, beispiellose Hilfsaktion zur Versorgung der Bevölkerung einer halbierten Stadt mit Nahrungsmitteln und Brennmaterial in einem Ausmaß in Tausenden von Tonnen. Alle 3 Minuten landete ein Flugzeug der westlichen Alliierten, an der Spitze die Amerikaner, auf einem der Berliner Flugplätze. Neue Rationierungsvorschriften für Gas, Strom und Kohlen traten in Kraft, die unsere Arbeit sehr erschwerten. Die Fahrten zu den Vorlesungen in der Charité im sowjetischen Sektor wurden nicht gestört. Die Sektorengrenzen konnten auch während der Blockade von West-Berlin passiert werden. Das wurde erst später sehr viel schwerer, bis es der Mauerbau am 13.8.1961 völlig unmöglich machte.

Wer diese erneute Verschlechterung der Lebensbedingungen miterlebt hat, wird sich mit der bewegenden Schilderung dieses Zustandes durch Gottfried Benn identifizieren, die aus einem Brief an Hans Paeschke, den Mitherausgeber der Zeitschrift *Merkur* vom 8.7.1948 stammt:

Und damit leben Sie wohl und nehmen Sie Grüße aus dem stromlosen Berlin und zwar aus dem seiner Stadtteile, die in Konsequenz jenes griechischen Mißgriffs und der sich aus ihm herleitenden geschichtlichen Welt nahe am Verhungern ist. Geschrieben in einem schattenreichen Zimmer, in dem von den 24 Stunden zwei beleuchtet sind, denn ein denkbar regenreicher Sommer nimmt zusätzlich der Stadt die letzte Chance eines kurzen Glücks und legt seit dem Frühjahr einen Herbst über ihre Trümmer. Aber es ist die Stadt, deren Glanz ich liebte, deren Elend ich jetzt heimatlich ertrage, in der ich das zweite, das dritte und das vierte Reich erlebe und aus der mich nichts zur Emigration bewegen wird. Ja, jetzt könnte man ihr sogar eine Zukunft voraussagen: in ihre Nüchternheit treten Spannungen, in ihre Klarheit Gangunterschiede und Interferenzen, etwas Doppeldeutiges setzt ein, eine Ambivalenz aus der Centauren oder Amphibien geboren werden.

Leben Sie wohl und danken wir zum Schluß General Clay, daß seine Skymaster diesen Brief hoffentlich bis zu Ihnen befördern werden.[2]

Wer kleine Kinder hatte, brachte sie in Vorahnung dieses neuen Unheils rechtzeitig aus der Stadt. Unser inzwischen dreijähriger Sohn verlebte diese

[2] Benn, G. (1994) Prosa und Autobiographie. Hrsg. Hillebrand, B., Fischer Taschenbuch Verlag, S. 353

Zeit in Düsseldorf bei meinen Eltern. Die Bevölkerung hielt vorbildlich durch, solidarisierte sich mit den westlichen Besatzungsmächten, die zu „Schutzmächten" geworden waren. So wurden sie nun genannt. Die Vertreter der Westmächte in Deutschland wußten natürlich, daß West-Berlin, abgetrennt vom Währungsgebiet West-Deutschlands, wirtschaftlich nicht lebensfähig war, und folgten daher einem Memorandum der West-Berliner politischen Parteien, das eine ausschließliche Gültigkeit der Westmark unter Verzicht auf die Doppelwährung forderte. Nachdem alle Bemühungen der westlichen Alliierten um eine Einigung mit den Sowjets in der Währungsfrage für ganz Berlin gescheitert waren, verfügten sie durch eine Verordnung vom 20.3.1949 die Einführung der DM West als alleiniges gesetzliches Zahlungsmittel, das auch in Ost-Berlin sehr begehrt war. Daran änderte auch der Befehl der Sowjetadministration nicht viel, der den Besitz dieser Geldscheine verbot. Erst in der Nacht vom 11. zum 12. Mai 1949 wurde die Blockade aufgehoben. Die Sowjets hatten nichts erreicht. Die überlegene Technik des Westens und der Durchhaltewillen der Berliner Bevölkerung feierten einen großen Erfolg.

Die Schikanen wurden jedoch fortgesetzt. Die Sitzungen der Stadtverordneten wurden systematisch gestört, jede Beschlußfassung verhindert oder im Inhalt als nicht rechtmäßig angezweifelt. Die Stadtverordneten waren gezwungen, das alte Rathaus im Ostteil der Stadt zu verlassen. Am 1. Dezember 1948 waren sämtliche Dienststellen der für West-Berlin zuständigen Behörden des Magistrats in den Westen der Stadt verlegt worden. Am 5.12.1948 wurde die neue Stadtverordnetenversammlung gewählt, allerdings nur in West-Berlin. Es wählten 86,6% der Wahlberechtigten, davon 64,5% die SPD, 18,4% die CDU, 16,1% die LDP. Am 7.12.1948 wurde Ernst Reuter einstimmig zum zweiten Mal zum Oberbürgermeister von Berlin gewählt. Natürlich versuchten die Sowjets seine Machtbefugnisse, wo immer sie konnten, einzugrenzen. Im Ostteil der Stadt wählten die verbliebenen SED-Stadtverordneten ebenfalls einen Oberbürgermeister, Friedrich Ebert, den Sohn des früheren Reichspräsidenten. Wer diese Machenschaften miterlebt hat, konnte es nur als dreiste Unwahrheit empfinden, wenn die ostzonale Propaganda permanent behauptete, daß die Spaltung der Stadt durch das Verhalten des Westens verursacht worden sei. Auch die sich ständig verschärfenden Spannungen in der Universität bewiesen, daß von Seiten der Zentralverwaltung Ost nicht das geringste Entgegenkommen zu erwarten war. An Versuchen, dies zu erreichen, hat es wirklich nicht gefehlt.

Über der Arbeit in Dahlem war man durchaus geneigt, die Universität in der Innenstadt zu vergessen. Von der Fakultät hörten wir sehr wenig, auch über die Wechsel der Dekane gab es nur mündliche Informationen. Assistenten und Studenten hatten keine Vertreter in der Fakultät.

Die Zahl der wenigen nach dem Kriege noch übrig gebliebenen Ordinarien schrumpfte. Frieboes, der Dermatologe, und De Crinis, der Psychiater, hatten sich schon 1945 umgebracht. Gustav von Bergmann und Prof. Stölzner ließen sich emeritieren. Von Bergmann nahm danach einen Ruf nach München an, sein Oberarzt Dr. Seitz ging mit ihm. Für Prof. Stölzner übernahm Prof. Klinke aus Rostock im Jahre 1947 die Kinderklinik der Charité. Es gab keine offiziellen Antrittsvorlesungen und während der ersten Nachkriegsjahre auch keine Habilitationen. Die ehemals glänzende Fakultät war nur noch ein Rudiment. Die Ergänzung des Lehrkörpers stieß auf große Schwierigkeiten. Niemand wollte unter solchen Bedingungen nach Berlin kommen.

Besuch des Unitarian Service Committee

Die erste bedeutsame Wiederherstellung einer wissenschaftlichen Kooperation im internationalen Bereich kam durch Prof. Otto Krayer und das Unitarian Service Committee im Jahre 1948 zustande. Am 25.7.1948 kündigte Otto Krayer, ehemals Professor in Berlin und Schüler von Paul Trendelenburg, jetzt Chairman des Instituts für Pharmakologie an der berühmten Harvard University in Boston und Mitglied der National Academy of Science in den USA seinen Besuch in Berlin an. Krayer war eine beeindruckende Persönlichkeit. Heubner hat ihn hoch geschätzt und hätte ihn gern 1933 als prominenten Wissenschaftler in Berlin behalten. Vor der Berufung Heubners auf den Berliner Lehrstuhl hatte er von 1930–1932 das Berliner Institut als geschäftsführender Direktor geleitet. Im Sommer 1933 erhielt Krayer jedoch einen Ruf an die Medizinische Akademie in Düsseldorf als Nachfolger von Philipp Ellinger, der sein Ordinariat aus rassischen Gründen verlor. Krayer lehnte den Ruf ab mit der Begründung, die er dem zuständigen Ministerialrat im preußischen Ministerium für Wissenschaft, Kunst und Volksbildung in Berlin zustellte, daß er die Entlassung jüdischer Wissenschaftler als Unrecht empfinde, als eine politische Maßnahme, deren Gründe außerhalb der Wissenschaft zu suchen seien und von ihm nicht gebilligt werden könnten. Das war eine mutige Tat. Eine niederträchtige Reaktion der NS-Kulturbehörde folgte sofort. Sie untersagte ihm das Betreten der Universität und den Besuch staatlicher Bibliotheken. Heubner ignorierte diese Ministerialverfügung und half Krayer bei der Fertigstellung des zweiten Bandes über Hormone. Am 31.12.1933 verließ Krayer Berlin und Deutschland, ging zunächst für einige Monate zu E. B. Verney nach England, übernahm dann das Institut für Pharmakologie an der amerikanischen Universität in Beirut und schließlich die bedeutende Position an der Harvard Medical School.

Krayer war mit einer Gruppe amerikanischer Kollegen im Auftrag des Unitarian Committee unterwegs in Deutschland und wollte mit uns und anderen Wissenschaftlern zu einem Kolloquium zusammenkommen. Dieses fand seinem Wunsch entsprechend in der Zeit vom 1. - 7.8.1948 während der Blockade der Transitwege, also einer Periode äußerster politischer Spannung, in Berlin statt. Zu der „Medical Mission to Germany" gehörten neben

O. Krayer als Chairman Alfred Farah, D. B. Phenister, David D. Cogan, Lyndon C. Craig, John T. Edsall, Carl F. Schmidt, Erwin W. Straus, Howard C. Taylor, Jr. , Friedrich Wassermann. Zu dieser ersten Nachkriegsbegegnung mit amerikanischen Kollegen waren neben den West- und Ost-Berlinern auch unsere Kollegen aus der sowjetischen Besatzungszone eingeladen worden, die aber keine Erlaubnis von den sowjetischen Behörden erhielten. Für die Betroffenen war dies besonders bedauerlich, weil es sich um den ersten größeren und direkten Meinungsaustausch über wissenschaftliche und natürlich auch politische Erfahrungen zwischen Ost und West handelte. Diese Aussprache sollte natürlich verhindert werden. Die Tagung konnte nur in West-Berlin abgehalten werden, weil unsere amerikanischen Kollegen Sondergenehmigungen für den Besuch des Ostsektors von Berlin benötigten. Die Ostzone war für sie nicht erreichbar.

Krayer und seine Begleiter waren gekommen, um Hilfe zu leisten bei der Beseitigung der mannigfaltigen Schwierigkeiten auf dem Gebiet der Geräte- und Bücherbeschaffung in der belagerten Stadt. Sicher hatten zu dieser Zeit auch andere Universitäten in Deutschland mit ähnlichen Problemen zu kämpfen. Der Besuch in Berlin zeigte den amerikanischen Kollegen mit aller Deutlichkeit, daß es hier um mehr ging. Das Aufeinandertreffen zwischen Ost und West, so muß man es wohl nennen, die Auseinandersetzung zwischen der sich immer stärker abzeichnenden marxistisch-stalinistischen Diktatur in der gesamten sowjetischen Besatzungszone und der westlichen Demokratie erzeugte zwangsläufig gerade auch im Bereich der Universitäten stärksten Widerstand bei der akademischen Jugend, die ihre Freiheit erneut durch nun stalinistische deutsche Politiker verraten sah. Es gab lange, für uns wichtige Diskussionen. Unsere amerikanischen Kollegen bekamen einen Einblick in die Ost-West-Gegensätze in natura, die sie bisher nur aus den Zeitungen kannten. Sie betrafen auch die einseitige Politisierung an der Ostberliner Linden-Universität. Sie zeigten sich betroffen darüber, daß es der sowjetischen Administration gelungen war, die Westalliierten aus der Kontrolle über die Berliner Universität völlig herauszuhalten und eine Parteiorganisation der SED innerhalb der Universitätsverwaltung einzurichten. Mit dieser Form einer „reeducation" waren die Kollegen natürlich nicht einverstanden. Daran war nun nichts mehr zu ändern, wie alle Versuche, vor allem die der Studenten, bewiesen haben. Als einziger wirksamer Weg blieb nur die Gründung einer zweiten Berliner Universität im Westen der Stadt im Hoheitsgebiet der Westalliierten. Krayer stand diesem Vorschlag zunächst sehr skeptisch gegenüber.

Das wissenschaftliche Kolloquium, das mit einer Begrüßungsansprache durch Heubner und Krayer eingeleitet wurde und aus den schon genannten Gründen im großen Hörsaal eines Westberliner Krankenhauses stattfand, lieferte allen Beteiligten einen nachhaltigen Einblick in unsere besonderen

Schwierigkeiten. An der Aussprache über heterogene wissenschaftliche Themen nahmen von unserer Seite neben Heubner und mir Remmer, Schunk, Wendel und Kalow teil. Heubner gab eine umfassende Übersicht zum Thema „Der Blutfarbstoff als Katalysator", Krayer berichtete über neue Befunde zum Wirkungsmechanismus der Veratrumalkaloide. Craig und Edsall interessierten sich für unsere Arbeiten über die Strukturveränderungen der Serumproteine bei Hungerödemkranken, über die ich mit Remmer und Schunk berichtete. Zwischen Craig und mir entwickelte sich eine längere Diskussion über die Methode zum Nachweis intermediär auftretender, katalytisch wirksamer Stoffwechselprodukte nach Einwirkung von Natriumhypochlorit auf Proteine, deren Entstehung strukturabhängig variierte und für die Erkennung struktureller Unterschiede in diesen Proteinen wahrscheinlich verantwortlich waren.

Craig, Entdecker des analytischen Verfahrens der sog. Gegenstromverteilung („counter current distribution") arbeitete an ähnlichen Problemen mit „performic acid" und war an meinen Befunden sehr interessiert. Er lud mich zu längerer gemeinsamer Arbeit an das Rockefeller Institute nach New York ein. Leider hat sich dieser Plan durch die folgenden Ereignisse zerschlagen. Es hat uns gefreut, am Ende des Kolloquiums anerkennende Worte von Seiten unserer Gäste zu hören, die nicht nur die geleistete Arbeit, sondern auch den Aufbau des zwar kleinen, doch leistungsfähigen Pharmakologischen Institutes in Dahlem unter den schweren Bedingungen im Berlin der Nachkriegszeit betrafen. Uns gab der Besuch neuen Mut und Zuversicht. Wendel und Kalow erhielten von C. F. Schmidt, unserem prominenten Kollegen und Chairman des Pharmakologischen Institutes der Universität Philadelphia, Einladungen, die sie später annehmen konnten.

Seine tiefe Enttäuschung über die hoffnungslose Situation, in die seine alte Universität durch die neue Diktatur geraten war, konnte Krayer nicht verbergen. Auf der Fahrt zu einer kleinen Abschlußfeier für unsere Gäste in Wannsee bekamen sie noch Gelegenheit, die unsinnige Grenzziehung um und durch Berlin zu besichtigen, die von den alliierten Siegermächten bei ihren Konferenzen in Teheran, London und schließlich in Potsdam bestimmt wurde. Am Ende der Königstraße im Bezirk Zehlendorf des Berliner Westens prangte neben dem Schloß Glienicke kurz vor der Glienicker Brücke, die in Sichtweite von Potsdam über die Havel führt, das warnende Schild in drei Sprachen: „Sie verlassen den amerikanischen Sektor". Das bedeutete Gefahr. Sperrgebiet für Deutsche. Hier amerikanische, dort sowjetische Grenzwächter – natürlich bewaffnet, obwohl verbündet. In Sichtweite auf der anderen Seite der Havel im sowjetischen Bereich, für Westberliner unzugänglich, Schloß Babelsberg. Am links davon liegenden Griebnitzsee waren die Villen zu erkennen, in denen Stalin, Truman und Churchill während der Potsdamer Konferenz, die im Schloß Cecilienhof stattfand, wohnten. Krayer hat die

Begegnung mit diesen Stätten, die er so gut kannte, still und ohne Kommentar hingenommen, doch merkte man ihm deutliche Ergriffenheit an.

Nach Abschluß dieser erfolgreichen Tagung hielt Heubner für die Gäste bei einem Empfang in den Räumen einer wissenschaftlichen Gesellschaft am Wannsee eine eindrucksvolle Dankes- und Abschiedsrede für die nach Göttingen weiterreisenden amerikanischen Kollegen, die er sichtlich bewegt mit den Worten schloß: „Grüßen Sie mir mein altes Göttingen". Er war dort von 1908–1928 Professor für Pharmakologie und von 1928–29 Rektor der Universität gewesen. Dabei standen ihm Tränen in den Augen. Er drehte sich zu mir um und sagte: „Herken, ich werde alt. Die Rührung hat mich übermannt".

Krayer und die amerikanischen Kollegen mußten enttäuscht zur Kenntnis nehmen, daß von der ruhmreichen Vergangenheit der alten Friedrich-Wilhelms-Universität nur noch Rudimente übriggeblieben waren, und nahmen zugleich die bittere Erfahrung mit, daß in dieser Atmosphäre politischer Indoktrination erneut jeder Ansatz zur Entwicklung traditioneller akademischer Freiheit erstickt wurde.

Kontroverse mit der Zentralverwaltung für Volksbildung

Mit den Fortschritten der Arbeit, in schwerer Nachkriegszeit erzielt, mußten wir zufrieden sein. Im Laufe des Jahres 1948 war allerdings eine eindeutige Verschlechterung eingetreten, die nicht nur durch die Blockade der Stadt durch die Sowjets verursacht wurde. Der politische Widerstand der Bevölkerung, vor allem auch der Studenten an der Universität gegen die Durchsetzung ihrer „sozialistischen Umerziehung" war Ausdruck der Empörung über diese neue Diktatur.

Heubner ging es gesundheitlich nicht gut. Er bat die Fakultät, mich wieder einmal mit der Stellvertretung als Direktor des Pharmakologischen Institutes zu beauftragen, was auch geschah. Alle Vorlesungen und Prüfungen in der Pharmakologie kamen dazu. Herbert Wendel las bei den Pharmazeuten. Ein Antrag Heubners und der Fakultät, mich aufgrund langjähriger Bewährung in Forschung und Lehre zum Professor mit Lehrauftrag (so hieß das damals und entsprach dem außerordentlichen Professor alter Ordnung) zu ernennen, wurde von dem Dekan, Prof. Beyer, am 10.3.1948 über den Rektor der Universität an die deutsche Verwaltung für Volksbildung weitergereicht. Dabei wurde vom Dekan betont, „daß Herr Dr. Herken nach Kriegsende selbständig ein neues pharmakologisches Institut in Dahlem eingerichtet und in Betrieb gesetzt hatte, mit Eröffnung der Universität am Unterricht in der Pharmakologie regelmäßig beteiligt war" und, wie er sich ausdrückte, „schöne wissenschaftliche Arbeiten" publiziert hätte. Da Prof. Beyer zugleich Vizepräsident in der Zentralverwaltung für das Gesundheitswesen war, kannte er sowohl die neuen Nachkriegsarbeiten als auch die früheren recht genau. Die Mitglieder der alten Fakultät, vor allem Prof. Lohmann und Prof. Roessle hatten meinen Habilitationsvortrag aus dem Jahre 1942 noch in guter Erinnerung. Mit Datum vom 21.6.1948 teilte der Rektor der Universität Berlin dem Dekan der Medizinischen Fakultät mit, „daß eine Ernennung nur in Frage kommen könne, wenn eine Planstelle frei sei". Die im Universitätshaushalt planmäßig zur Verfügung stehenden Stellen für Professoren mit Lehrauftrag seien sämtlich besetzt. Daher könne leider „die von Ihnen beantragte Ernennung des Dozenten Dr. Herken nicht in Frage kommen". Der Rektor teilte noch mit, daß er zu gegebener Zeit erneut bei der Deutschen Verwaltung für Volksbildung vorstellig werden würde.

Die Fakultät erhielt das Schreiben des Rektors erst am 15.7.48. Als Heubner von seinem Aufenthalt in der Spezialklinik für Diabetes auf Rügen zurückkehrte, war er über die Ablehnung des Antrages, den er selbst eingehend begründet hatte, sehr wütend. Er sah darin einen persönlichen Affront. Zwei andere Dozenten waren fast zur gleichen Zeit zum Professor ernannt worden. Heubner bezweifelte den Wahrheitsgehalt der Begründung durch die Zentralverwaltung in meinem Falle, weil die Beschlüsse der Fakultät über diese Ernennungen erst deutlich später gefaßt und weitergeleitet worden waren. Die Kopie seines ausführlichen Protestschreibens ist erhalten! Mich hat diese Entscheidung nicht überrascht. Die von Heubner erwähnten Kandidaten gehörten sicher nicht zu der Gruppe jüngerer Kollegen, die sich gegen die einseitig kommunistische Politisierung der Universität aufzulehnen versuchten. Es trat inzwischen klar genug zutage, daß die Machthaber im Präsidium der sowjetzonalen Zentralverwaltung eine zielbewußte Durchsetzung der Universität durch Selektion der ihnen genehmen Bewerber in allen Bereichen vorantrieben, die ihnen unterstanden. Über meine ablehnende Einstellung waren man sich sicher im klaren. Dazu hatte ich mich oft genug geäußert. Spitzel gab es überall, nicht nur in den Vorlesungen. Wie das System funktionierte, ist jetzt zur Genüge bekannt. Bis zum Dozenten konnte man es bringen, weiter ging es nur als Mitglied der SED. Heubner hatte sich inzwischen durch die Ereignisse davon überzeugen lassen, daß diese Universität unter der Kontrolle der kommunistischen Verwaltung die Durchsetzung einseitig ausgerichteter, politischer Ziele für wichtiger hielt als die Erfüllung wissenschaftlicher Aufgaben. Dies erklärte hinreichend, warum die beantragte Professur abgelehnt worden war. Ich sah darin eher eine Art von Anerkennung für oppositionelles Verhalten.

Heubner versuchte, eine Rücknahme dieses unaufrichtigen Bescheides durch persönliche Vorsprache bei dem Präsidenten der Deutschen Verwaltung für Volksbildung, Wandel, zu erreichen und erhielt eine Antwort, die für die Taktik dieser Bürokratie bezeichnend war, auf die Heubner in folgendem Brief einging, den er am 15.1.1949 an den Präsidenten der Deutschen Verwaltung für Volksbildung, Prof. Wandel, schrieb:

Sehr geehrter Herr Präsident,
in der mir freundlicherweise gewährten Unterredung am 29.12.1948 haben Sie mir in Gegenwart und unter Bestätigung durch Herrn Prof. Rompe erklärt, ein Antrag auf Ernennung des Dozenten Dr. med. Hans Herken zum Professor mit Lehrauftrag sei von Seiten der medizinischen Fakultät noch nicht bei Ihnen eingelaufen. In den Anlagen erlaube ich mir, die vom Dekan der medizinischen Fakultät beglaubigten Abschriften seiner Eingabe vom

10.5.1948 sowie die darauf von Seiten des Herrn Rektors Dersch an den Dekan der medizinischen Fakultät gerichteten Antwort vom 21.6.1948 zu übersenden. Aus dem letztgenannten Schreiben geht nach meiner Ansicht unzweideutig hervor, daß Ihre Verwaltung unter dem 9.6.48 die Ernennung von Herken zum Professor abgelehnt hat, weil keine Planstelle frei sei. Dieser Tatbestand scheint mir nicht mit der mir durch Sie und Herrn Rompe gemeinsam gegebenen Mitteilung übereinzustimmen.

Herr Rompe, Professor der Physik und Vizepräsident in der Verwaltung für Volksbildung, gehörte zu den einflußreichsten Kommunisten der Universität, er war der aktivste Propagandist dieser Richtung. Vielleicht hat er mir nachgetragen, daß ich das Institut durch die Verlegung nach Dahlem der alleinigen Kontrolle durch die sowjetzonale Verwaltung entzogen habe, denn die Forschungsgenehmigung erteilte die amerikanische Militäradministration. Daraus ergab sich nun für uns die ursprünglich von den Alliierten vorgesehene Unterstellung unter den Viermächtestatus, den die Sowjets für die Universität nicht gelten lassen wollten. Erfahrungen, die auch Spranger schon früher gemacht hatte. Auffallend war, daß Th. Brugsch zu dieser Angelegenheit schwieg, obwohl er als Mitglied der Fakultät den Antrag des Dekans und Heubners kannte und als Vizepräsident der Zentralverwaltung für Volksbildung für die sowjetische Zone für alle Bereiche der Medizin zuständig war. Er hat darüber weder mit Heubner noch mit mir gesprochen, obwohl er mich schon durch die Vorlesungen, die ich in der medizinischen Klinik seit 1946 hielt, gut kannte. Vielleicht war ihm das Verhalten von Wandel und Rompe peinlich. Ich hielt jede weitere Diskussion darüber für sinnlos. Heubner hat sich über den Vorgang mehr geärgert als ich. Ich hatte andere Pläne.

Der Verfall der Universität ging unaufhaltsam weiter. Diese einstmals so bedeutende Institution befand sich in der Hand von Dogmatikern, die sie systematisch umzufunktionieren trachteten und schließlich ruinierten. An der Spitze der Verwaltung stand die schon erwähnte Frau von Pritzbuer, von den Studenten nach der historischen Kommunistin im spanischen Bürgerkrieg „La Passionaria" genannt. Aus der Universität war unaufhörlich fortschreitend eine besondere Art von Kaderschule geworden unter Aufsicht des Parteiaktivs der SED. Hier war keine Änderung mehr zu erreichen. Aus dieser sich immer mehr verschärfenden Sachlage ergab sich zunehmend die zwingende Notwendigkeit zur Gründung einer neuen, zweiten Universität in Berlin. Am 22.9. 1948 stimmte der Berliner Magistrat (West) der Errichtung einer Freien Universität in der Rechtsform einer Körperschaft des öffentlichen Rechts grundsätzlich zu. Für uns änderte sich zunächst nichts.

Ein Brief von Heubner vom 31.8.1948 an den Präsidenten der Zentralverwaltung für Volksbildung über den Dekan der Medizinischen Fakultät und den Rektor der Universität weitergeleitet, informiert darüber, in welche Situation wir damals geraten waren. Er schrieb:

Betrifft: Gefahr der Betriebseinstellung des Pharmakologischen Institutes

Bereits vor Wiedereröffnung der Universität, noch während der Besetzung der Westsektoren durch die russische Armee – ab Juli 1945 – haben Assistenten und Angestellte des Pharmakologischen Institutes begonnen, in einem von der früheren Kaiser-Wilhelm-Gesellschaft überlassenen kleinen Hause die wissenschaftliche Arbeit weiterzuführen; seit Eröffnung der Universität war ich selbst bemüht, im Rahmen des Möglichen wieder aufzubauen, d. h. das Inventar zu ergänzen, einen Bestand an Versuchstieren zu halten und die Zahl der Mitarbeiter zu vermehren. Entsprechend der nach Kriegsende gegebenen allgemeinen Lage und den infolgedessen auch von Seiten der Zentralverwaltung geltend gemachten Ansprüchen auf wissenschaftlichen Nachwuchs, war ich darauf bedacht, geeigneten jungen Männern Gelegenheit zur Ausbildung in meiner Fachwissenschaft zu geben, sowie daran interessierten Studenten die Möglichkeit zu Anfängerstudien auf dem Gebiete der experimentellen Forschung zu bieten.

Während dieser Entwicklung in der Dahlemer Notunterkunft des Instituts war es auch mein unablässiges Streben, eine neue Arbeitsstätte wiederum – wie früher – an der sachlich gegebenen Stelle, nämlich in räumlicher Nachbarschaft der sonstigen medizinisch-klinischen Universitätsinstitute zu erhalten. Gemeinsam mit den Bausachverständigen Weissgerber, Hassenpflug und Schmidt habe ich bisher nicht weniger als 5 verschiedene Projekte bearbeitet, z. T. schon bis in Einzelheiten. Vor wenigen Tagen wurde mir von Herrn Stadtrat Bonatz gemeinsam mit Herrn Oberbaurat Weissgerber eröffnet, daß auch das zuletzt in Aussicht genommene Projekt nicht durchführbar sei. Eine neue Hoffnung besteht zur Zeit nicht bis zur Inangriffnahme der Neubauten auf dem Grützmachergelände.

Ich habe nun – in meinem 69., 70. und 71. Lebensjahr – drei Sommer lang darauf gewartet, daß wenigstens ein Stein in Bewegung gesetzt würde, um dem anerkannten Mißstand abzuhelfen, in dem sich das zur medizinischen Fakultät gehörige pharmakologische Institut infolge seiner abseitigen Lage befindet. Ich hielt und halte auch heute noch die Lösung dieses Problems wenigstens in den Anfängen für die erste Voraussetzung dafür, daß als mein Nachfolger ein leistungsfähiger Forscher und Lehrer gewonnen wird. Wenn ich also auch gewiß nicht die Illusion nähre, ich könnte selbst noch in einer neu hergerichteten Arbeitsstätte in Berlin Mitte reichlich Früchte ernten, fühle ich mich doch als Vertreter meines Faches und als Lehrer des wissenschaftlichen Nachwuchses in Berlin durch die oben angeführte Entwicklung oder vielmehr Nichtentwicklung schwer betroffen, nicht weniger aber auch als Mitglied meiner Fakultät insofern ihr die Gestaltung des medizinischen Unterrichts obliegt.

Hier sei eingeschaltet, daß Dr. Herken und ich nunmehr 5 Semester in dem für experimentelle Vorlesungen keineswegs geeigneten Hörsaal der I. Medizinischen Klinik gelesen haben, wobei wir nicht nur laufend allerlei technische Schwierigkeiten zu überwinden, sondern auch den Verlust wertvollen Demonstrationsmaterials zu buchen hatten, während der weit besser geeignete Hörsaal des Hygienischen Institutes nach anfänglichen Renovationsarbeiten seit Jahren in einem halbfertigen Zustand stehengelassen wurde.

Was aber das Pharmakologische Institut selbst anbetrifft, aus dem ja trotz seiner augenblicklichen Unterkunft in Dahlem der pharmakologische Unterricht materiell und geistig gespeist wird, so gerät dieses durch die Ereignisse, sowie durch Verfügungen der letzten Zeit in eine durchaus kritische Lage. Im Laufe des Frühjahres und Sommers 1948 hat sich herausgestellt, daß jeder Nachschub an betriebswichtigem Material, in erster Linie Glaswaren, Chemikalien, Arzneistoffe, Gifte und Tierfutter, aber ebenso auch Reparaturen an vorhandenen wissenschaftlichen Apparaten schwerer und schwerer zu erhalten waren. Seit den Währungsreformen hat sich dieser vorher allmählich zunehmende Notstand erklärlicherweise akut verschärft. Von größter Bedeutung ist es aber, daß die Bedürfnisse des Instituts ohne sinnlose Zeit- und Geldvergeudung nur aus dem Westsektor, in dem es liegt, befriedigt werden können, abgesehen davon, daß viele Gegenstände nur in den westlichen Sektoren aufzutreiben sind, sowie daß Handwerker oder Techniker sich weigern, zu Reparaturen die weite Fahrt aus dem Ostsektor nach Dahlem zu unternehmen.

Da ferner die Bedürfnisse des Institutes nicht zu den Gegenständen des täglichen Bedarfs gehören, wird bei allen Leistungen, die das Institut beansprucht, ausschließlich oder mindestens partielle Zahlung in westlicher Währung gefordert. Widerspruch dagegen hat sich als gänzlich erfolglos erwiesen, die gewünschte Leistung wird einfach nicht geleistet.

Es nützt demnach dem Pharmakologischen Institut nur wenig, wenn die Kasse der Dahlemer Universitätsinstitute die Anweisung hat, in der bisherigen – sowieso viel zu geringen – Höhe Rechnungsbeträge in östlicher Währung zu begleichen, dagegen Rechnungen in westlicher Währung nicht anzuerkennen, oder nur zum Nennbetrag, d. h. zur Zeit zu kaum einem Drittel des Wertes zu begleichen. Die sowieso so schwer zu erhaltenden Nachlieferungen des laufenden Institutsbedarfs werden bei dieser Sachlage bald ganz ausbleiben.

Nicht unerwähnt soll bleiben, daß die durch die Blockade erzwungenen, tief einschneidenden Beschränkungen des Gas- und Stromverbrauches auch die mit den vorhandenen Mitteln zur Not noch mögliche Arbeit weitgehend lähmen. Zwar nehmen die an ihrer Arbeit interessierten Assistenten und Doktoranden die Nachtstunden zu Hilfe, in denen elektrischer Strom zu haben ist, aber dies bedingt wiederum reichlichen Lichtverbrauch und schwere Überschreitungen des Kontingentes. Was voraussichtlich zu Bestrafungen führen wird. Ich kann als verantwortungsbewußter und vernunftbegabter Institutsdirektor dies nicht einfach verbieten, weil allzu oft die Arbeiten mit Patientenblut und anderen verderblichen biologischen Objekten an ihre Zeit gebunden sind und lange vorhergegangene Arbeitsserien wertlos werden können, wenn nicht die in der Planung liegenden und vorbereiteten Untersuchungen durchgeführt werden. Dazu kommt, daß die Doktoranden heutzutage ihre Zeit sorgfältig einteilen müssen und darauf bedacht sein müssen, ihre Versuche etwa vor Beginn einer Famulatur abzuschließen.

Beim Gasverbrauch stehen wir vor einem ähnlichen Dilemma: Destilliertes Wasser ist in jedem Laboratorium eines der selbstverständlichen Erfordernisse. Es ist zur Zeit nur gegen Westmark zu kaufen. Die eigene Herstellung im Umfang des täglichen Bedarfs erfordert große Mengen von Heizgas, die unser Kontingent weit überschreiten.

Ich sehe also den Zeitpunkt voraus, an dem das Pharmakologische Institut strafweise von Strom und Gas abgesperrt wird und danach so gut wie jede experimentelle Arbeit aufgeben muß.

Zur Zeit habe ich mich damit beholfen, daß ich das Institut während des Monats September beinahe stillege, die Zahl der gehaltenen Tiere stark reduziere und möglichst viel Personal beurlaube. Ferner habe ich mehrere Bewerber um Hilfsassistentenstellen abgewiesen, weil ich sie voraussichtlich nicht beschäftigen kann und habe desgleichen keine neuen Doktoranden angenommen, obwohl mehrere Plätze frei werden.

Natürlich besteht die Gefahr, daß auch die am Institut verbleibenden Assistenten bei Fortbestand der unzureichenden Arbeitsbedingungen sich im Interesse ihrer Entwicklung an andere Plätze begeben. Daraus würde aber auch für mich eine wesentliche Aufgabe erledigt sein und die Frage würde sich mir mit größter Dringlichkeit stellen, die sowieso einem 71jährigen Mann nach 40jähriger Dienstzeit als beamteter Professor dauernd vor Augen steht, die Frage nämlich, ob nunmehr nicht doch ernstlich der Augenblick gekommen ist, zu dem ich mit gutem Gewissen meine Amtspflichten aufgeben kann.

Sofern eine weitere Funktion des Pharmakologischen Instituts gewünscht wird, so wäre im Augenblick das dringlichste Erfordernis, daß die Universitätsbehörde autorisiert wird, von dem irrealen Dogma abzuweichen, nur die augenblickliche östliche Währung dürfe Zahlungsmittel auch für die in einem Westsektor gelegenen Universitätsinstitute sein und sich den tatsächlich bestehenden lebendigen Umständen anzupassen, nach denen ein erheblicher Teil der Zahlungen in westlicher Währung getätigt werden muß.

Das eine bedeutet für das Pharmakologische Institut Tod am Dogma, das andere wenigstens ein kümmerliches Weiterleben.

Außer dieser allerdringlichsten Maßnahme muß ich aber bitten, zwei weitere für die allernächste Zeit ins Auge zu fassen, nämlich:

1. *Erhöhung der laufenden (etatmäßigen) sächlichen Mittel für das Institut. Bisher hat es nur mit dauernden Etatsüberschreitungen und Nachforderungen existieren können und nur unter Verzicht auf erneute Beschaffung von wertvolleren Apparaten, wo sich hie und da Gelegenheit geboten hätte. Der Zustand war als Provisorium für begrenzte Zeit tragbar, ist es aber nicht für die Dauer. Dazu gesellt sich zur Zeit die wirtschaftliche Tatsache, daß die östliche Währung, nach der die dem Institut gewährten Mittel berechnet sind, bei den Lieferanten weniger gilt als dem Nennwert entspricht, daß also die Preise in dieser Währung erheblich angezogen haben.*

2. *Schleuniger Beginn eines Neubaus für das Institut, wie er auf dem Grützmachergelände geplant ist. Nach dessen Fertigstellung würden sehr viele der bestehenden Schwierigkeiten für das Institut behoben sein, auch diejenigen, die durchaus unabhängig von jeder denkbaren Entwicklung der politischen Lage sind. Ich wiederhole, daß dieser Bau sowieso die Vorbedingung dafür ist, daß eine qualifizierte wissenschaftliche Persönlichkeit meine Nachfolge übernimmt.*

Der letzte Absatz ist leider völlig wirklichkeitsfremd und verkennt die immer ernster werdende politische Situation in Berlin. Hierauf erhielt Prof. Heubner folgende Antwort von Theodor Brugsch, Vizepräsident der Deutschen Verwaltung in der sowjetischen Besatzungszone in Vertretung des Präsidenten vom 28.9.1948:

Betrifft: Ihr Schreiben (Durchschlag) vom 31.8.1948, das uns auf dem Dienstwege (über Dekan und Rektor) noch nicht zugegangen ist.

Wir haben volles Verständnis für Ihre Sorgen und wollen die Ihr Institut treffenden Härten mildern, soweit es die Lage zuläßt. Zu diesem Zweck schlagen wir Ihnen vor, im Hygieneinstitut einige geeignete Räume auszusuchen und diese zunächst für die notwendigsten pharmakologischen Arbeiten in Betrieb zu nehmen. Damit wäre für Ihr Institut die Versorgung mit Gas und Elektrizität gesichert. Der Hörsaal des Hygienischen Institutes wird in nächster Zeit betriebsfertig sein und Ihnen dann ebenfalls zur Verfügung stehen. Das wäre als Zwischenlösung bis zur Fertigstellung der geplanten Neubauten, die noch längere Zeit in Anspruch nehmen werden, zu betrachten. Mit ihr würden auch die Sorgen um die Heranziehung von Handwerkern und Technikern fallen.

Was den Einkauf von Gegenständen des Institutsbedarfs in den West-
sektoren betrifft, sind wir nicht in der Lage, Ihnen eine wirksame Hilfe zu
gewähren, da der Deutschen Notenbank ausschließlich Deutsche Mark zur
Verfügung stehen. Wir stimmen mit Ihnen nicht überein, letztere Tatsache
als ein „irreales Dogma" zu bezeichnen. Sie wissen ebenso gut wie wir,
daß es sich hierin um die harten Auswirkungen international-politischer
Spannungen handelt, die nur durch die Bereinigung der Spannung selbst
beseitigt werden können. Es handelt sich bei diesen Erscheinungen also
nicht um ein „irreales Dogma", sondern um den berechtigten Kampf gegen
das illegale Mittel, das unser Vaterland in zwei Wirtschaftshälften zerreißt
und damit die Spaltung insgesamt fixiert. Vergleichsweise sei darauf hinge-
wiesen, daß wir auch in früheren Perioden unserer Geschichte, wenn es die
Lage unserer Volkswirtschaft erforderte, wie Devisensparen usw. auf viele,
oft lebenswichtige Dinge verzichten mußten, die das Ausland und nicht wir
selbst produzierten, ohne daß man damals von einem „irrealen Dogma"
sprach. Sie werden auch verstehen, daß eine Anerkennung des westlichen
Zahlungsmittels gleichzeitig die Anerkennung seiner Gesetzlichkeit bedeu-
ten würde und somit auch die Anerkennung der Spaltung Deutschlands als
gesetzlich.

In dieser für die Zukunft unseres Volkes so überaus wichtigen Auseinan-
dersetzung müssen die Alltagsbedürfnisse von Teilinstitutionen zurücktre-
ten, auch wenn es im Einzelfall noch so hart erscheint. Wir bitten Sie, auch
hier nicht den Blick für das Große und Entscheidende zu verlieren.
Wo wir Härten vermeiden und Ihnen helfen können, sind wir jederzeit
dazu bereit.

gez. I. V. Brugsch

Das waren schon wieder Töne, wie wir sie vor nicht allzu langer Zeit gehört
hatten. Es geschah nichts. Prof. Heubner antwortete mit folgendem Brief an
den Vizepräsidenten der deutschen Verwaltung für Volksbildung, Prof. Dr.
Theodor Brugsch am 11.10.1948:

Sehr verehrter Herr Vizepräsident,
erlauben Sie mir Ihnen für Ihr Schreiben vom 28.9.1948 zu danken, wenn ich
auch bekennen muß, daß mir die Ratschläge und Empfehlungen dieses
Schreibens wenig Hilfe zur Behebung der Sorgen um die augenblickliche
Lage des Pharmakologischen Instituts geben. Wie mir scheint, müssen
meine Mitarbeiter und ich uns damit abfinden, daß „die Alltagsbedürfnisse
von Teilinstitutionen zurücktreten" müssen. Ich wiederhole jedoch, daß
dies nahezu eine Stillegung der experimentellen Arbeiten in unserem Insti-
tut bedeutet und daß wir daher auch nicht in der Lage sein werden,

mancherlei von Behörden und wirtschaftlichen Betrieben an uns gelangende Fragen zu bearbeiten.

Ihr Ratschlag auf Übersiedlung in einige geeignete Räume des Hygienischen Institutes hat mich als weiterhin kommissarischem Direktor dieses Instituts seltsam berührt, denn als solcher habe ich erfahren, daß die Raumnot im Hygienischen Institut schon für dessen eigene Bedürfnisse und vor allem auch die des Bakteriologischen und Serologischen Untersuchungsamtes sehr groß ist. Ich habe infolge dieser Raumnot bereits mehrfach Konflikte mit Herrn Prof. Blumenthal zu erledigen gehabt, der für die Vorbereitung seiner Vorlesung mehr Raum beanspruchen zu dürfen glaubt als ihm bisher zugestanden werden konnte. Wegen dieser Raumnot ist auch bereits die für Herrn Prof. Herzberg hergerichtete Dienstwohnung wenigstens zum Abstellen in Anspruch genommen worden. Ich sehe also beim besten Willen keine Aussicht dafür, daß die Betriebsschwierigkeiten des Pharmakologischen Institutes gemildert werden könnten.

Was den Hörsaal im Hygienischen Institut anbetrifft, so ist zwar in den letzten Monaten daran gearbeitet worden, aber leider besteht noch keinerlei Aussicht, daß er mit Beginn der Vorlesung des Wintersemesters bereits benutzbar ist. Es fehlen noch alle Malerarbeiten, Installationen und dergleichen.

Die Übelstände im Pharmakologischen Institut haben in den letzten Wochen weiter zugenommen. Ich erwähne nur einige Punkte:

1. Der Umformer des Instituts zur Erzeugung von Gleichstrom hat einen Schaden erlitten und funktioniert nicht mehr. Der sachverständige Elektromonteur, der bereits im alten Institut in der Dorotheenstraße seit zwei Jahrzehnten bei uns gearbeitet hat, hat erklärt, daß er nicht in der Lage sei, weiter für uns tätig zu sein, da seiner Firma die bargeldlose Überweisung von Ostwährung nichts nützt, er vielmehr auf Zahlung in einem Westsektor, und zwar partiell in Westwährung bestehen muß, um seine eigenen geschäftlichen Unkosten zu decken.

2. Mit Hilfe des durch den Umformer erzeugten Gleichstroms werden mehrere Motoren im Institut betrieben, darunter für zwei wichtige Zentrifugen und für einen Kühlschrank.

3. Außer diesem Kühlschrank verfügt das Institut über eine eingebaute Frigidaire-Anlage, die leider ebenfalls vor kurzem einen Betriebsschaden erlitten hat. Die Reparatur wurde in unserem Auftrag ausgeführt; das reparierte Stück liegt fertig bei der Firma, wird uns jedoch nur gegen partielle Bezahlung in Westwährung ausgehändigt.

4. Vor einiger Zeit erwarben wir mit Hilfe einer Bewilligung von Seiten der Universitätsverwaltung einen Monochromator, weil die Arbeiten von Dr. Herken über pathologische Veränderungen des Serumeiweißes nur mit Hilfe dieses Instruments weiter voranschreiten können. Zum Betrieb

ist notwendig ein Galvanometer, das uns jetzt zum Preise von 380,– DM Ost plus 380,– DM West angeboten worden ist.

Da wir infolge von Mangel an Tierfutter einen großen Teil der Institutsarbeiten auf Blutkörperchen und Blutserum abgestellt haben, ist der Mangel an Kühlanlagen und Zentrifugen der Tod für die im besten Zug befindlichen Arbeiten. Das Ausbleiben des erwähnten Galvanometers bedeutet überdies – ganz abgesehen von dem Ausfall der Arbeitsmöglichkeit – eine unnütze Geldausgabe durch Erwerb des Monochromators, der ohne diese Ergänzung ein totes Gerät bleibt.

Ich bitte Sie, diese Sachlage zur Kenntnis zu nehmen und zu prüfen, ob nicht doch irgendwelche geeigneten Auswege gefunden werden können. Einen solchen würde ich darin erblicken, daß die Verwaltungsdirektrice der Universität Berlin ermächtigt würde, für unser in einem Westsektor gelegenen Institut anstelle der bargeldlosen Überweisung auf irgendein unbrauchbares Konto bares Geld in Ostwährung zur Verfügung zu stellen, damit die uns beliefernden Firmen der Westsektoren damit befriedigt werden können. Ich würde dies dann veranlassen, ihre Forderungen in westlicher Währung entsprechend dem Kurs auf Ostwährung zu erhöhen, damit sie durch Umtausch die von ihnen benötigten Beträge in Westwährung erhalten können. Auf diese Weise würde es schließlich auch möglich sein, Apparate zu erwerben, die mit jahrelangen Lieferfristen bereits vor längerer Zeit von uns bei Firmen der Westsektoren und der Westzonen bestellt worden sind und deren Eingang in absehbarer Zeit zu erwarten sein dürfte.

Sollte sich eine Lösung der Betriebsschwierigkeiten für uns nicht finden lassen, so befürchte ich außer der Stillegung der Arbeit als deren Folge ein Ausscheiden oder Abwandern eines oder mehrerer der vier ausgezeichneten Assistenten meines Instituts und damit eine erneute Schädigung der Heranbildung des uns so notwendigen Nachwuchses.

Eine Abschrift dieses Schreibens gebe ich auf dem Dienstwege über den Herrn Dekan an den Herrn Rektor.

Ende 1948 verließ Josef Schunk das Institut, um in die Klinik zurückzugehen. Seine Planstelle übernahm Werner Kalow. Nach dem Ausscheiden von Schunk und später auch von Wendel erhielten 1949 Karl Bartmann und Helmut Kewitz die freien Positionen.

Heubners Antrag auf Emeritierung

Heubner schien zu resignieren. Er war in dieser Zeit, wie schon manchmal vorher, durch seinen schlecht eingestellten Diabetes geschwächt und beantragte den dringend notwendigen Urlaub. Er reichte am 22.11.1948 ein Urlaubsgesuch ein, das vom amtierenden Rektor der Universität am 1.12.1948 gewährt wurde. Für uns überraschend kam sein fast gleichzeitig eingereichtes Emeritierungsgesuch zum 31.3.1949, dessen Empfang vom Rektor Dersch mit Datum vom 6.12.1948 bestätigt wurde, was Heubner mit dem Vermerk „erhalten am 6.1.1949" versah. Die Antwort von Rektor Dersch zeugt von Hochachtung für den Altmeister unseres Faches.

Sehr verehrter Herr Heubner!
Als ich Ihren Emeritierungsantrag erhielt, habe ich, ehrlich gestanden, geradezu eine Art Schock bekommen. Es sind keine Höflichkeitsworte, sondern es ist echte, innerste Empfindung, wenn ich Ihnen dazu sage, daß ich Ihren Weggang auf das allertiefste bedaure und Sie sehr vermissen werde. Sie haben gewiß in manchen Punkten eine gegensätzliche Auffassung zum Rektorat vertreten. Aber Sie haben immer und ewig für die Begründung Ihres mannhaft eingenommenen Standpunktes eine konziliante Form und Erwägungen, die auf das allerernsteste zu würdigen waren, gefunden. Im Endergebnis war das Arbeiten mit Ihnen doch immer eine Freude, und es ist ja auch eigentlich zwischen Ihnen und mir in aller Regel ein Modus vivendi gefunden worden.

Ihr Gesuch habe ich pflichtgemäß an die Deutsche Verwaltung für Volksbildung weitergegeben zur Entschließung, habe aber hierbei doch mein großes Bedauern über Ihren Weggang ausgesprochen.

Mit vorzüglicher Hochachtung!
Ihr sehr ergebener
gez. Dersch

Heubner ging in den hochverdienten Urlaub. Er hatte ihn wirklich nötig und suchte zunächst ein West-Berliner Sanatorium auf.

Gründung und Eröffnung
der Freien Universität

Nun lastete wieder, wie 1945, die ganze Verantwortung für das Institut und seine Mitarbeiter auf mir. Die Situation war fast noch komplizierter als unmittelbar nach dem Krieg. Ich war von der Notwendigkeit der Gründung einer neuen Universität schon seit längerer Zeit überzeugt. Hier waren inzwischen wesentliche Fortschritte erzielt worden.

Am 15.6.1948 hatten etwa 50 prominente Bürger von Berlin eine Einladung einer vorbereitenden Kommission zur Prüfung der Gründung einer neuen Universität erhalten, die unter anderem auch von Prof. Ernst Reuter, dem gewählten Oberbürgermeister der Stadt Berlin, unterzeichnet war. Auch Heubner erhielt eine solche Einladung. Zusagen sollten an Dr. von Bergmann gerichtet werden, der als Sekretär fungierte und seine Position in der Zentralverwaltung für Gesundheitswesen der sowjetischen Besatzungszone aus politischen Gründen aufgegeben hatte. Heubner sagte die Einladung ab. Erst später ließ sich klären, daß der Grund dafür eine unerfreuliche Denunziation war. Es fing also für uns nicht gut an, obwohl Fritz von Bergmann an unserer Mitwirkung sehr interessiert war und ich mit vielen der aktivsten studentischen Vertreter in Verbindung stand, zu denen Otto Heß, Dieter Spangenberg (der spätere Staatssekretär unter Bundespräsident Heinemann), Helmut Coper, Horst Hartwich, Stanislaw Kubicki, Georg Kotowski, Gerhard Petermann, Helmut Kewitz u. a. gehörten. Diese Sitzung im Haus der Gesellschaft der Freunde der Natur- und Geisteswissenschaften in Wannsee, an der wir nicht beteiligt waren, war für die Neugründung von entscheidender Bedeutung, denn nun bestimmte Ernst Reuter das weitere Vorgehen.[1]

Daß ich fast jeden Tag zur Universität bzw. zur Charité nach Stadtmitte fuhr und dabei jedesmal die Sektorengrenze vom amerikanischen zum sowjetischen Sektor überqueren mußte, war ein beträchtliches Risiko geworden. Meinen Verpflichtungen, die mir übertragenen Vorlesungen zu

---

[1] Kotowski, G. (1953) Der Kampf um Berlins Universität. Festschrift zur 200. Jahrfeier der Columbia Universität New York. Colloquium Verlag, S. 8-31

halten, bin ich jedoch stets nachgekommen. Das war ich den Studenten schuldig.

In der Dokumentation der FU fand ich den Aufruf zur Gründung der Freien Universität Berlin, der von Ernst Reuter als dem Vorsitzenden des vorbereitenden Ausschusses dieser Kommission unterzeichnet war. Wegen seiner historischen Bedeutung zitiere ich daraus entscheidende Sätze, die zugleich ein Bekenntnis des bedeutenden Politikers Ernst Reuter zu dieser jungen Universität ablegen:

Die Stadt Berlin hat durch ihre entschlossene Haltung gegenüber brutalen Methoden bewiesen, daß sie nicht gewillt ist, sich zum zweiten Mal das Joch totalitären Zwanges auflegen zu lassen und das Gut der Freiheit preiszugeben. In diesem Ringen ist es notwendig, das akademische Studium vor Einflüssen zu bewahren, welche die Ehrlichkeit und Selbständigkeit von Lehre und Forschung bedrohen.

Der Forderung nach einer unabhängigen Stätte der wissenschaftlichen Ausbildung hat die Berliner Stadtverordnetenversammlung entsprochen und mit überwältigender Mehrheit die Schaffung einer freien Universität in den Westsektoren beschlossen. Es bedarf aber der Mitwirkung weiter Kreise, um diesen Beschluß zu verwirklichen, der vom Magistrat allein nicht durchgeführt werden kann, weil dazu die einstimmige Genehmigung aller vier Besatzungsmächte nötig wäre.

Von dem Willen der Bevölkerung getragen, wendet sich daher ein aus freier Initiative gebildeter Ausschuß an die Öffentlichkeit und ruft zur schnellen und tätigen Unterstützung auf. Es geht um die Errichtung einer freien Universität, die der Wahrheit um ihrer selbst willen dient. Jeder Studierende soll wissen, daß er sich dort im Sinne echter Demokratie frei zur Persönlichkeit entfalten kann und nicht zum Objekt einseitiger Propaganda wird. Jeder Dozent soll hier frei von Furcht und ohne einseitige Bindung an parteipolitische Doktrin lehren und forschen können. Aus dem Geiste der Selbstbehauptung heraus, mit der sich unsere Stadt gegen die Blockade erhob, soll diese Universität erstehen und als geistiger Mittelpunkt des freiheitlichen Berlins der Gesundung Deutschlands dienen. Wir rufen alle Menschen des Inlandes und des Auslandes, die sich dem Geist der Freiheit und der Wahrheit verpflichtet fühlen. Wir rufen die Vertreter der deutschen und der alliierten Behörden, und damit alle, denen der Schutz des Individuums und seine Rechte anvertraut ist. Wir rufen die Jugend aller Länder, insbesondere die Studierenden der freiheitlich wirkenden Universitäten, Akademien und Hochschulen. Wir rufen die deutschen Professoren und Dozenten und ebenso die akademischen Lehrer im Ausland, uns ihre Mitwirkung durch Gastvorlesungen oder in anderer Form zu gewähren.

Wir rufen Freunde und Gönner in aller Welt und bitten, die Gründung mit Geld und Lehrmitteln zu unterstützen.

Über den Fortschritt der Arbeit und über den Erfolg dieses Aufrufes werden wir der Öffentlichkeit Berichte geben.

Nach langen Verhandlungen, der Magistrat hatte der Errichtung am 22.9.1948 zugestimmt, wurde die Freie Universität Berlin durch den Oberbürgermeister Ernst Reuter am 4. Dezember 1948 mit einer Feier im Titania-Palast in Steglitz eröffnet. Auch Fritz von Bergmann gehörte mit zu der Gruppe der Gründer. Sein früherer Chef, der Präsident der Zentralverwaltung für das Gesundheitswesen Dr. Konitzer, war plötzlich, wie schon erwähnt, verhaftet worden und blieb verschwunden. Er soll erschossen worden sein. Ein anderer Bericht lautete, er sei in die Sowjetunion gebracht worden und dort in einem Lager verhungert.

Wie aus der Korrespondenz von Heubner mit der Präsidialverwaltung zu entnehmen war, hatten wir kaum Aussicht auf nennenswerte Unterstützung unserer wissenschaftlichen Arbeit. Bei der Verantwortung, die ich zu tragen hatte, bestand Anlaß zu großer Vorsicht. Ich machte mir keine Illusionen und beschloß in Übereinstimmung mit den übrigen Mitarbeitern, die Lage in Ruhe nach verschiedenen Seiten hin auszuloten. Die Universität ließ nichts von sich hören. Auf den Brief von Th. Brugsch an Heubner am 28.9.1948 folgte keine Reaktion.

Die Universität beglückte uns am 26.1.1949 mit einem Rundschreiben Nr.1/1949, 26.1.1949, in dem die Verleihung des Namens „Humboldt-Universität" sowie die Änderung des Dienstsiegels verkündet wurde. Das zu einer Zeit, in der dieser Universität der Humboldtsche Geist, die Freiheit von Forschung und Lehre, frei zu sein von jeder Einmischung des Staates, gründlich ausgetrieben worden war.

Vor der Entscheidung

Verhandlungen mit Prof. Weese, Düsseldorf

Am 13.1.1949 machte mir Prof. Weese brieflich ein Angebot, auf eine ab 1.4.1949 freie gut fundierte Stelle des Pharmakologischen Instituts in Düsseldorf zu kommen. Dies war offenbar nach Rücksprache mit Prof. Kögl (Utrecht) und Prof. Knipping (Köln) zustande gekommen.

Ich zweifle nicht, daß unser Düsseldorfer Institut mit dem dann vierrädrigen Gespann Weese, Hahn, Herken, Rummel eine harmonische und, wie ich hoffe, auch erfolgreiche Reise durch die Wissenschaften fortsetzen könnte. Einige Vorteile dürfte für Sie auch die Nähe meines Elberfelder Institutes haben, wo wir für deutsche Verhältnisse optimal eingerichtet sind und von Düsseldorf aus immer wieder die Elberfelder Hilfe in Anspruch nehmen können.

Natürlich setzte er Heubners Einverständnis voraus. Weese wußte noch nicht, daß Heubner sich hatte beurlauben lassen und seine Emeritierung zum 31.3.1949 eingereicht hatte.

In seinem Brief schlug er mir vor, zu einer mündlichen Aussprache über alle Probleme nach Düsseldorf zu kommen. Das war, wie schon früher geschildert, nicht einfach. Die Genehmigung, einen Interzonenpaß zu erhalten, hing ausschließlich von der Willkür der Russen ab. Diesmal hatte ich keinen Erfolg. Durch Unterstützung der amerikanischen Militärregierung, Public Health Branch, bekam ich eine Zuweisung für einen Flugplatz, konnte am 21.2.1949 nach Frankfurt fliegen und von dort nach Düsseldorf weiterfahren. In einem Brief vom 16.2.1949 hatte ich Weese über mein Kommen informiert, zugleich auch über die obengenannten Entscheidungen, die Heubner getroffen hatte. Im Flugzeug traf ich ganz zufällig das Ehepaar Heubner, das zu Rolf Meier, dem Leiter der Pharmaforschung, Mitglied des Vorstandes der CIBA in Basel und früherem Assistenten Heubners aus der Göttinger Zeit reiste. Wir haben in Frankfurt zusammen noch einen sehr schönen unterhaltsamen Abend verbracht. Leider fühlte sich Heubner nicht wohl. Ich hatte den Eindruck, daß sich bei ihm ein Ikterus entwickelte, der sich in Basel verschlimmerte. Er mußte schon kurze Zeit nach seiner Ankunft dort die Klinik aufsuchen und war über Wochen in der Behandlung von Prof. Staub, der in früheren Jahren auch bei Heubner gearbeitet hatte.

Das Gespräch mit Weese war sehr erfreulich. Weese war eine höchst anregende, einfallsreiche, Optimismus ausstrahlende Persönlichkeit. Wir kannten uns schon aus der Zeit, als ich bei Kögl in Utrecht arbeitete und die Kollegen in Elberfeld wissenschaftlich konsultierte. Es bestand die Absicht, mir Gelegenheit zur Einrichtung einer Abteilung für die Förderung der Krebsforschung zu geben, wie ich sie analog 1939/40 in Utrecht geschaffen hatte. Die dort begonnenen, durch Kriegs- und Nachkriegszeit unterbrochenen Arbeiten über auffällige Resistenzentwicklungen gegen Metastasen bei tumortragenden Tieren und die weitere Bearbeitung serologisch therapeutischer Fragen mit Hilfe spezifisch substituierter Azoproteine nach den Methoden von Landsteiner sollten weitergeführt werden.

Auch eine Erweiterung der Arbeiten auf dem Gebiet des Eiweißstoffwechsels unter Verwendung von stabilen Isotopen nach der Methode von Rudolf Schoenheimer war geplant. Über diese Zukunftsabsichten haben wir ausführlich gesprochen, mit Prof. Kögl hatte ich darüber schon korrespondiert. Weese hatte Verständnis dafür, daß ich ihm keinen Termin für eine Übersiedlung nach Düsseldorf nennen mochte, solange die Berliner Verhandlungen noch in der Schwebe waren und Weese mit dem Gedanken spielte, wieder nach Elberfeld zu den Bayer-Werken zurückzukehren. Ich bat ihn, mir mit der Entscheidung bis zum 1.6.1949 Zeit zu lassen und unterrichtete ihn darüber, daß Heubner noch immer mit einer Hepatitis im Bürgerspital in Basel liegen würde. Heubner hatte mir geschrieben, daß er nach seiner Entlassung aus dem Krankenhaus erst noch zur Erholung zu seiner Tochter nach Süddeutschland fahren wolle und seine Rückkehr nach Berlin vorläufig nicht absehbar sei. Der Einladung zu einem Vortrag auf der 55. Tagung der Deutschen Gesellschaft für Innere Medizin konnte ich nicht Folge leisten, da ich wieder keinen Interzonenpaß bekam. Die Flüge waren immer schon lange Zeit im voraus ausgebucht. In Berlin hatte sich nichts geändert. Die Universitätsverwaltung hatte die Dahlemer Institute anscheinend abgeschrieben, zumal die Schwierigkeiten mit der Bezahlung in Westgeld immer größer wurden. Die gesamte Wirtschaft in der sowjetischen Besatzungszone konnte sich nicht erholen.

Zu dieser Zeit erhielt ich überraschend einen längeren Brief von Prof. Hans von Euler, dem Nobelpreisträger und Leiter des Karolinska Institutes für Biochemie in Stockholm, der offenbar als Reaktion auf eine Publikation über die Hydrolyse racemischer Peptide erfolgte, die ich 1948 für Hoppe-Seylers *Zeitschrift für Physiologische Chemie* verfaßt hatte. Dieser Brief hat mich deswegen besonders gefreut, weil Prof. von Euler schon früher an unseren Arbeiten über die Resistenz gegenüber Metastasen nach Operation von Tiertumoren besonderes Interesse gezeigt hatte und mit mir darüber korrespondierte, als ich in Utrecht arbeitete. Es entwickelte sich daraus ein Briefwechsel, der nach der Unterbrechung durch den Krieg wieder aufgenommen wurde, zumal sich von Euler, Vater unseres Kollegen Ulf von Euler, auch über den Stand der Arbeiten von Kögl informieren wollte. Dieser Briefaustausch lieferte die Basis für die spätere ausgedehnte Korrespondenz mit den Professoren Liljestrand und Uvnäs in Stockholm, die mir die ersten Nachkriegseinladungen zu Gastvorträgen am Karolinska Institut und der Veterinär-Hochschule durch Uvnäs und Schmitterlöw einbrachten. Damals wurde der Weg zur späteren Gründung der SEPHAR[1] in Stockholm gebahnt.

---

[1] Sectio of Pharmacology der Int. Union of Physiological Sciences

Der Weg zur Freien Universität

Nach dem Beschluß des Westberliner Magistrats, der Einberufung eines Kuratoriums und der öffentlichen Gründungsveranstaltung für eine freie Universität begannen die Schwierigkeiten, die sich erst zeigen, wenn ein so bedeutsamer kultureller Plan in die Tat umgesetzt werden soll. Kritiker gab es reichlich. Manche hielten das Projekt für undurchführbar. Das galt offenbar auch für den schon 1946 nach München emigrierten Prof. Gustav von Bergmann, der in einem Brief an Heubner vom 10.8.1948, der zur Klärung wissenschaftlicher Differenzen dienen sollte, unter anderem geschrieben hatte: „Es scheint überhaupt eine Familieneigenschaft zu sein – ein Bekenntnis meiner gewissen Monomanie zu sein", wie er sich ausdrückte, „daß wir uns in etwas verbeißen. So staune ich über die Universitätspläne meines Fritz. Es fällt uns dabei immer ein Ausspruch des Frankfurter Ophthalmologen Schnaudiegel ein, den er besonders liebte: „Meine Herren, das ist ein totgeborenes Kind, das sich bald im Sande verlaufen wird". Hoffentlich irre ich mich." Seine Hoffnung ging in Erfüllung, er hatte sich geirrt.

Natürlich bestand völlige Klarheit darüber, daß der Aufbau einer leistungsfähigen Universität nur durch die Mitwirkung hervorragender Forscher und Lehrer zu erreichen war. Darüber hinaus würden beträchtliche Mittel zur Finanzierung der notwendigen wissenschaftlichen Institute erforderlich sein, deren Einrichtung im Bereich der Medizin und der Naturwissenschaften besonders kostspielig war. Die Beschaffung dieser Mittel in der harten Nachkriegszeit des geschundenen Berlin hielt mancher Kritiker für eine unlösbare Aufgabe. So sahen es hauptsächlich die noch zögernden, hin- und hergerissenen Professoren der Humboldt-Universität. Aber diese Bedenken konnten die Gründer der neuen Universität nicht beeindrucken, denen es um die Erhaltung der Tradition der alten Universität und die Erneuerung ihrer Werte nach den Worten von Hegel ging, daß Freiheit eine bewußte Notwendigkeit sei. Materielle Not konnte kein entscheidendes Hindernis sein. Sah es bei der Gründung der Friedrich-Wilhelms-Universität im Jahre 1810 nach den napoleonischen Kriegen nicht ganz ähnlich aus? Auch hier fehlten den geschlagenen Preußen die notwendigen Mittel zur Erhaltung und Erweiterung dieser kulturell so bedeutsamen Institution. Adolf von Harnack hat in seiner Denkschrift vom 21.11.1909, die er zur Begründung einer Errichtung der Dahlemer Forschungsinstitute, der späteren Kaiser-Wilhelm-Institute, verfaßte, an diese Zeit erinnert:

Aber wenn es in den schwersten Tagen des Vaterlandes vor hundert Jahren möglich war, die Universität Berlin zu gründen, so wird es jetzt auch möglich sein, trotz der ungünstigen Finanzlage, die Mittel zu beschaffen, um die Wissenschaft im Vaterland auf der Höhe zu erhalten.

Ich erinnere mich, diese Worte dem Sinne nach auch von O. Warburg und A. Butenandt bei meinen früheren Begegnungen in Dahlem gehört zu haben, wenn es um die Erhaltung der Freiheit in Forschung und Lehre ging. Sie haben sicher dazu beigetragen, mich nach wie vor zu den Plänen der Neugründung einer Universität in Dahlem nach den Erfahrungen mit dem Schicksal der alten Berliner Universität zu bekennen. Nach all den Versuchen, die wir vorher unternommen hatten, um das Institut zu erhalten, zeichnete sich keine tragbare Lösung ab, die uns den Verbleib an der alten Universität gestattet hätte. Das Beste, was wir zunächst tun konnten, war, abzuwarten, das Schlechteste war, vorzeitig die Nerven zu verlieren.

Die Pläne zum Aufbau der neuen Universität nahmen nun überraschend schnell konkrete Formen an. Sie betrafen sowohl den akademischen als auch den Verwaltungsbereich. Vordringlich war dabei die Beschaffung eines ausreichenden Etats. Fritz von Bergmann, der nach seinem schon einige Zeit zurückliegenden Ausscheiden als Abteilungsleiter bei der Zentralverwaltung für Gesundheitswesen in der Sowjetzone inzwischen vom Westberliner Magistrat zum Kuratorialdirektor der Universität bestellt wurde, hat später in einem eindrucksvollen Bericht die beträchtlichen Schwierigkeiten und Widerstände bei der Finanzierung dieser schnell wachsenden Institution geschildert. Als erster Rektor amtierte der bedeutende Historiker Friedrich Meinecke, der sich, obwohl längst emeritiert, für diese Aufgabe zur Verfügung stellte, weil er der Überzeugung war, einer geschichtlich und kulturell bedeutsamen Einrichtung zu dienen.

Bevor ich auf das weitere Schicksal der Pharmakologie eingehe, möchte ich zur Orientierung einige Bemerkungen zu dem damals laufenden Aufbau der Medizinischen Fakultät machen. Einige klinische Lehrstühle wurden mit Professoren besetzt, die als Chefärzte Berliner Krankenhäuser leiteten. Herausragende Persönlichkeit war hier zweifellos Hans Frh. von Kress, der vorher schon als Professor mit Lehrauftrag an der Humboldt-Universität tätig war. Er wurde durch das inzwischen geschaffene Kuratorium mit dem Oberbürgermeister Dr. Ernst Reuter als Vorsitzendem zum Ordinarius für Innere Medizin an der Freien Universität berufen und zum Direktor der I. Medizinischen Klinik im Krankenhaus Charlottenburg (Westend) bestellt, das mit weiteren Lehrstühlen für Chirurgie (Prof. D. Specht), Neurochirurgie (Prof. St. Stender), Augenheilkunde (Prof. M. Hoffmann) und dem Pathologischen Institut (Prof. F. Koch) zur größten klinischen Lehrstätte der Freien Universität wurde. Dazu kamen noch die Frauenklinik Charlottenburg mit Prof. D. Schäfer als Direktor, die große Kinderklinik des Kaiserin-Auguste-Victoria-Hauses mit Prof. Joppich als Leiter und das Robert-Koch-Institut für Hygiene und Infektionskrankheiten, Präsident: Geheimrat Prof. Dr. Lentz. Weitere klinische Lehrstätten standen in der Hautklinik des Krankenhauses Neukölln (Prof. Dr. Langer) und dem Städtischen Krankenhaus Moabit zur Verfügung (s. dazu das erste Personal- und Vorlesungverzeichnis WS 1948/49). Cand. med. Helmut Coper wurde zum ersten Vorsitzenden und Zulassungsreferenten des Allgemeinen Studentenausschusses (Asta) gewählt.

Im Vergleich zu dem, was die Friedrich-Wilhelms-Universität nach ihrer Gründung an medizinischen Einrichtungen besaß, war dies viel und eine zu schönen Hoffnungen berechtigende Basis. Dem früheren Rektor unserer alten Universität, Max Lenz, verdanken wir darüber einige Kenntnisse, die aus seiner Rede zur Jahrhundertfeier, gehalten am 12.10.1910, stammen:

Vor hundert Jahren deckte das Dach des prächtigen Schlosses, das die Magnifizenz, der erhabene Stifter der Universität geschenkt hatte, fast alles, was zu ihr gehörte. Außerhalb besaß sie zwei Kliniken, die medizinische für Reil und die chirurgische für Graefe, jede zu 12 Betten, beide untergebracht in einem Mietshaus in der Friedrichstraße. In der Charité waren wir nur zu Gaste, denn diese stand unter dem Kriegsministerium und ganz unter militärischer Leitung. Dem anatomischen Unterricht diente noch das alte Theatrum anatomicum der Akademie und auch das mußten wir mit den Zöglingen der Pepinière und den Pensionärchirurgen teilen, die für sich die vordersten Bänke beanspruchten. Hufelands Poliklinikum war in einem Parterreraum der Universität selbst, nach der Gartenseite eingerichtet. Was für die Charité galt, galt auch für die Bibliothek. Professoren und Studenten waren lediglich auf die Bücherschätze der königlichen Sammlung angewiesen, die uns heute in diesen Räumen Platz gemacht hat. Kein Institut besaß auch nur ein Buch, so wie die Chemiker ihre Apparate selbst anzuschaffen hatten, wenn sie nicht wie Klapproth und später Mitscherlich, Chemiker der Akademie waren.

Es ging in allem recht kläglich zu, wie der weitere Text seiner Rede beweist. Was dann später daraus geworden ist, war ein ermutigendes Beispiel. Die Praxis war in unserem Fall gut vertreten, es fehlte noch der für eine Fakultät so notwendige wissenschaftliche Nährboden der theoretischen Fächer in der Medizin.

Fritz von Bergmann, selbst einmal als Pharmakologe bei Straub und später bei Heubner tätig, wollte die Pharmakologie samt Personalbestand für die Freie Universität gewinnen. Auch Prof. von Kreß, den ich schon vor mehreren Jahren während seiner Tätigkeit als Chefarzt des St. Lazarus-Krankenhauses durch unsere Arbeiten über das Hungerödem kennengelernt hatte, war sehr daran interessiert, uns in die neue Fakultät einzugliedern. Ich stand zu dieser Zeit noch in Verhandlungen mit Lyman Craig vom Rockefeller Institut in New York und, wie geschildert, mit Prof. Weese in Düsseldorf.

Von Bergmann gegenüber äußerte ich die Hoffnung, daß die Besetzung weiterer Lehrstühle in der Medizin Kollegen mit großer Hochschulerfahrung und weitreichender internationaler Reputation vorbehalten sein sollte, weil sie von einer jungen Universität dringend benötigt würden. Dabei dachte ich zunächst an unseren gemeinsamen Lehrer Wolfgang Heubner, der diese Voraussetzungen in idealer Weise erfüllte, viele Jahre als Dekan von medizinischen Fakultäten verschiedener Universitäten gewirkt hatte, Rektor in Göttingen gewesen war, und als Mitglied wissenschaftlicher Akademien sowie nationaler und ausländischer wissenschaftlicher Gesellschaften großes Ansehen besaß. Von Bergmann bezweifelte, daß er sich noch einmal für eine solche Aufgabe als Lehrstuhlinhaber und Institutsdirektor in seinem Alter zur Verfügung stellen würde. Ich versprach ihm, bei Heubner anzufragen und ihm zugleich das Prekäre unserer Situation, aber auch die meiner Ansicht nach bedeutende Aufgabe zu schildern. Mit den gleichen Argumenten konnte ich auch Herrn von Kress überzeugen, der sich hoch erfreut zeigte, wenn es gelänge, Heubner für die Freie Universität zu gewinnen, der seine Krankheit inzwischen gut überstanden hatte. Die gleiche Zustimmung fanden wir bei Frau Dr. Ingeborg Sengpiel, der jungen Hochschulreferentin des Oberbürgermeisters Dr. Ernst Reuter. Ernst Reuter zögerte zuzuerst mit der Berufung wegen des fortgeschrittenen Alters und der bereits erfolgten Emeritierung Heubners, der am 18.6.1949 72 Jahre alt wurde, setzte dann aber doch nach Anhörung des Kuratoriums seine Unterschrift unter die Urkunde. Nun kam es auf Heubners Entscheidung an. Da ich ebenso wie v. Bergmann Zweifel hatte, ob er zusagen würde, habe ich ihn weiterhin über die sich immer mehr zuspitzende Situation des Institutes unterrichtet. Ich versprach Fritz von Bergmann, ihn über die Ergebnisse unserer Korrespondenz auf dem laufenden zu halten und informierte ihn auf seine Frage, was ich selbst in der Zukunft vorhätte, über meine Pläne und begründete, warum meine Entscheidung, in Berlin zu bleiben oder die Stadt zu verlassen, von dem Entschluß Heubners abhängen würde, noch einmal als Ordinarius anzutreten. Diskretion war notwendig, zumal ich in dieser Zeit, wie v. Bergmann natürlich bekannt war, auch die Verantwortung für die Beschäftigung aller Mitarbeiter trug. Was im Fall einer Absage Heubners geschehen sollte, stand zunächst nicht zur Diskussion.

Heubners Berufung an die Freie Universität

Am 14.4.1949 schrieb ich an Heubner, der sich in der Kuranstalt Mammern am Bodensee erholte:

Sehr verehrter Herr Professor!
Nun zu unserem Berliner Rechts-Links-Problem, wie Sie so schön schreiben. Ich hoffe, Sie sind damit einverstanden, wenn ich mit rechts beginne: Das hat nichts mit Affektbetontheit oder politischer Ausrichtung zu tun. Es wurde uns gestern mitgeteilt, daß nunmehr der Ruf an Sie durch die Medizinische Fakultät der Freien Universität mit Zustimmung des Oberbürgermeisters Ernst Reuter ergangen sei. Nun hängt das Schicksal des Instituts und seiner Insassen daran, ob Sie annehmen oder ablehnen. Ihre Bedenken verstehe ich vollkommen. Die Freie Universität hat sicher nicht viel Geld, aber das allein kann ja nicht entscheidend sein, denn die andere hat ja auch nichts, wie wir am eigenen Leibe durch Etatkürzungen und Streichungen erfahren haben. Natürlich ist es eine politische Exposition, doch bin ich der Meinung, daß wir vielleicht unsere darniederliegende Wissenschaft durch Einrichtungen wieder etwas ergänzen können, wenn wir über brauchbares Geld verfügen. Damit wären wir bei dem heikelsten Problem. Wenn die Dinge so weiter laufen, wie sie es bei dem augenblicklichen Stand hier im Institut tun, dann kann von einer guten wissenschaftlichen Ausbildung des Nachwuchses keine Rede mehr sein. Dann wäre es tatsächlich besser, in den Westen zu gehen. Damit stimme ich vollkommen mit Ihnen überein. Ich werde aber in Düsseldorf nicht eher zusagen, bis sich die hiesige Situation geklärt hat und ich persönlich noch einmal mit Ihnen über alles sprechen kann.
Jetzt kommt die linke Seite: Von Wandel und Brugsch habe ich nichts gehört. Die Zusagen, die man Ihnen in dem letzten Brief machte, wurden bis heute nicht gehalten. Ich weiß nicht, ob Sie etwas anderes erwartet haben. Von Herrn Linzbach hörte ich vor einigen Tagen, daß Rössle zum 1.6.49 gehen wird. Wohin konnte er mir nicht sagen. Er wußte auch nicht, ob er in Berlin bleiben wird. Der neue Dekan der medizinischen Fakultät ist Klinke. Er rief mich gestern an und will mich heute sprechen. Fräulein Dieterici sagte mir, daß er versuchen will, zu retten, was in der Fakultät noch zu retten ist. Der Mangel an Nachwuchsleuten wird immer größer. Ich selbst habe keine Neigung, mich nach allem, was vorgefallen ist weiter aufzureiben ganz abgesehen davon, daß es dem Institut nichts mehr nützt. Unter den jetzigen Verhältnissen benötigen wir unbedingt einen Westmark-Etat, sonst können wir zumachen, und Westmark wird uns die Ostuniversität nicht geben können, selbst wenn sie es wollte. Die krampfhaften Finanzierungsversuche mit Freien Läden zeigen doch deutlich, daß die finanzielle

Lage im Osten schlechter wird. Die enteignete Industrie ist bei dem Mangel an Rohstoffen ja überhaupt nicht in der Lage, genügende Steuern aufzubringen. Dazu kommt noch, daß qualifizierte Arbeitskräfte fast völlig fehlen. Von den Leuten mit Kenntnissen geht halt einer nach dem anderen nach dem Westen. An die leeren Versprechungen, die den Intellektuellen von Zeit zu Zeit gemacht werden, die letzte unglücklicherweise am 1. April, glaubt kein Mensch mehr. Versprechungen hören wir jetzt vier Jahre lang ohne daß etwas gehalten wurde. Diese Erfahrungen haben Sie ja schließlich auch gemacht. Die Ost-Universität scheint uns völlig abgeschrieben zu haben. Bei der letzten Kälteperiode habe ich einen dringenden Appell an die Universität gerichtet um Lieferung von Kohlen, da uns sämtliche Versuchstiere einzugehen drohten, ohne jeden Erfolg. Die technische Beschaffungsstelle der Universität hat Herrn Uhlig gegenüber erklärt, daß Institute aus den Westsektoren nicht mehr berücksichtigt werden könnten. Mit der Futterbeschaffung haben wir große Schwierigkeiten. Bisher hat sich das Landesgesundheitsamt West noch bereit erklärt, die Futterlieferung für das erste Quartal zu übernehmen. Alle diese Dinge zwingen zur Entscheidung, die jetzt bei Ihnen liegt.

Zum Abschluß noch einige allgemeinere Dinge, die Sie sicher auch interessieren. Der Geldumtausch, bei dem wir anfänglich Schwierigkeiten hatten, ging so vor sich, daß wir maximal 60% unseres Gehaltes in Westmark umtauschen konnten. Das ist natürlich zu wenig, wenn man die gesamte Miete und die Lebensmittel in Westmark bezahlen muß. Mehr als 300,00 DM werden unter keinen Umständen umgetauscht. Einer Zeitungsnotiz der letzten Tage entnehmen wir, daß Professoren der Linden-Universität [so wurde die Humboldt-Universität von den Berlinern genannt] vorläufig kein Geld umtauschen können; eine endgültige Entscheidung soll jedoch die Alliierte Militärbehörde treffen. Es wurde z. T. damit begründet, daß die Professoren ja Lebensmittelpakete von den Russen kriegen. Das mag sein. Ich habe nie eines abgeholt. Auch bei uns wurde nicht gerade wohlwollend vermerkt, daß wir eine Bescheinigung der Linden-Universität vorzuweisen hatten. Herrn Kalow erging es so beim Umtausch, daß erst der Leiter der Geldumtauschstelle seine Genehmigung dazu geben mußte. So wird das arme Volk der Berliner gezwickt und gezwackt, auf daß wir nur ja richtige Demokraten werden. Es ist zu witzig und man könnte ohne Zweifel alles mit Humor betrachten, wenn es den einzelnen nicht täglich gleichsam an der Lebensader treffen würde.

Nach Rücksprache mit Prof. Klinke schrieb ich am 19.4.49 nach Zürich an Heubner:

Die Osterfeiertage haben mit ihrem herrlichen Wetter uns wieder ein biß-
chen Auftrieb gegeben, ebenso die 12800 Tonnen Luftbrücke. Die Zeitungen
blähen sich auf mit den Voraussagen, daß wir solche Tonnagen nun gleichsam täglich erleben würden, es wäre sehr schön.

Sicher wird Sie meine Unterredung mit Klinke interessieren, die ich im
letzten Brief bereits ankündigte. Klinke ist zur Zeit Dekan. Er meinte,
daß mir seitens der Universitätsbehörden recht viel Unrecht angetan worden sei. Er wolle sich bemühen, die ganze Angelegenheit in Ordnung zu
bringen und mich zunächst zum kommissarischen Leiter des Instituts befördern lassen, welche Freude! Ich machte ihn darauf aufmerksam, daß wir
völlig bankrott seien und daß neuerdings auch die frühere Kaiser-Wilhelm-
Gesellschaft einen Anspruch auf Miete in Westmark erheben würde. Er hat
sich alles notiert und will es den maßgebenden Stellen zur Erledigung vorlegen. Ich wünsche ihm viel Vergnügen. Ich erinnere mich dunkel, daß wir
fast vier Jahre lang versucht haben, mit diesen vorgesetzten Dienststellen
auf gütlichem Wege überein zu kommen. Ich habe Herrn Prof. Klinke
erzählt, daß wir für das Institut im ganzen Winter 25 Zentner Briketts
bekommen hätten, er war sehr erstaunt darüber, weil er allein für seine
Privatwohnung 40 Zentner bekommen hatte. Es interessierte Klinke auch zu
hören, daß Sie sich wiederholt um den Neuaufbau eines Institutes innerhalb
und außerhalb der Charité bemüht hätten, und damit waren wir schon
beim locus minoris resistentiae angelangt. Die Fakultät hat wohl gemäß
Ihrem Vorschlag Herrn Holtz aus Rostock berufen. Holtz hat aber wohl zu
verstehen gegeben, daß er nur dann bereit sei, diese Berufung anzunehmen,
wenn ihm ein Institut eingerichtet würde.

Die „finanzkräftige" (finanzkraftlose) Ostuniversität (Humboldt) hat
sich einen neuen Scherz ausgedacht, indem sie uns ein halbes Monatsgehalt
vorenthalten will. Vielleicht ist das aber nur eine Meysche Ente. Ich weiß
nicht, ob es Ihnen von dort aus möglich ist, die verschiedenen Komplikationen zu übersehen, die sich für die Bewohner der Westsektoren ergeben,
die vom Ostsektor her bezahlt werden. So wie sich uns das Problem jetzt
darstellt, kann man es etwa auf folgenden Nenner bringen: In den Westsektoren kann auf die Dauer nur existieren, wer hier arbeitet und Westgeld
verdient. Wer auf die Bezahlung in Ostmark angewiesen ist und keine
Stelle im Westen bekommen kann, wird in den Ostsektor ziehen müssen.
Eine Zwischenlösung ist bei dem jetzigen Kursverhältnis Westmark : Ostmark auf die Dauer untragbar, ganz abgesehen davon, daß sich bei inter-
sektoraler Arbeit und Bezahlung fast täglich neue Schwierigkeiten ergeben,
die die Menschen nicht zur Ruhe kommen lassen. Ich könnte mir vorstellen,
daß alle diese Dinge auch für Ihre Entscheidung von Wichtigkeit sind,
sofern Sie nicht in der Zukunft Ihren dauernden Wohnsitz in Westdeutschland aufschlagen wollen.

Die Berufung werden Sie wohl inzwischen bekommen haben. Wir alle sind sehr gespannt auf Ihre Antwort.

Die nächsten Briefe an Heubner liefern weitere Situationsberichte. Aus dem Brief an Prof. Heubner vom 26.4.1949 nach Riehen/Basel:

In der außenpolitischen Lage unseres Institutes hat sich bisher wenig geändert. Nach der Besprechung mit Klinke schien die Möglichkeit zu bestehen, daß sich die Universitätsbehörden mehr als bisher um uns kümmern würden. Es ist aber bisher nichts geschehen, was unsere nicht übermäßig angenehme Situation bessern könnte. Ich bin mir nicht darüber im Klaren, ob wir noch Strom und Gas verbrauchen dürfen, oder ob wir noch den Telefonapparat benutzen können. Soll die Universität sehen, wie sie mit den Rechnungen fertig wird. Prof. von Kress ist nach Wiesbaden abgefahren, Dr. von Bergmann hat nichts Positives von sich hören lassen. Es blieb beim allgemeinen Gerede, jedoch soll in dieser Woche eine Entscheidung von Seiten des Magistrates fallen. Wie ich höre, ist Ihre Berufung auch vom Magistrat unterschrieben. Es wäre natürlich sehr wünschenswert, wenn es endlich zu einer klaren Entscheidung käme. Die Vorlesungen werden an beiden Universitäten in der nächsten Woche beginnen. Ich habe bisher keine Vorlesung an der Humboldt-Universität angekündigt. Es ist mir angenehm, daß mich bisher niemand beauftragt hat, die Pharmakologie-Vorlesung zu übernehmen. Dies würde mich zweifellos vor eine unangenehme Situation stellen, denn eine Absage könnte natürlich die Existenz unseres Institutes mehr noch als bisher gefährden. Wir müssen also noch Geduld haben.

Wie ich höre, hat sich Prof. Rössle noch einmal bereit erklärt, im Sommer zu lesen. Es ist schmerzlich und etwas komisch zugleich, daß er am Ende des Semesters nun schon zweimal eine Abschiedsrede hielt, um im nächsten wieder die Vorlesung aufzunehmen. Ohne Zweifel hat er auch große Sorgen, die vor allem auch der Besetzung seines Lehrstuhles durch einen geeigneten Nachfolger gelten.

Nun noch etwas zur Innenpolitik: Dr. Remmer ist nach Wiesbaden gefahren, als einziger Vertreter unseres Institutes. Er ging schwarz über die Grenze, da er trotz Befürwortung nicht rechtzeitig einen Flugplatz erhalten konnte. Auch Prof. von Kress bekam übrigens nur Priorität 4 und hat sich darüber verständlicherweise geärgert. Wenn wir Westgeld hätten, könnten wir hier in Berlin sehr schöne optische Registriereinrichtungen kaufen, bzw. bauen lassen. Vor ein paar Tagen habe ich mit einem Wissenschaftler bei Osram verhandelt, um endlich eine geeignete Meßzelle für unseren Monochromator zu bekommen. Wir werden in etwa 3 Wochen eine für unsere Zwecke sehr brauchbare hochempfindliche Photozelle mit Quarz-

fenster und Elektronenverstärker bekommen. Dazu will Osram uns eine Wolframband-Lampe als Lichtquelle liefern, kostet alles zusammen ungefähr 500,- Westmark. Ich komme mir vor wie ein Hochstapler. Irgend jemand wird es schon bezahlen. Ich habe deswegen schon vorsichtige Andeutungen beim Landesgesundheitsamt West gemacht, die uns vielleicht helfen können.

Einen großen Teil der Zeit nehmen jetzt die Examenstermine ein, in dieser Woche an vier verschiedenen Tagen. (Ein Glück, daß er dann mal festsitzt!!, Stuhlmann). Im übrigen verbringe ich manche Stunden mit oft recht frustranen Besprechungen bei diversen Behörden. Am Eiweiß wird auch noch weiter geforscht. Beim Abbau von Pferde- und Menschenalbumin mit Hypochlorit zeigten sich entsprechend der verschiedenen Struktur die erwarteten Unterschiede. Es scheint so zu sein, daß zur Decarboxylierung der in den Proteinen enthaltenen Aminosäuren mehr Hypochlorit notwendig ist als zur einfachen Spaltung von Peptidbindungen. Das geht aus einem Vergleich der Untersuchungen hervor, die mit der Warburg-Methode durchgeführt wurden und solchen, bei denen die Proteinspaltung durch die Bestimmung des gasförmigen Stickstoffverlustes und durch Rest-N-Ermittlung gemessen wurde.

Aus dem Brief an Prof. Heubner vom 27.4.1949 nach Riehen/Basel:

Die Post braucht jetzt wieder längere Zeit, denn Ihr Brief vom 19.4.49 traf erst heute ein. Als ich zuletzt in dem Brief vom 14.4.49 die Frage stellte, ob Sie an die neue Universität gehen werden, hatte mir Prof. von Kress erneut mitgeteilt, daß ein Ruf an Sie ergangen sei und gleichzeitig damit auch das Problem der Einrichtung eines neuen Institutes eine befriedigende Lösung gefunden hätte. Wie ich Ihnen gestern mitteilte, ist aber trotz aller Zusagen bis heute nichts Entscheidendes geschehen. Ich habe Herrn Prof. von Kress noch kurz vor seiner Abreise nach Wiesbaden sprechen können und ihn darauf aufmerksam gemacht, daß er kaum mit einer bindenden Antwort durch Sie rechnen könnte, wenn die Institutsfrage nicht vorher gelöst würde. Ich hoffe, das war auch in Ihrem Sinne. Prof. von Kress ist daraufhin nochmal bei von Bergmann vorstellig geworden. An diesem Stand der Dinge hat sich bisher nichts geändert.

Frau von Perband teilte uns vor zwei Tagen telefonisch mit, daß Ihre offizielle Berufung durch den Magistrat der Stadt Berlin unterschrieben sei und auch bereits ein Sachetat in Westmark für unser Institut vorläge. Ich weiß nun nicht, ob eine Änderung der Berliner Situation durch evtl. Aufhebung der Blockade alle bisherigen Pläne über den Haufen wirft. Wenn wir hier alle nun sehr daran intereresssiert sind, welche Entscheidung Sie schließ-

lich treffen, dann hat das vor allem auch seinen Grund darin, daß wir wissen möchten, wie wir uns in unserer jetzigen Lage der Linden-Universität gegenüber verhalten sollen. Eine Zeitlang sah es nämlich so aus, als ob die ostzonalen Behörden an uns gänzlich desinteressiert seien. Wir mußten immerhin damit rechnen, daß die Universität die in den Westsektoren wohnenden Institutsangehörigen entlassen würde, wobei man vielleicht nur bei solchen eine Ausnahme gemacht hätte, die unmittelbar für den Vorlesungsbetrieb wichtig sind. Inzwischen hat sich das ja wohl durch das Eingreifen von Klinke wieder etwas geändert. Unter diesem Gesichtspunkt bitte ich zu verstehen, wenn ich vielleicht etwas zu intensiv nach Ihrer Entscheidung fragte. Es ist interessant, daß sich die Verwaltung der Linden-Universität heute sogar bei uns erkundigte, welche Westmark-Ausgaben wir im April gehabt hätten.

Hoffentlich verstehe ich jetzt richtig zu übersetzen, was Sie über den Enthusiasmus von Herrn Landsberg, Mitglied des Magistrats (SPD) und die kluge Nüchternheit von Friedensburg, stellvertretender Bürgermeister (CDU) schreiben. Sollte sich nun der Enthusiasmus gegenüber der Klugheit durchgesetzt haben? Ich freue mich, daß Sie mir zur Erläuterung geschrieben haben, daß wirklich verantwortliche Männer manchmal vorsichtiger urteilen und handeln als Jugendliche. Andererseits bin ich froh, daß man diesen Satz doch nicht dahingehend verallgemeinern kann, daß sie in jedem Fall auch richtiger handeln.

Natürlich habe ich Heubner eingehend über meine Pläne informiert, ihm auch zugesagt, zu seiner Unterstützung wie bisher in Berlin zu bleiben und nicht nach Düsseldorf oder den USA zu gehen, obwohl mir das in beiden Fällen manchen Vorteil gebracht hätte. Voraussetzung blieb, daß er sich entschließen würde, das Amt eines Ordinarius für Pharmakologie an der Freien Universität zu übernehmen. Heubner ließ sich mit der Beantwortung des Rufes Zeit, Fritz von Bergmann fragte inoffiziell bei mir an, ob ich ggf. bereit wäre, meine West- und USA-Pläne aufzugeben. Herr von Kreß würde das ebenfalls sehr begrüßen. Ich sah keinen Anlaß, auf diese Frage einzugehen und erinnerte an die Begründung meines Vorschlages zugunsten von Heubner.

Die Lage spitzte sich weiter zu. Durch Erlaß des zuständigen amerikanischen Stadtkommandanten und den Magistratsbeschluß Nr. 294 vom 18.5.1949 wurde das Pharmakologische „Institut mit Inventar" in die Verwaltung des Magistrats von Groß-Berlin überführt und der Freien Universität zur Verfügung gestellt. In gleicher Weise galt dieser Beschluß für das Pflanzenphysiologische Institut, das Institut für Meteorologie und das Pharmazeutische Institut. Die Institute sollten den gleichen Unterrichts- und Forschungszwecken wie bisher – nunmehr im Rahmen der Freien Universität –

verwaltungsmäßig wie haushaltsmäßig dienen, so heißt es in diesem Erlaß in schönstem Bürokratendeutsch. Das Hauptgebäude der Biologischen Zentral-anstalt wurde der Freien Universität zur Errichtung der Anatomischen und Physiologischen Anstalt übergeben. Auf den Lehrstuhl für Physiologie wurde M. H. Fischer, auf den für Anatomie von Herrath berufen.

Weese hatte sich inzwischen entschlossen, wieder die Leitung der Pharma-kologie der Bayer-Werke in Elberfeld zu übernehmen. Er teilte mir mit, daß der „Rat" der Medizinischen Akademie in Düsseldorf beschlossen hätte, mich in die engere Wahl für seine Nachfolge einzubeziehen. Das schien mir nicht so bedeutsam, da mir bekannt war, daß Weese Fritz Hahn dafür vorgesehen hatte. Ich kam mit auf die Liste der Fakultät, die an das Kultusministerium in Nordrhein-Westfalen weitergereicht wurde. Auf einigen „Listen" hatte ich schon vorher gestanden. Das hatte nicht viel zu bedeuten. Fritz Hahn, mit dem ich mich immer sehr gut verstanden habe, wurde erst 1951 berufen.

Der Etat für die Pharmakologie, über den noch zu verhandeln war, wurde von der Freien Universität gestellt. Die Finanzierung bereitete im Anfang die größten Schwierigkeiten. Heubner hatte inzwischen den Ruf auf den Lehrstuhl der Pharmakologie an der Freien Universität erhalten und ange-nommen, nach eigenen Angaben am 1.6.1949. Er kam am 29.5.1949 nach län-gerem Urlaub, in dem er nach eigenen Aussagen fast 2 Monate krank war, in gutem Gesundheitszustand nach Berlin zurück. Mit Wirkung vom 1.6.1949 gaben wir alle unsere Stellen an der Linden-Universität auf. Ich informierte Prof. Weese in Düsseldorf, Prof. Kögl in Utrecht und Prof. Knipping in Köln über unsere neue Situation und bat um Verständnis für meinen Entschluß, in Berlin zu bleiben. Sie billigten meine Absage. Über das Risiko, das ich damit einging, war ich mir im klaren.

Die Medizinische Fakultät in statu nascendi

Die Herauslösung der in Dahlem liegenden Institute aus der alten Universität führte zu Protesten von Seiten der Zentralverwaltung für die sowjetische Besatzungszone, obwohl sie nach alliiertem Kontrollrecht für dieses Gebiet nicht zuständig war. Sie nannte sich übrigens seit einiger Zeit „Deutsche Verwaltung für Volksbildung in der Sowjetischen Besatzungszone", ohne daß sich dadurch irgendetwas geändert hätte. Rompe, der Vizepräsident dieser Institution sprach in einer Pressekonferenz von einer „beispiellosen Angelegenheit des Raubes der Dahlemer Institute" und ergänzte diese Polemik durch die fatale Äußerung, „daß deutsche Landsleute von uns unter Vorspannung einer fremden Besatzungsmacht darangehen, wesentliche Bestandteile der deutschen Einheit, denn ein solcher ist die Humboldt-Universität, zu zerstören, um Spaltung um jeden Preis durchzuführen". Unsere Erfahrungen hatten zur Genüge gezeigt, daß seine Behörde an diesen Instituten schon lange nicht mehr interessiert war. Es war leere Propaganda, die Rompe von sich gab.

Rompe und Wandel hatten in maßgebender Position alle Bemühungen des Groß-Berliner Magistrats und der drei westlichen Alliierten behindert, die Universität Berlin aus der stalinistischen Aufsicht zu lösen und sie einem parteipolitisch unabhängigen Kuratorium zu unterstellen. Wem gehört eine deutsche Universität in einem besetzten Land? Das ist natürlich eine müßige Frage, wenn sich das ganze Geschehen, um das es hier geht, in einer Stadt abspielt, die unter einem Viermächtestatus der Sieger steht. Die Friedrich-Wilhelms-Universität war preußisches Staatseigentum und wurde nach 1945 aufgrund der Kontrollratsbestimmungen Eigentum des Landes Berlin, vertreten durch den Magistrat von Groß-Berlin. Die Unterstellung der Universität unter die sowjetzonale Verwaltung entsprach demnach nicht den Kontrollratsbestimmungen. Alle Gebäude in Dahlem, mit Ausnahme der Kaiser-Wilhelm-Institute, waren rechtmäßiges Eigentum des Berliner Magistrats. Unüberbrückbare Gegensätze in der Berlin- und Deutschlandpolitik verhinderten eine zunächst noch möglich erscheinende Verständigung zwischen den Universitäten. Die stalinistische Politik verurteilte die Berliner Universität zu fortschreitendem Siechtum.

Das Institut, in dem wir arbeiteten, gehörte übrigens nie der Universität, auch nicht dem Berliner Magistrat, sondern der Kaiser-Wilhelm-Gesellschaft, bzw. der späteren Max-Planck-Gesellschaft, die dafür in den ersten Nachkriegsjahren keinen Pfennig Miete verlangt hat. Wir waren hier Gäste. Das Institut hat mit seinem Personal und dem wissenschaftlichen Gerät, das zum größten Teil aus Mitteln des Landes Berlin, der Zentralverwaltung für das Gesundheitswesen und des Roten Kreuzes beschafft wurde, der gesamten Bevölkerung von Berlin und der Ausbildung der Studenten der Nachkriegsjahre in West und Ost gedient. Auch an der Freien Universität war das Institut für alle Berliner da. Die westlichen Alliierten haben uns nie daran gehindert, auch weiterhin Studenten der Humboldt-Universität als Doktoranden aufzunehmen und Examenskandidaten der Medizin beider Universitäten zu prüfen, bis dies von Seiten der Ostberliner Behörden untersagt wurde.

Natürlich war die Gründung einer Universität in dieser schweren Zeit ein großes Wagnis. Mancher der alten Professoren hielt sich zurück und mahnte zur Vorsicht, auch wenn er politisch auf der Seite der Erneuerer stand. Als entschiedener Gegner der neu zu gründenden Universität trat lediglich Prof. Peters, der Dekan der Juristischen Fakultät der alten Universität hervor, der Rompe zu Hilfe kam und offenbar am Zustand seiner Universität nichts auszusetzen hatte. Ihn störten weder die bedrohlichen Besetzungsschwierigkeiten, die sich in der Medizinischen Fakultät verhängnisvoll auswirkten noch die alles überwachende Tätigkeit der deutschen Parteiaktivisten, die viele schon zum Verlassen ihrer Universität veranlaßt hatte. Peters begründete das anders mit den kuriosen Worten, „daß von West-Berlin her vieles getan wurde, um die Lage der an der Humboldt-Universität befindlichen nicht kommunistischen Professoren und Studenten ständig zu erschweren". Auch die unverändert radikalen Zulassungsbedingungen zum Studium, die juristisch höchst angreifbar waren, kritisierte er nicht. Es blieb unklar, warum sich Peters so intensiv gegen die Gründung einer politisch freien Universität aussprach, obwohl ihm als Mitglied der CDU im Westberliner Abgeordnetenhaus die Ursachen der politischen Differenzen zwischen den Stadthälften hinreichend bekannt sein mußten. Anscheinend führte er zur gleichen Zeit schon Verhandlungen mit einer westdeutschen Universität, die offenbar erfolgreich waren, denn Kürschners Gelehrtenkalender verzeichnet ihn bereits unter dem Datum 1949 als ordentlichen Professor an der Kölner Universität.

Die freundschaftlichen Beziehungen zu den Kollegen im Osten blieben erhalten. Von Feindschaft zwischen den Universitäten, wie sie Herr Rompe mit seinen affektgeladenen Äußerungen zu propagieren versuchte, konnte keine Rede sein. Dies zeigte sich z. B. bei der Annahme von Doktorarbeiten, die von Studenten der Humboldt-Universität in der Charité angefertigt worden waren, bevor sie an die Freie Universität überwechselten und nun hier damit promovieren wollten. Ich hatte über das Problem schon mit Prof. Hohlweg, dem Leiter des Instituts für experimentelle Endokrinologie in der Frauenklinik der Charité, aber auch mit anderen Kollegen der Medizinischen Fakultät sowohl der Humboldt-Universität als auch der Freien Universität gesprochen. Es bestanden grundsätzlich keine Bedenken. Ausschlaggebend war allein die Qualität der Untersuchungen. Hohlweg schrieb in einem Brief vom 14.1.1952: „Ich hatte vor kurzem in dieser Angelegenheit eine Besprechung mit Prof. Brugsch. Dieser meinte, daß man die Sache in vernünftiger Weise regeln soll, ohne davon irgendein Aufsehen zu machen." Dies geschah. Die vorgelegten Arbeiten „Aus dem Institut für Experimentelle Endokrinologie an der Charité Berlin" wurden nach entsprechender Prüfung angenommen. So wurde auch in anderen Fällen dieser Art verfahren. Von unserer Seite wurden diese Verbindungen nicht getrennt. Das besorgten die politischen Akteure der Humboldt-Universität, nicht unsere Kollegen. Mancher Mitarbeiter in der Humboldt-Universität wäre die politischen Aufsichtsbeamten des Parteiaktivs der SED gern losgeworden, wagte aber nicht den Schritt zur Freien Universität. Vorsicht, Unsicherheit und Wankelmut, die sich zwangsläufig unter jeder Diktatur breit machen, bestimmten ihr Verhalten.

Robert Havemann, der bis 1950 in unserer unmittelbaren Nachbarschaft arbeitete, hat sich zu unserem Entschluß, die Humboldt-Universität zu verlassen, um Forschung und Lehre an der Freien Universität fortzusetzen, nicht geäußert. Seine Position am Max-Planck-Institut war zu dieser Zeit schon sehr geschwächt.

Die Gründung der Freien Universität war keine Kampfansage an die Humboldt-Universität, wohl aber an ihre parteipolitischen Beherrscher. Für mich blieb sie meine alte Universität, die in der Tradition der Friedrich-Wilhelms-Universität fortleben sollte. Wir Mediziner verfolgten den Zusammenbruch der einstmals so bedeutenden Medizinischen Fakultät der ehemaligen Friedrich-Wilhelms-Universität wie der Charité mit Trauer. Wir sahen den Sinn der neuen Gründung neben dem politischen viel mehr noch unter dem sachlichen Gesichtspunkt, der medizinischen Wissenschaft zu einer Arbeitsstätte zu verhelfen, die sich vor allem der Förderung des Nachwuchses annehmen sollte, um die es an der Humboldt-Universität besonders schlecht bestellt war.

Von der Verwaltung folgte übrigens keinerlei Reaktion auf unseren Auszug. Auch die linientreue Verwaltungsdirektorin Frau von Pritzbuer, mit der Heubner noch vor Einreichung seines Emeritierungsantrages wegen der willkürlichen, ohne vorherige Diskussion verfügten Streichung einer Assistentenstelle in Konflikt geraten war, ließ nichts von sich hören. Vielleicht war diese Stille schon darauf zurückzuführen, daß auch Angehörige der Verwaltung mit ihren Gedanken oder schon tatsächlich unterwegs zur Freien

Universität waren. Die Vertretung in der Pharmakologie wurde vorübergehend Prof. Bonsmann übertragen, der früher als Regierungsrat am Reichsgesundheitsamt tätig war und nun zur veterinärmedizinischen Fakultät der Berliner Universität gehörte.

Schon das schmale Vorlesungs- und Personalverzeichnis der Humboldt-Universität für das Wintersemester 1948/49 gibt objektiv Auskunft über den inzwischen abgelaufenen und sich fortsetzenden Schrumpfungsprozeß. Von den 21 dort genannten ordentlichen Professoren, unseren alten Lehrern aus vergangener Zeit, waren mehr als die Hälfte über 70 Jahre alt und hatten längst den Ruhestand verdient. Zwei Kollegen waren bereits emeritiert. Vier weitere hatten ihre Emeritierung zum Semesterende eingereicht. Die Professoren Sauerbruch, Stoeckel, Bonhoeffer, von Eicken, Löhlein, Rössle, Heubner, Stieve und Lohmann waren schon in jüngeren Jahren als Ordinarien in ihren Fächern an der Friedrich-Wilhelms-Universität tätig, deren internationale Anerkennung sie mit geschaffen hatten. Sie bestimmten auch im Alter nach wie vor das Ansehen der Fakultät. Lohmann war der einzige Jüngere in diesem Gremium. Doch erlebten sie zu ihrer großen Enttäuschung, daß es unter den herrschenden Bedingungen nicht möglich war, qualifizierte jüngere Nachfolger zu finden. Der Lehrstuhl für Innere Medizin, der durch den Weggang von Gustav von Bergmann schon 1946 frei geworden war, konnte nicht mit einem wissenschaftlich prominenten Kollegen besetzt werden. Zuletzt hatte Prof. Wollheim, der aus der Berliner Schule kam, die Berufung nach Berlin abgelehnt und den Ruf nach Würzburg angenommen. Auch in anderen Fächern scheiterten Berufungsverhandlungen. Der Versuch, Prof. Schulte, Bremen, einen Schüler Prof. Bonhoeffers, als Nachfolger für das Amt seines Lehrers zu gewinnen, mißglückte. Prof. Holtz, Rostock, der als Nachfolger Heubners berufen wurde, sagte ab und ging als Ordinarius für Pharmakologie an die Universität nach Frankfurt/Main. Fritz Jung, der in Würzburg nicht akzeptiert wurde, nahm die Berufung nach Berlin 1950 auch ohne Institut an. Auch Rössle fand zunächst keinen Nachfolger für das Ordinariat in der Pathologie. Sein Schüler Linzbach verließ die Humboldt-Universität, übernahm die Prosektur im Urban-Krankenhaus in West-Berlin und wurde später als Ordinarius nach Marburg und dann nach Göttingen berufen. Auch Stoeckel hatte Schwierigkeiten einen Nachfolger zu finden. Als jüngerer Ordinarius konnte allein Prof. Klinke, Rostock, für die Kinderheilkunde gewonnen werden, der Prof. Stoelzner ablöste, aber schon bald darauf Verhandlungen mit der Medizinischen Akademie in Düsseldorf aufnahm und schließlich dem Ruf dorthin im Wintersemester 1950/51 folgte.

Viel schlimmer war der Mangel an Nachwuchs im Bereich der Dozenten. Nur noch zehn sind im Vorlesungsverzeichnis 1949 genannt, davon verließen drei noch im akademischen Jahr 1949/50 die Humboldt-Universität. Dazu gehörten auch die beiden Söhne des Vizepräsidenten für die Medizin in der

Zentralverwaltung, Prof. Brugsch. Beide übernahmen klinische Abteilungen in Berliner Krankenhäusern, Herbert Brugsch die Kinderheilkunde im Krankenhaus Moabit, Joachim Brugsch etwas später die innere Medizin im Krankenhaus Friedrichshain. Ich wurde nach Umhabilitation an die Medizinische Fakultät der Freien Universität mit Wirkung vom 1.12.1949 zum planmäßigen Extraordinarius für Pharmakologie ernannt. Damit erneuerte und vollzog das Kuratorium der Freien Universität den Beschluß meiner alten Fakultät, dessen Erfüllung die kommunistische Verwaltung verweigert hatte.

Im September 1949, nur kurze Zeit nach Heubner, folgte der prominente, national und international anerkannte Gerichtsmediziner Prof. Dr. Müller-Heß, Ordinarius und Direktor des Gerichtsmedizinischen Institutes der Humboldt-Universität einem Ruf an die Freie Universität. Auch der bekannte Ophthalmologe Prof. Walter Löhlein verzichtete aus Verstimmung über die bestehenden Verhältnisse an der Humboldt-Universität auf seinen Lehrstuhl und wurde zum Honorarprofessor an der Medizinischen Fakultät der Freien Universität ernannt.

Die Gründung der Freien Universität stieß im westlichen Deutschland nicht auf die ungeteilte Zustimmung, mit der wir nach allem, was in Berlin passiert war, gerechnet hatten. Westdeutsche Rektoren lehnten es ab, an der Eröffnungsfeier der Freien Universität teilzunehmen. Prof. Hallstein, Rektor der Universität Frankfurt a. M. und später Erfinder der leider so wirkungslos gebliebenen Hallstein-Doktrin, sprach von einem Verstoß gegen die deutsche Einheit. Es lohnt sich heute nicht mehr, darüber zu urteilen, weil diese Erklärungen offenbar auf völliger Unkenntnis oder falscher Beurteilung der politischen Verhältnisse in Berlin beruhten. Die Zeit ist darüber hinweggegangen. Es traf vor allem die immer wiederkehrende Behauptung nicht zu, daß mit der Gründung eine Ausschaltung der alten Universität bezweckt wurde. Der Weg zu einer Verständigung zwischen beiden blieb offen, doch das erwies sich als Illusion. Er wurde nicht begangen. Von einigen politischen Fanatikern abgesehen, gab es keine ernsthaften Differenzen zwischen den Professoren in Ost und West. Es war kein Novum, daß eine große Stadt zwei Universitäten unterhielt. Die Verständigungsschwierigkeiten unter den Alliierten und die sich ständig steigernden politischen Gegensätze zwischen Ost und West ließen keine andere Lösung zu. Die Gründung einer in Freiheit lehrenden und forschenden Universität war, um es zu wiederholen, eine bewußte Notwendigkeit im Sinne Hegels. Wie hätte es sonst für junge Leute aus West-Berlin ausgesehen, die nach dem späteren Mauerbau durch die Sowjets hier studieren wollten?

Die Kassandrarufe dieser Kritiker machten keinen Eindruck, zumal uns in dieser Phase des Aufbruchs zu einer neuen Universität der Bundespräsident Theodor Heuss wirksamen Beistand leistete. Am 1.11.1949 hielt er am gleichen Ort (Titania-Palast), an dem die Freie Universtät am 4.12.1948 gegründet

146

wurde, vor den Studenten und Dozenten in Gegenwart des Oberbürgermeisters Ernst Reuter und des Rektors Edwin Redslob eine Rede „An die
Jugend von Berlin". Sie begann mit einem Bericht über die Erlebnisse und
Erfahrungen des neunzehnjährigen Studenten Theodor Heuss, der aus einer
süddeutschen Kleinstadt nach Berlin gekommen war. Die natürliche, teils
auch humorvolle Schilderung seiner Begegnungen mit bedeutenden Persönlichkeiten aus Kunst, Wissenschaft und Politik wurde von dem Auditorium
mit gespannter Aufmerksamkeit aufgenommen und mit großem Beifall
bedacht.

Das Ende seiner Rede bildete ein Aufruf zur Gemeinsamkeit der Anstren-
gungen:

Wir müssen gemeinsam den Versuch machen, in neuen Gesinnungen neue
Formen eines gesicherten Lebensgefühls zu schaffen. Und das gilt vor allem
auch für die jungen Menschen mit. Ach Gott, die Kriegszeit hat ihnen die
Jahre der Ausbildung, Jahre der Freude, hat vielen die Gesundheit geraubt,
und trotzdem, es können auch aus diesem bösen Krieg Dinge für junge
Menschen fruchtbar bleiben, vielleicht fruchtbar werden. Was hat man
denn von ihnen verlangt? Tapferkeit und Kameradschaft. Tapferkeit, die
wird auch heute von der Jugend verlangt, und zwar jene Tapferkeit, die die
Wirklichkeit erkennt und vor ihr nicht erliegt: die harte Wirklichkeit. Keine
Flucht in das Unverbindliche, sondern die Dinge angehen, wie sie sind. Und
Kameradschaft? Über Herkünfte, soziale Stellung und Berufsabsicht hin-
ausgreifende freie Bindung.

Und hier liegt nun das Problem der Universität. Die Universität mußte,
nachdem mancher Mißbrauch mit der geistigen Struktur geschehen war,
eine Gefährdung ihres Sinnes erleben. Wieso denn? Weil sie in die Notwen-
digkeit gestoßen wurde, Menschen, deren Berufsausbildung zerbrochen war,
irgendwie zu helfen. Sie war in der Gefahr, und sie ist noch in der Gefahr,
nun eben doch nichts anderes zu sein als höhere Fachschule, und das eben
darf sie nicht sein. Ganz selbstverständlich, daß die jungen Menschen,
denen der Krieg den Beginn ihrer Ausbildung unterbrochen hatte, als sie
heimkamen, nichts anderes tun wollten als arbeiten, arbeiten, arbeiten,
zum Examen hin. Keine Lehrergeneration hat eine so fleißige Schülergene-
ration erlebt, die unter den unerträglichsten Voraussetzungen arbeitete, um
fertig zu werden Und es war natürlich auch das Ziel, daß sie mit eingestellt
blieb in die Zweckhaftigkeit der Spezialisierungen. Schicksal der Wissen-
schaft, es darf nicht ihr Verhängnis werden. Die Wissenschaft muß als ein
in sich ruhender Wert begriffen und behalten werden, der nicht von der
„Rendite" abhängt, im Wert, der aus den Aufgaben und Leistungen sich
verjüngend und bewährend überall vor der gleichen Frage der Wahrheit
steht.

Und nun noch ein paar Bemerkungen zum Schlusse. Die Zeit, da der Waffenruhm und individuelles Heldentum die Geschichte geschrieben haben, diese Zeit ist vorbei, seit der Krieg ein technisch-fabrikatorisches Großunternehmen geworden ist. Es werden neue Maßstäbe der Wertung des Geschichtlichen nicht bloß zu finden, sondern zu deuten und zur Symbolkraft zu führen sein. Das ist, was ich im Auge hatte, als ich in Bonn von dieser schwersten Aufgabe sprach, in der wir alle stehen, in der wir vor allem im Gespräch mit der Jugend stehen: ein neues Nationalgefühl zu bilden, das auch auf die billigen Sprüche verzichtet und zu den echten Werten hinführen will. Nur auf dem Boden einer bedingungslosen Wahrhaftigkeit gegenüber der eigenen Geschichte wird dieses neue tragende Nationalgefühl werden. Selbstkritik ist nicht Selbstzerstörung, sondern ist der Weg zur Läuterung.

Und hier stehen die Universitäten mit Forschung und mit Lehre in der Verantwortung. Die Universitäten sind auch keine Veranstaltung, um Gesinnungen zu drillen. Das sollten sie einmal sein – sollen sie das wieder sein? Die Freie Universität hier ist geschaffen worden, um sich von solchen abzuheben. Das ist ihr tiefster Sinn. Aber das Wort Freie Universität darf nicht bloß die Parole der Distanzierung zu einem anderen Wissenschaftsbetrieb sein, sondern in dem Wort „Freie" Universität soll auch ein Programm der inneren Erfülltheit stehen.

Zurück zu der täglichen Arbeit, die mit der Freiheit gewonnenen neuen Möglichkeiten auch weiterhin in die Tat umzusetzen, der Aufgabe, von der Heuss sprach, gerecht zu werden.

Die Arbeit in Dahlem an der Freien Universität

Die mit der Ernennung zum Extraordinarius verbundene Erweiterung meiner Rechte brachte keine Änderung meiner wissenschaftlichen Tätigkeit im Institut. Heubner hatte mir schon vorher völlig freie Hand gelassen und die von mir angeregten Arbeiten stets gefördert. Die Übernahme neuer Pflichten hat mir keine Schwierigkeiten bereitet. Für uns brachte dieser Schritt an die neue Universität Vorteile, die natürlich erst nach und nach volle Konturen erhielten. Die Zahl der Assistentenstellen wurde allmählich erhöht, der im Anfang noch sehr bescheidene Etat in Westwährung ließ nun endlich eine Verbesserung unserer apparativen Ausstattung zu. Die Zahl der Doktoranden – an Mangel hatten wir auch vorher nicht gelitten – steigerte sich beträchtlich. Für Kalow und Wendel, die der Einladung von C. F. Schmidt an das Institut für Pharmakologie in Philadelphia gefolgt waren, traten Karl Bartmann und Helmut Kewitz als Assistenten ein. Remmer wurde Oberassistent und habilitierte sich als einer der ersten 1950 in der neuen Medizinischen Fakultät mit einer Arbeit über Strukturveränderungen der Plasmaproteine bei unzureichender Ernährung, die auch Kritik an den bisher geltenden Methoden zur Bestimmung des Plasmavolumens und neue methodische Vorschläge dazu enthielt. Sie fußte in wesentlichen Zügen auf den Erfahrungen, die wir bei unseren gemeinsamen Untersuchungen an Patienten mit Hungerödemen gewonnen hatten.

Das Institut in der Garystraße, das uns in den ersten schweren Nachkriegsjahren zur wertvollen Zuflucht geworden war, war zu klein geworden für die Bewältigung der sich mehrenden neuen wissenschaftlichen Aufgaben. Mit der Suche nach Erweiterungsmöglichkeiten hatte ich schon genügend Erfahrungen aus dem ersten Nachkriegsjahr. So konsultierte ich zunächst die mir befreundeten Kollegen aus der Kaiser-Wilhelm-Gesellschaft und erfuhr, daß in dem unmittelbar benachbarten Institut für Ernährungswissenschaften Räume frei wären, die anscheinend dort nicht mehr benötigt wurden. Das große Gebäude, die ehemalige Biochemie, gehörte nach wie vor der Kaiser-Wilhelm-Gesellschaft. Prof. Butenandt, der letzte Direktor des Institutes, hatte nicht die Absicht, nach Berlin zurückzukehren. Der Schwerpunkt der biochemischen Forschung sollte nach München verlegt werden. Im Einvernehmen mit Prof. Heubner und mit Billigung des Kuratorialdirektors, Fritz von Bergmann, führte ich nach Beratungen mit den Professoren Überreiter und Stranski vom Kaiser-Wilhelm-Institut für Physikalische Chemie Verhandlungen mit den Verantwortlichen der Berliner Verwaltung der Gesellschaft, Herrn Walter Forstmann und Frau Reinold, die sehr daran interessiert waren, uns zu helfen. Es kam sehr schnell zu einer Übereinkunft, der auch die damaligen Benutzer des Institutes zustimmten. Wir erhielten zunächst fast die Hälfte des Gebäudes, den Keller mit großen Kühl- und Zentrifugenräumen, das Erdgeschoß, in dem wir u. a. die Werkstatt und die Bibliothek unterbringen konnten, dazu kamen noch alle Laboratorien des ersten Stockwerks zur sofortigen Nutzung. Insgesamt waren es etwa 750 m² Nutzfläche, weit mehr, als wir in dem kleinen Nachkriegsinstitut in der Garystraße zur Verfügung hatten, das wir zunächst beibehielten. Aus der alten großen Enge befreiten wir uns durch schnelle Verlegung der Werkstatt, der Bibliothek und einiger Laboratorien noch am Ende des Jahres 1949 bzw. Anfang 1950.

Es fehlte uns noch ein Hörsaal. Er wurde uns im Institut für Wasser-, Boden- und Lufthygiene durch den Direktor Prof. Liese zur Verfügung gestellt. Der Hörsaal lag am Corrensplatz, kaum 100 m von unserem Institut entfernt. Das war für Heubner, der nun nicht mehr die mühsamen Fahrten in die Charité anzutreten brauchte, eine enorme Erleichterung. Er gab sehr gern seine Zustimmung zu dem gesamten Verhandlungsergebnis.

Auf Heubner wartete viel Arbeit in dieser jungen, im Aufbau befindlichen Fakultät, die auf seinen Rat in grundlegenden Fragen angewiesen war. Schon 1950, ein Jahr nach seiner Berufung an die Freie Universität, wurde Heubner zum Dekan gewählt. Er blieb es für die Dauer von zwei Jahren. Mit 73 Jahren, so alt wurde er in diesem Jahr, war Heubner noch immer arbeitsfreudig und voller Energie. Seine große akademische Erfahrung und seine weitreichenden Beziehungen auch im internationalen Bereich waren für die weitere Entwicklung der medizinischen Fakultät von größter Bedeutung. Es mag sein, daß seine kritische Art nicht immer Begeisterung ausgelöst hat, doch erwarb er sich durch die Sicherheit seines Urteils in kurzer Zeit uneingeschränktes Vertrauen. Seine tatkräftige Mitwirkung beeindruckte auch viele bekannte Wissenschaftler im Ausland, die der Gründung der Freien Universität zunächst sehr skeptisch gegenübergestanden hatten.

Die Zerstörung demokratischer Institutionen im Ostteil der Stadt ging weiter. Die Sozialistische Einheitspartei beanspruchte auch die Kontrolle über die ehemals preußische, von Leibniz gegründete, hochangesehene Akademie der Wissenschaften, die sie zu einer Einrichtung der DDR im Titel umfunktionierte. Als der Präsident der Akademie 1950 eine Ergebenheitsadresse an Stalin zu dessen 70. Geburtstag ohne vorherige Befragung der Mitglieder sandte, traten Heubner, der Ophthalmologe Löhlein und andere Gelehrte aus Protest dagegen aus der Akademie aus.

Bedeutsam für die weitere Entwicklung war die Schaffung einer besonderen Institution im Rektorat zur Wiederherstellung der Beziehungen zu ausländischen Universitäten, die zusätzlich zu dem bereits vorhandenen DAAD einen wissenschaftlichen Austausch durch Einladung von Gastprofessoren ermöglichte. Daran beteiligten sich zuerst die amerikanischen Universitäten Columbia, New York, und Stanford, San Francisco. Die Ford Foundation stiftete beträchtliche Mittel. Die ersten unserem Fach näherstehenden Wissenschaftler, die einer Einladung der Medizinischen Fakultät der Freien Universität folgten, kamen allerdings nicht aus den Vereinigten Staaten. Es waren Wilhelm Feldberg, Direktor am National Institute for Medical Research in Mill Hill, London, Schüler von Sir Henry Dale und früher Dozent für Physiologie an der Friedrich-Wilhelms-Universität Berlin, bevor er von Hitler zum Exil gezwungen wurde, Prof. E. Rothlin, Basel, Leiter der Pharmakologie der Firma Sandoz, und Paul Oswald Wolff, Genf, Leiter der Abteilung für Suchtmittelfragen bei der Welt-Gesundheits-Organisation, früher Schriftleiter der Deutschen Medizinischen Wochenschrift zusammen mit dem Internisten Prof. Reinhard v. d. Velden, bei dem ich 1936 noch einige Monate in einem privaten Krankenhaus gearbeitet habe, das Siemens gehörte. Beide wurden durch die Nationalsozialisten aus Deutschland vertrieben und fanden zunächst Arbeit und Unterkunft in Südamerika. v. d. Velden starb in Argentinien. Auch Klaus Unna, Chicago, ebenfalls aus Deutschland bzw. Österreich emigriert, sowie der Pharmakologe Prof. C. A. H. Buttle aus London gehörten mit zu den ersten Gastprofessoren.

Wir waren sehr überrascht, welch positive Resonanz die Gründung der Freien Universität im westlichen Ausland fand. Auch in Zukunft hatten wir noch mit erheblichen Schwierigkeiten zu kämpfen, die uns der Osten bereitete, doch die bedrückende geistige Isolation war beendet. Das half uns über vieles hinweg, den späteren Bau der Mauer inbegriffen.

Gegen Ende des Jahres 1950 überließ uns die Kaiser-Wilhelm-Gesellschaft das gesamte Institut, das, historisch bemerkenswert, einst auf Anregung von Paul Ehrlich und seinem Schüler, dem Immunologen August von Wassermann als Kaiser-Wilhelm-Institut für experimentelle Therapie 1912 gegründet, später nach Berufung von Carl Neuberg zum Kaiser-Wilhelm-Institut für Biochemie erweitert und durch Adolf Butenandt nach der Übernahme im Jahre 1936 vollständig renoviert und umgestaltet wurde (s. Abb. 2). Durch den jetzt vollzogenen Einzug der Pharmakologie wurde es wieder in den Bereich der ursprünglich gestellten Aufgabe, der experimentellen Therapie, zurückgebracht. Darin sahen wir eine besondere Verpflichtung. Eine verwaltungsrechtliche Bürgschaft wurde vom Magistrat der Stadt Berlin übernommen, die das Institut von der Kaiser-Wilhelm-Gesellschaft, inzwischen zur Max-Planck-Gesellschaft umbenannt, im Jahre 1957 als Eigentum erwarb und der Freien Universität und damit uns auf Dauer zur Verfügung stellte.

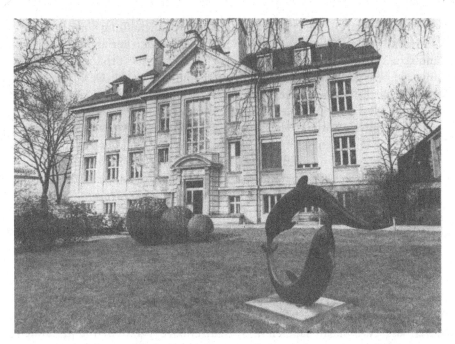

Abb. 2. Institut für Pharmakologie, ehemaliges Kaiser-Wilhelm-Institut für Biochemie

Das Institut in der Garystraße gaben wir an die Kaiser-Wilhelm-Gesell-schaft zurück. Es wurde von Frau Prof. Else Knake übernommen und diente ihr bis 1963 als Forschungsstelle für Gewebezüchtung der Max-Planck-Gesell-schaft. Nach dem späteren Abriß dieses Gebäudes entstand an dieser Stelle das große Institut für Embryonalpharmakologie und Toxikologie der Freien Universität mit einem für beide Institutionen der Pharmakologie gemeinsam zu nutzenden, hervorragend eingerichteten neuen Tierstall.

Nun mußte akademisches Leben durch die junge Generation eingebracht werden. Die Studenten waren zweifellos die stärksten Träger der Ideen, die zur Gründung der Freien Universität führten. Frei wovon, das war allen klar, frei wozu, das mußte noch gestaltet werden. Keiner von ihnen, die im Hotel Esplanade als Schrittmacher gewirkt hatten, forderte eine grundsätzliche Änderung der Universitätsstruktur, aber sie wollten ein Mitspracherecht in den akademischen Gremien, was ich selbst nach den Erfahrungen an der Humboldt-Universität für berechtigt, sogar für notwendig hielt. Daß es hier nicht zu radikalen, für die junge Universität schädlichen Folgen kam sondern vernünftige Vorschläge durchgesetzt wurden, lag an der Besonnenheit der Studenten in dieser Zeit der Gründung. Es war aber auch ein besonderes Ver-dienst von Helmut Coper, dem ersten frei gewählten Asta-Vorsitzenden der neuen Universität. Er hatte eine schwere Zeit als Verfolgter des Nazi-Regimes hinter sich und besaß aufgrund bitterer Erfahrungen in der niedergekämpften Hitlerdiktatur auch unter seinen Kommilitonen politische Autorität. Die stimmberechtigte Mitwirkung der von der Studentenschaft gewählten Vertreter an den Entscheidungen der Fakultät, des akademischen Senats und im Kuratorium hat sich über viele Jahre bewährt, bis die Unruhen der endsechziger Jahre diese gemeinsamen Werte zu zerstören versuchten.

Heubner hat sich zu den Gründen, die der Wissenschaft das Leben in Berlin schwer machten, in einem Aufsatz geäußert, den er 1953 unter dem Titel „Education in the Shadow of the Iron Curtain" für die weit verbreitete amerikanische Zeitschrift *Science* schrieb. Aus ihm zitiere ich einen Auszug, der seine Eindrücke von den Begegnungen mit dieser Generation von Studenten wiedergibt, die bereit waren, die erneut bedrohte akademische Freiheit zu verteidigen. Heubner schreibt:

I received the offer to serve as head of the pharmacology department in May 1949. Although I had doubts about anything another call at the age of 72, I have since served another $3^1/_2$ years in teaching and research. Therefore, after very close and careful observation, I can relate some of our experiences at the Free University of West Berlin.

From the history of the foundation, it is evident that the student body has taken a very special part in the function of the University, at least as compared to other German universities. The students were the ones who were exposed to Russian methods first, and therefore acting in solidarity with their fellows and reacting most violently against those methods, they became most vocal in calling for a new school.

Members of the first classes of students, some of whom have graduated and served as instructors, consider the Free University their creation. They have, therefore, received and accepted considerable rights in the administration of the school. In this way there was created a spirit of cooperation between the oldest professor and the youngest student. After 44 years of uninterrupted teaching, this spirit has contributed tremendously to the enrichment of my life. Perhaps to you in the United States there is nothing new about this, but we in Germany are enjoying such fraternity for the first time at the Free University of Berlin. We have student participation on all committees and administration bodies; the students have a voice (and very often excellent judgment) in admissions to the school. On the other hand, the faculty is always invited, although not always present, to attend their meetings, discussions, and social gatherings. It happens that one of their meeting places is right across from my house. Thus, I may even be called upon somewhat more frequently than others, occasionally even at times not too convenient. However, contact with youth exerts the same influence on age as the earth had upon Antaeus; some of the girl students are very pretty, as even baldness and white hair will admit.

I would not have wanted to miss these years of close cooperation with the student body. The friendships that have developed on this basis will certainly last longer than my lifetime, because these experiences are by no means mine alone.

In respect to our actual work, the teaching and learning process, we are far from being in a desirable position. In Berlin we are living on an island of the Western World surrounded by high and threatening seas. The significance of this is recognized, but its impact can be fully understood only through day-to-day living. Every morning we become aware anew that only the ready and determined preparedness of the Western powers is the dam which prevents our island from becoming completely engulfed. Let us not forget, however, that in the area around our island, in the Russian Zone, there live thousands of people, suppressed and often threatened. Daily, over a period of years, there has been a stream of people entering Berlin, more than one thousand a day during the last few months. They came empty-handed, in need of money, clothing, work, and housing. The citizens of Berlin, hard-working and persevering as they may be, are unable to cope with this endless river of misery and want. Although there are public funds for the expensive and often dangerous air transportation of these refugees into the western part of Germany, the waiting period in Berlin is costly and tedious, and often long.

The burden of refugees and unemployed upon the budget of the city is reflected at the University in decreased funds for scientific books, supplies, and apparatus. West Berlin supports the University by tax money. We are profoundly grateful for the many and magnanimous donations, above all of books and expensive apparatus, which American philanthropy has sent us through both private and official channels.

There are many students among the refugees from the Eastern Zone. They come with hope and great expectations because they know that the Free University was created for those who want to study as free men and not under the yoke of a doctrine. Of course, we cannot admit all of them; their number is far too great, and we have to insist on the same scholastic standards for applicants from both East and West Berlin. It is often heart-rending to see the plight of these hopeful young men and not be able to help them.

Interest in sciences is lively, although often overshadowed by worry about the future. It is my impression that, compared to the ground swell of optimism I find in America, the attitude of our students toward their future is often pessimistic. Therefore, quite a few young men, often the most promising, wish to emigrate, especially to America, where they hope to find better *opportunities. Apart from practical reasons, the interest in the countries of the Western World, in their people, and their ways of living is great. Every opportunity to meet with foreign students and visitors from the West is eagerly sought. Foreign visitors, students and professors alike, are welcomed and invited to discussion groups whenever it is possible. This constitutes a sharp reversal from the days of Hitler's propaganda, which antagonized and defamed everything originating outside Germany. It has become only too clear, how false and irrational were his insularity and chauvinism.*

Naturally, it is a great help to all of us to see that large parts of this earth are ruled by tolerance and love of freedom. This explains my happyness in speaking to our American colleagues, to whom we of the Free University of Berlin feel akin.[1]

Ausbau unserer Forschung

Hohe Priorität hatte für uns in dieser Zeit der Ausbau der Forschung. Wir konnten endlich wertvolle, moderne Geräte anschaffen, die für die von uns bevorzugte biochemische Forschungsrichtung dringend benötigt wurden. Das Unitarian Service Committee stiftete uns ein Beckman Spektrophotometer und zahlreiche Bücher zur Ergänzung unserer Bibliothek. Wir waren sehr dankbar dafür. Der Kontakt zu den amerikanischen und englischen Freunden blieb unbegrenzt erhalten.

Natürlich lebten wir nun nicht in einem universitären Schlaraffenland. Die Universität lieferte den Etat zur Verbesserung der Grundausstattung. Diese Mittel waren der Zeit entsprechend durchaus begrenzt. Für die Bewältigung der sich mehrenden Forschungsprojekte waren wir auf die Einholung von Drittmitteln angewiesen, für deren Erwerb wie üblich überzeugende Begründungen und entsprechende Leistungsnachweise erbracht werden mußten. Hier half uns vor allem der inzwischen angelaufene Marshall-Plan und eine McCloy-Spende bei der Ergänzung der Ausstattung mit neuestem wissenschaftlichen Gerät.

Die Bearbeitung der pathophysiologischen Grundlagen von Ödemen, nunmehr verschiedener Genese, die damit verbundenen Störungen des Elektrolythaushalts und die damals neuen Versuche einer Therapie mit Kationenaustauschern, die in Zusammenarbeit mit Martin Wolf, dem neu hinzugekommenen Assistenten und mehreren Berliner Kliniken durchgeführt wurden, insbesondere der von Bartelheimer in Berlin-Moabit, fanden wohl deswegen große Resonanz, weil sie neue Erkenntnisse über die Vorgänge

---

[1] Vollständiger Text: Science (1953) Vol. 118, No. 3057, p. 121-125

beim Austausch von Na- und K-Ionen im Darm und der Niere mit ihren Folgen für den Stoffwechsel durch Veränderung des Säure-Basen-Gleichgewichtes im Körper vermittelten. Es war klinische Pharmakologie, die hier in erfolgreicher Kombination von Theorie und Praxis betrieben wurde. Sie betrafen auch die Analyse von Stoffwechselprozessen, die für den zellulären Transport von Na- und K-Ionen durch Zellmembranen und die Erhaltung der extra-intrazellulären Ionenkonzentrationsgradienten verantwortlich waren. Prof. Butenandt, damals noch in Tübingen, der sich für die theoretischen Grundlagen der Ionenaustauschertherapie interessierte, sandte mir eine Einladung zu einem Kolloquium mit einem Anerkennungsschreiben für die geleistete Arbeit.

Obwohl die Indikation für diese Therapie begrenzt war und nur für solche Fälle in Frage kam, in denen die Anwendung der bekannten Diuretica versagte oder kontraindiziert war, brachten mir die neu gewonnenen pathophysiologischen bzw. pathochemischen Erkenntnisse eine große Reihe von Einladungen anderer Universitäten oder ärztlicher Gesellschaften zu Vorträgen ein. Interessant und anregend waren jeweils die Diskussionen. Zwei habe ich in bester Erinnerung behalten, die eine fand in Göttingen statt unter temperamentvoller Beteiligung von Prof. Karl Thomas, dem Direktor der medizinischen Forschungsanstalt in der Max-Planck-Gesellschaft, von Prof. Ludwig Lendle, dem Direktor des Institutes für Pharmakologie, und Prof. Schoen, dem Direktor der Medizinischen Universitätsklinik. Vorsitzender der Medizinischen Gesellschaft war Prof. Kleinschmidt (Kinderheilkunde), mit dem ich schon vorher über die neue Therapie von Ödemerkrankungen korrespondiert hatte. Die zweite fruchtbare Diskussion fand nach dem Vortrag in der Medizinischen Gesellschaft der Universität Marburg statt, zu dem mich H.E. Bock, Direktor der Medizinischen Universitätsklinik, und Manfred Kiese, Direktor des Pharmakologischen Institutes, eingeladen hatten. In beiden Fällen traf ich auf Gesprächspartner, die über klinische Erfahrungen auf dem Gebiet der Therapie von Ödemkrankheiten und den diuretisch wirkenden Pharmaka verfügten und wesentliche Anregungen zu unserer Arbeit lieferten.

Das Gebiet Elektrolyt- und Wasserhaushalt haben wir auch in den nächsten Jahren weiter bearbeitet. Es ging hauptsächlich um das Ausmaß der enteralen Na-Bindung an den Austauscher, die Abgabe der Ammonium-Beladung und den Stoffwechsel dieser Ionen in der Leber der Patienten. Auch das Verhalten der K-Ionen spielte eine besondere Rolle. Sind die Kationen-Austauscher in der Therapie der Nephrose brauchbar, und wie verhalten sie sich bei der Beseitigung des Aszites bei der Leberzirrhose? Störend waren nur die großen Mengen, die zur Bindung äquivalenter Mengen von Na im Austausch gegen die Kationen des Austauschers eingesetzt werden mußten. Auch in den Reihen der praktizierenden Ärzte war das Interesse sehr groß, wie der

Besuch des Vortrages auf dem Therapiekongreß in Karlsruhe bewies, zu dem mich Prof. Wollheim, Würzburg, eingeladen hatte.

Die theoretisch nach wie vor interessanten Ionenaustauscher wurden in der Therapie bald durch neue Diuretica verdrängt, die wirksamer und weniger toxisch waren als die älteren Produkte, insbesondere die quecksilberhaltigen Verbindungen.

Die stark verbesserten Arbeitsbedingungen, die Vermehrung der Stellen für Assistenten und technisches Personal ermöglichten endlich die schon lange beabsichtigte Ausdehnung unserer Forschungen auf die Pharmakologie des Nervensystems. Den äußeren Anlaß dazu gaben Beobachtungen über Nebenwirkungen von Kontaktinsektiziden, deren Anwendung in der blockierten Stadt mit ihren an manchen Stellen ungünstigen hygienischen Bedingungen oft notwendig war. Häufig benutzt wurde seit 1949 das Hexachlorcyclohexan als technisches Produkt oder in der Form des reinen γ-Isomeren, als Lindan im Handel, das die wesentliche Wirksubstanz darstellte, aber nicht so harmlos und ungefährlich für den Menschen war, wie damals behauptet wurde. Unverantwortlich war die Verwendung als Anthelminticum zur Therapie des Darmbefalls mit Oxyuren bei Kindern. Schädigungen zeigten sich vor allem in Funktionsstörungen des Zentralnervensystems. Da wir auch durch die Gesundheitsbehörde um Rat und Hilfe gebeten wurden, veranlaßten wir sofort eine Warnung und die dringende Mahnung zur Einstellung solcher Behandlungen, zumal schon durch Tierversuche bekannt war, daß mit Gammexan ebenso wie mit dem technischen Rohprodukt, das verschiedene Isomeren des Hexachlorcyclohexans enthielt, in höheren Dosen generalisierte Krämpfe erzeugt werden konnten. Besonders auffällig war dabei die Nachhaltigkeit seiner Wirkung auf das Zentralnervensystem. Dies bestätigte sich in Versuchen, bei denen wir die Ansprechbarkeit des Zentralnervensystems der mit HCH behandelten Ratten auf Analeptica und Barbiturate prüften. Das Ergebnis war überraschend. Die Nachhaltigkeit der Wirkung einer einzigen, allerdings hohen Dosis der HCH äußerte sich nach Ablauf einer primären generalisierten Erregung in einem tagelang anhaltenden Verlust der konvulsiven Wirkung von Pentetrazol, Pikrotoxin und Nikethamid. Es stellte sich heraus, daß auch das β- und ebenso das α-Isomere des HCH, beide keine Kontaktinsektzide, langanhaltende antikonvulsive Wirkungen besaßen, die je nach Dosis länger als 14 Tage nach einmaliger Gabe anhielten. Mit diesen Prüfmethoden ließen sich die Wirkungen krampferzeugender Pharmaka differenzieren. Das β-Isomere war ein Antagonist des γ-Isomeren, verhinderte dessen tödlichen Effekt, steigerte und verlängerte dabei durch Synergismus aber die beiden gemeinsame antikonvulsive Wirkung. Hierfür mußten Rezeptoren, wahrscheinlich im Bereich der Formatio reticularis, vorhanden sein. Diese Versuche lieferten neue Erkenntnisse über die sterische Spezifität neuropharmakologischer Wirkungen. Das α-Isomere war hochwirksam gegenüber Pentetrazol, hatte aber keine Schutzwirkung bei Pikrotoxingabe und elektrischer Erregung. Bei der starken Lipoidlöslichkeit aller Hexachlorcyclohexane mußte mit einer Speicherung der Isomeren in den Zellen, den Axonen und der Marksubstanz des Zentralnervensystems gerechnet werden, was Koransky und Ullberg später mit radioaktiv markierten Verbindungen nachgewiesen haben. Die Funktionsstörung betraf offenbar nur ein eng begrenztes Gebiet, alle vegetativen Funktionen blieben unverändert erhalten.

An diesen Arbeiten, die zur Entdeckung der sterischen Spezifität dieser Wirkungen des Hexachlorcyclohexans mit ihrem Synergismus und Antagonismus führten, war Helmut Coper maßgebend beteiligt, der damit seine Laufbahn in der Pharmakologie als Doktorand am 17.1.1950 begann. Am 13.6.1951 hielt ich einen Vortrag mit dem Titel „Eingriffe am Nervensystem mit Hexachlorcyclohexan" in der inzwischen wieder zugelassenen Berliner Medizinischen Gesellschaft über diese neuen Befunde. Eine interessante Diskussion mit Neurophysiologen, Neurologen und Klinikern schloß sich an.

Am 25.6.1951 erhielt ich einen Brief von Prof. S. W. Loewe, Salt Lake City, in dem er mir über die Bestätigung unserer Befunde berichtete und großes Interesse an der Forsetzung und Erweiterung dieser Arbeiten in einem eigenen Forschungsprogramm zusammen mit Studenten (post graduates) des Department of Pharmacology in der Universität von Utah äußerte. Ich habe das sehr begrüßt.

Im März 1952 besuchte uns im Institut in Dahlem der Neurophysiologe Marcel Monnier von der Universität Genf, der auf Einladung von Prof. M. H. Fischer Gastvorlesungen in der Physiologie gehalten hatte. Er hatte von unseren Versuchen gehört und ließ sich nun genauer informieren. Monnier bearbeitete in seinem Laboratoire de Neurophysiologie Appliquée Funktionsstörungen bei der Epilepsie. Er berichtete über seine bioelektrischen Untersuchungen und die von ihm und seinen Mitarbeitern geschaffene Ableitungstechnik am Kaninchengehirn. Monnier lud mich ein, gemeinsam mit ihm an unserem Problem in Genf zu arbeiten. Außerdem sollte ich in der Société Médicale de Genève am 26.6.1952 einen Vortrag halten. Ich nahm dankend an, mußte aber darauf hinweisen, daß ich wegen der bevorstehenden Feier zum 75. Geburtstag Heubners erst nach dem 18.6.1952 kommen könnte.

Heubners 75. Geburtstag

Am 18.6.1952 wurde Heubners 75. Geburtstag in der Universität gefeiert. Es war eine höchst eindrucksvolle Veranstaltung, an der die wissenschaftliche Prominenz der Stadt überwältigenden Anteil nahm. Der Magistrat der Stadt Berlin war durch den Senator für Volksbildung, Joachim Tiburtius, vertreten, der zugleich auch im Namen des Kuratoriums Heubner den Dank der Stadt Berlin aussprach. Als höchster Vertreter der Universität folgte der Rektor, Hans Frhr. von Kress mit einer sehr warmherzigen, von Achtung und Ehrfurcht vor der Lebensleistung und der Persönlichkeit Heubners getragenen Rede, dem er sich durch lange gemeinsame Tätigkeit in der alten und neuen Universität verbunden fühlte. Prof. Lendle überbrachte die Grüße und Glückwünsche der Universität Göttingen und verlas die Urkunde mit der Ernennung zum Ehrendoktor der Medizinischen Fakultät, an der Heubner 18 Jahre gewirkt hatte. Der Dekan der Mathematisch-Naturwissenschaftlichen Fakultät der Freien Universität verkündete Heubners Ernennung zum Ehrendoktor seiner Fakultät. Ich konnte ihm den umfangreichen Band einer von Heilmeyer, Lendle und mir redigierten Festschrift überreichen, an dem sich zahlreiche in- und ausländische Kollegen beteiligt hatten, allein die Dahlemer Pharmakologen mit zwölf Arbeiten aus unserem Forschungsbereich. Der Band war vorzüglich ausgestattet vom Springer-Verlag hergestellt. Manfred Kiese (Marburg) hielt den Festvortrag über Heubners Lebenswerk, seine Untersuchungen am roten Blutfarbstoff.

Heubner dankte in Anwesenheit seiner Frau und der zahlreichen alten und jungen Freunde, die ihn durch das Leben begleitet hatten, mit einer uns allen sehr nahegehenden Rede, in der er weniger auf die Wissenschaft, sondern mehr auf seine vielseitigen Lebenserfahrungen als Universitätslehrer einging, aufgelockert durch manche witzige Bemerkung. In der Freude an der Erkenntnis sah er den wesentlichen Wert der Wissenschaft. Das von ihm stets in den Vordergrund gestellte Thema, der für ihn unabdingbare Zusammenhang von Wissen und Verantwortung, die Gewissenhaftigkeit im Denken und im Handeln, bildeten auch hier wieder den Kern seiner Rede. Er bereitete das Auditorium auf seinen Abschied vor. Manches erinnerte an Gedanken, die er in seiner Eröffnungsrede als Ehrenvorsitzender auf dem Kongreß in Nauheim

1950 als Stellvertreter des plötzlich verstorbenen Vorsitzenden der Deutschen Pharmakologischen Gesellschaft Otto Riesser geäußert hat, dem er damals einen ergreifenden, tiefempfundenen Nachruf widmete. Das Studium dieser Rede, die in den Verhandlungsberichten unserer Gesellschaft gedruckt ist, kann jedem empfohlen werden, der sich Interesse an der Geschichte der Pharmakologie bewahrt hat, Das Manuskript seines Dankes zum 75. Geburtstag ist nicht erhalten, wohl aber ein von ihm verfaßtes Gedicht, von dem ich einige Verse wiedergebe:

Am meisten bleib ich ja verbunden
Dem Kreis, der sich zu mir bekennt,
Zum Teil noch nah, z. T. entschwunden,
Was man gemeinhin „Schüler" nennt,
Die doch in Wahrheit selbst gefunden,
Was Allen uns im Herzen brennt:
Es gibt kein bessres Ziel im Leben
Als nach der heilgen Wahrheit streben.
Ich bin in meinen hohen Tagen
Gar herzlich froh der Sympathie,
Die Viele mir entgegentragen,
Und tiefen Glücks genieß ich sie.
Denn kann man wohl sich Bessres sagen,
Als daß von allem Was und Wie
Nach dem das eigne Sein sich lenkte
Ein Teil auch Andern etwas schenkte?
Noch stehn um mich in voller Blüte
Die Blumen der Geburtstagspracht,
Sie werden welken; doch der Güte,
Die Sie und andres mir gebracht,
Gedenk ich weiter im Gemüte
Und nehme bis zur ewgen Nacht
Zum Zeugnis sie, daß auf der Erde
Die Güte schließlich siegen werde.

Ausweitung der pharmakologischen Forschung

Mein Urlaubsgesuch zur Durchführung der Arbeiten in Genf am Laboratoire de Neurophysiologie Appliquée in der Zeit vom 21.6. bis 12.8.1952 wurde vom Dekan der Medizinischen Fakultät tatkräftig unterstützt. Die Untersuchungen in Genf wurden durch Mittel des Bundesministeriums des Inneren gefördert. Mein Vortrag „L'Action anticonvulsivante des hexachlorcyclohexanes" war auf den 26.6.1952 angesetzt. In der gleichen Sitzung sollte auch der damalige Direktor des pharmakologischen Instituts der Universität Genf, Prof. Dr. Frommelt über „Epilepsie expérimentale et diencephale" sprechen.

Herrn Monnier teilte ich mit, daß mein Mitarbeiter aus dem Berliner Arbeitskreis, Helmut Coper, zur Assistenz mitkommen werde, da dieser sich intensiv mit der sterischen Spezifität der HCH-Wirkungen, ihren Synergismen und Antagonismen befaßt hatte und auf diesem Gebiet besondere Erfahrungen besaß. Mir schien das notwendig, weil mir nur zwei Monate für die experimentelle Arbeit in Genf zur Verfügung standen und wir zu zweit natürlich schneller vorwärtskommen würden. Heubner hatte eine Reise in die USA geplant, die er nach dem 15.8.1952 antreten wollte.

Nach Überwindung der üblichen Paßschwierigkeiten fuhren Coper und ich am 21.6.1952 in Berlin ab und waren am 22.6.1952 in Genf. Wir wurden dort sehr gut untergebracht und im Institut von Monnier und seinen Mitarbeitern auf das Freundlichste empfangen. Am nächsten Tag begann die experimentelle Arbeit mit der von Monnier entwickelten Technik zur elektro-encephalographischen Registrierung von zellulären Erregungsvorgängen mittels tief implantierter Silberelektroden vorwiegend im Gebiet des Thalamus. Die Analyse der antikonvulsiven Wirkung der β-Isomeren ergab einen eindeutigen Beweis für den Angriff des Pharmakons in dieser Region. Die Ergebnisse erschienen in einer kurzen gemeinsamen Publikation in der Schweizer Zeitschrift *Experientia Vol. VIII/11* 1952, S. 432 unter dem Titel „Hemmung subcortical ausgelöster Krampfpotentiale durch β-Hexachlorcyclohexan". Mein Vortrag fand ebenso wie der von Frommelt in der Sitzung der Société Médicale wie vorgesehen am 26.6.1952 statt. Anschließend entwickelte sich eine lebhafte anregende Diskussion über die möglichen pathochemischen Grundlagen der antikonvulsiven Wirkungen.

Natürlich nahmen wir auch die Gelegenheit wahr, die herrliche Stadt Genf und ihre einmalige Umgebung am See bis in die französischen Berge hinein zu besichtigen. Es war die erste Reise für uns nach dem Kriege, heraus aus unserer umzingelten Stadt in ein freies Land, seit Wilhelm Tell der Inbegriff politischer Freiheit, die wir schon in der eingeatmeten Luft zu spüren glaubten. Entsprechend schwer wurde uns der Abschied von dieser gastfreundlichen Umgebung, aus der so grenzenlos erscheinenden Weite dieses Raumes mit seiner internationalen Großzügigkeit, zurück in die Enge einer politisch noch immer bedrängten Stadt. Das kostete schon einige Überwindung.

Nach unserer Rückkehr trat Heubner die geplante Reise in die USA an. Stellvertretend übernahm ich wieder einmal die Leitung des Institutes. Arbeit verschiedener Art in Verwaltung und Forschung gab es nach wie vor reichlich. Kewitz und Reinert führten weitere Untersuchungen zum Nachweis von Funktionsänderungen im Zentralnervensystem durch chemisch und elektrisch induzierte Krämpfe durch (1952). Dabei wurde ein zentralnervöser Angriffspunkt der Hexachlorcyclohexane bestätigt. Die antikonvulsive Wirkung erwies sich als auffallend selektiv, die Funktion von Atmung, Vasomotorenzentrum und die Temperaturregulation blieben unverändert erhalten. Die Ausschaltung der supratentorial im Zwischenhirn gelegenen Neurone führte zum Verlust der antikonvulsiven Wirkung. Kewitz und Reinert konnten periphere Angriffsorte am Rückenmark und den motorischen Endplatten der Muskulatur durch Reflexanalysen ausschließen. Sie haben ihre Befunde durch Versuche unter übersichtlicheren Bedingungen am isoliert durchströmten oberen Cervicalganglion der Katze erweitert und Differenzen im Mechanismus der Erregungsübertragung nach chemisch und elektrisch ausgelöster Stimulation der Ganglienzellen nachgewiesen. In einer weiteren Arbeit, die große Resonanz fand, hat sich Kewitz noch speziell mit der Bedeutung des Acetylcholins und anderer Cholinderivate als Überträgersubstanzen in sympathischen Ganglien auseinandergesetzt.

D. Neubert, damals Doktorand im Institut, hat durch seine Untersuchungen unsere Kenntnisse über das Verhalten des Neurotransmitters Acetylcholin im Gehirn von Ratten bei verschiedenen Funktionszuständen wesentlich erweitert und die von Richter und Crossland behaupteten Abhängigkeiten zwischen Neurotransmitterkonzentration und generalisiertem Krampfanfall korrigiert. Die Toxizität bestimmter Cholinesterasegifte, z. B. von Prostigmin und Mintacol (p-Nitrophenyldiethylphosphat), wurde durch Vorbehandlung der Tiere mit β-Hexachlorcyclohexan vermindert, der Anstieg der cerebralen Acetylcholinkonzentration stark reduziert. Die Toxizität von Eserin und die damit parallel verlaufende Vermehrung des Acetylcholins im Gehirn blieben unverändert. Für Neubert waren dies, ebenso wie für Coper kurz vor ihm, die ersten Schritte in unserem Fach, das beide nicht mehr loslassen sollte. Alle Befunde aus dieser Zeit sind in Naunyn-Schmiedebergs Archiv registriert. Am 22.1. 1953 berichtete ich auf einem wissenschaftlichen Kolloquium der Max-Planck-Gesellschaft in Göttingen über die theoretischen Grundlagen der sterischen Spezifität antikonvulsiver Wirkungen der Hexachlorcyclohexan-Isomere.

Das Thema Pharmakologie des Nervensystems hat uns weiterhin beschäftigt und sich auch auf die Bearbeitung der Ursachen pharmakologischer Wirkungsverluste anderer Art erstreckt, die sich generell unter dem Begriff „Gewöhnung an Arzneimittel" zusammenfassen lassen. Sie können, wie am Beispiel des partiellen Wirkungsverlustes zentral erregender Pharmaka nach Vorbehandlung mit Hexachlorcyclohexan gezeigt, auf Störungen von Nervenzellfunktionen beruhen, aber auch durch verstärkten Metabolismus von Arzneimitteln in der Peripherie verursacht sein. Das Problem hat uns in den nächsten Jahren auch deswegen gefesselt, weil wir bei Strukturwirkungsbeziehungen spasmolytisch aktiver Pharmaka auf Substanzen stießen, die sich als hochwirksame Hemmstoffe des arzneimittelmetabolisierenden Enzymsystems in der Leber erwiesen, wie Neubert und ich feststellen konnten. Die wirksamste Verbindung (CFT 1201) entsprach in der Struktur dem kurz vorher in den USA, doch unabhängig voneinander gefundenem SKF 525 A, das bei der damaligen Situation viel bekannter wurde. Publikationen in deutscher Sprache wurden in den USA kaum gelesen. Bei unseren Arbeiten über die Gewöhnung an Barbiturate leistete diese Substanz als Diagnosticum bei der Klärung und Differenzierung der Mechanismen dieser Wirkungsverluste gute Dienste und ermöglichte Entscheidungen darüber, ob sie peripher oder zentral bedingt waren. Auch der bei diesen Untersuchungen entdeckte sog. Phenobarbital-Effekt, ein Gewöhnungsphänomen gekennzeichnet durch langanhaltenden Wirkungsverlust von stoffwechsellabilen Barbituraten, z. B. von Hexobarbital, nach Vorbehandlung der Tiere mit Phenobarbital, erstmals beobachtet in unserem Institut von W. Hoffmann und I. Klempau , konnte durch CFT 1201 beseitigt, d. h. die Hexobarbitalwirkung wiederhergestellt werden, ein Beweis für die Mitwirkung des metabolisierenden Enzymsystems der Leber am Zustandekommen des langanhaltenden Gewöhnungseffekts.

Remmer, der zuerst noch einige Arbeiten über die Erfassung von Strukturveränderungen an Serumproteinen abgeschlossen hatte, entschied sich nach Rückkehr von einem Studienaufenthalt im Laboratorium von Prof. Shemin in New York, wo er sich 1954/55 an Arbeiten über die Porphyrinsynthese beteiligt hatte, für eine Mitwirkung an unserem Projekt „Arzneimetabolismus und Gewöhnung".

Ihm und dem Prof. für Anatomie, H. J. Merker, verdanken wir die Aufklärung der morphologischen und molekularbiologischen Grundlagen des „Phenobarbital-Effektes". Ihnen gelang der Nachweis, daß es unter der Phenobarbital-Wirkung zu einer starken Vermehrung der „smooth membranes" im endoplasmatischen Retikulum der Leberzellen mit massiver Neubildung des arzneimittelmetabolisierenden Enzymsystems kommt. Phenobarbital besitzt wie andere Arzneimittel eine die Enzymsynthese induzierende Wirkung. Remmer wies dabei auch schon frühzeitig auf die mögliche Mitwirkung eines Cytochroms in dem Elektronen transportierenden Enzymsystems hin, das später als Cytochrom P_{450} identifiziert wurde. Diese Arbeiten fanden internationale Anerkennung und haben das Gebiet der Pharmakokinetik nachhaltig bereichert.

Eine weit intensivere Induktion der Synthese dieses Fermentsystems wurde durch einmalige Verabreichung des α- und β-Isomeren der Hexachlorcyclohexane erreicht, wie später von Koransky und Mitarbeitern gefunden wurde, die dabei auch eine Steigerung der DNS Synthese in den Zellkernen feststellen konnten.

Heubner blieb bei seinen umfangreichen Verpflichtungen in den akademischen Gremien nicht viel Zeit für eine experimentelle Forschung. Er wollte allerdings sein Lieblingsthema Hämoglobin nicht völlig aufgeben und publizierte darüber noch mehrere Arbeiten.

Heubner griff zusammen mit Koransky das Thema der Chloratoxydation des Hämoglobins wieder auf. Heubner und Jung hatten schon 1941 postuliert, daß die Methämoglobinbildung durch Chlorat eine katalytische Reaktion sei. Es ging nun erneut darum, den ersten Schritt der Reaktion zu klären, den primären Sauerstoffakzeptor zu finden und die Funktion des Methämoglobins bei diesem Schritt zu erkennen. Die Diskussion der Befunde, nachzulesen in der Publikation von Koransky (1952) ergab, daß bei der Einwirkung der Chlorwasserstoffionen auf Blut mit großer Wahrscheinlichkeit nur die Hypochloritstufe die direkte Methämiglobinbildung ermöglicht. Die letzte Publikation von Heubner mit Junge und Koransky trägt den Titel: „Über die Oxydation des Hämoglobins mit Hypochlorit".

Für die älteren Semester der Studenten veranstalteten wir Seminare in unserer Bibliothek, in denen sie über selbst gewählte Themen aus der Pharmakologie berichten konnten, wobei wir sie beratend mit Literatur versorgten. Sie fanden beachtlichen Zulauf. Mancher der Teilnehmer bewarb sich später um eine Assistentenstelle in unserem Institut und begann eine erfolgreiche Laufbahn in der Universitätsmedizin.

Heubners Emeritierung

Meine Berufung auf das Ordinariat als Nachfolger

1953 wurde erneut ein kritisches Jahr. Heubner hatte den schon lange geplanten Antrag auf Emeritierung gestellt, den endgültig letzten, wie er selbst mit leiser Ironie bemerkte. Die Situation des Instituts war sicher weit besser als 1949, über der Stadt hingen aber erneut sehr deutliche Zeichen der Unruhe. Am 17.6.1953 kam es zu einem Aufstand der Arbeiter in der Industrie der Sowjetzone und Ost-Berlin. Die kasernierte Volkspolizei schoß am Potsdamer Platz in einen Demonstrationszug, russische Panzer fuhren auf und wurden von Demonstranten mit Pflastersteinen beworfen. Der sowjetische Stadtkommandant von Berlin verhängte am Mittag des 17. Juni den Ausnahmezustand für den sowjetischen Sektor. Die Sowjets agierten relativ vorsichtig und schossen auch nicht gezielt auf die Menge. Doch gab es Todesopfer, die nach Augenzeugenberichten wohl überwiegend auf Schüsse der kasernierten Volkspolizei zurückzuführen waren. Die Befehlshaber der Westmächte und der Berliner Magistrat reagierten besonnen auf die gefährliche Situation durch Abschirmung der Sektorengrenzen, um jede, durchaus mögliche miltärische Konfrontation mit dem Osten zu verhindern. Die westlichen Nachrichtendienste einschließlich des Rundfunks im amerikanischen Sektor wurden zur Zurückhaltung in der Berichterstattung aufgefordert. Die Westberliner Bevölkerung verhielt sich wohl in Erkenntnis der Ohnmacht ruhig. Der Aufstand wurde schließlich von der Volkspolizei und sowjetischem Militär beendet. Dieser Fehlschlag hat die Menschen im Ostteil der Stadt und der sowjetischen Besatzungszone schwer getroffen, eingeschüchtert und ihnen viel von ihrer Hoffnung auf Wiedervereinigung des Landes genommen. Arnulf Baring, Professor für Zeitgeschichte und internationale Beziehungen an der Freien Universität Berlin hat die gesamten Vorgänge in seinem Buch *Der 17. Juni 1953* dargestellt und gewürdigt.

An der Universität gab es keine Demonstrationen, jedenfalls verliefen die Vorlesungen ungestört. Das galt auch für die Arbeit im Institut. Als neuer Assistent war Martin Kramer hinzugekommen. Dem Emeritierungsgesuch Heubners wurde stattgegeben. Die Fakultät und die Universität bedauerten auf das Tiefste seinen Entschluß, hatten aber durchaus Verständnis dafür.

Abschiedsvorlesung Heubners

Im Juni 1953 hielt Heubner seine letzte Vorlesung vor Studenten im Hörsaal am Corrensplatz in Dahlem. Sie ist in der *Deutschen Universitätszeitung* vom 20.10.1953 unter dem Titel „Spiritus rector. Abschiedsvorlesung eines Emeritus" in vollständigem Wortlaut gedruckt worden. Darin berichtet er über seine Erfahrungen in über 45jähriger Vorlesungstätigkeit und äußert auch kritische Gedanken zu Sinn und Bedeutung des wissenschaftlichen Unterrichtes. Ein kleiner Ausschnitt sei hier wiedergegeben:

Ich glaube nun, auch eine theoretische Vorlesung soll die Aufgabe haben, dem Hörer zu helfen, die ihm bekannten oder neu übermittelten Tatsachen und Gedanken aneinander anzupassen und in seinem Bewußtsein in Ordnung zu bringen. Und ich glaube weiter, daß für eine segensreiche ärztliche Tätigkeit aus der Kraft und Fülle einer gefestigten Persönlichkeit heraus die innere geistige Ordnung und das darin gegebene Gleichgewicht unentbehrlich ist. Ich bezweifle, ob ohne sie in Vergangenheit und Gegenwart ärztliche Persönlichkeiten von Rang möglich waren und sind.

Natürlich spreche ich hier von einem Ideal, nicht von einem vollendeten lückenlosen Bilde. Aber ein Ideal wird nicht wertlos, wenn es unerreichbar ist; es bleibt trotzdem ein Kriterium von menschlichen Werten, ob man nach ihm strebt und wie intensiv man nach ihm strebt. Wir wissen und fühlen alle, wie groß die Zahl der Erscheinungen ist, die sich dem heftigsten Streben nach ihrer Einordnung, also letzthin nach ihrem Verstehen, hartnäckig widersetzen. Und mir scheint, gerade unter den Bedingungen, mit denen der Arzt zu tun hat, im pathologischen Leben, sind sie besonders zahlreich; die Frage „Warum denn?" ist ja fortwährend auf den Lippen der Kranken und wie oft muß der Arzt dabei verstummen.

Auch in dieser Vorlesung kehrte das Thema wieder, das ihn stets beschäftigt hat, die Kritik am Umgang mit Arzneimitteln durch den Arzt und die Industrie, vorgetragen mit bekannter Streitlust, durch Altersweisheit gemildert. Die mühselige Nachkriegszeit, die fast vierjährige Belastung als Dekan der Medizinischen Fakultäten an beiden Berliner Universitäten hatten seine Kräfte stärker aufgezehrt, als er zugeben wollte. Man merkte es ihm an. Manches interessierte ihn nicht mehr an der Wissenschaft, was ihn selbst erstaunte. Er sah seinen Auftrag erfüllt und verabschiedete sich mit den versöhnlichen Worten:

So nehme ich auch für mich, resignierend, aber keineswegs mißgestimmt,
das Distichon von Schiller in Anspruch:
In den Ozean schiffte mit tausend Masten der Jüngling!
Still auf gerettetem Boot treibt in den Hafen der Greis.

Ich glaube, es ist in unseren Zeiten noch alles möglich, wenn man ein Boot
retten konnte. Dies Boot ist für mich das Bewußtsein, im großen und
ganzen einer Idee gedient, einem Ideal nachgestrebt zu haben. Es trägt also
den Namen: 'Spiritus rector'. Aus diesem Boot winke ich allen zu, die noch
mit tausend Masten oder mit dicken Schornsteinen oder nur mit knattern-
dem Motor auf den Wogen der hohen See schwimmen: Glückhafte Fahrt!

Meine Antrittsvorlesung

Nun ging es um seine Nachfolge auf dem Lehrstuhl. Nach bewährtem übli-
chem Verfahren holte die Fakultät Gutachten bei allen Lehrstuhlinhabern der
Pharmakologie an deutschen, aber auch einigen ausländischen Universitäten
ein. Die Berufungskommission der Fakultät setzte mich aufgrund der einge-
gangenen Beurteilungen und internen Beratungen an die erste Stelle der für
die Nachfolge Heubners aufgestellten Liste, die über Fakultät und Rektorat an
den Senator für Volksbildung weitergereicht wurde. Ich wurde berufen. Die
vom Senator, Prof. Dr. Joachim Tiburtius, unterzeichnete Ernennungsur-
kunde zum ordentlichen Professor für Pharmakologie in der Medizinischen
Fakultät an der Freien Universität trägt das Datum vom 21.9.1953 und enthält gleichzeitig die Bestellung zum Direktor des Pharmakologischen Institutes, beides mit Wirkung vom 1.10.1953. Sie wurde mir vom damals amtierenden Rektor Prof. Rohde im Institut überreicht.

Am 11.11.1953 hielt ich meine Antrittsvorlesung über das Thema: „Therapeutische Regulation des Elektrolyt- und Wasserhaushalts bei Ödemen" im
Hörsaal am Corrensplatz. Es ging dabei nicht nur um therapeutische Maßnahmen, sondern auch um die Darstellung aller Vorgänge, die Auskunft
geben über die Aufrechterhaltung der physiologischen intra- und extrazellu-
lären Ionenkonzentrationen und ihre Abweichungen unter pathologischen
Bedingungen. Besondere Berücksichtigung fanden die neuesten Befunde
über die Einflüsse von Hormonen und Pharmaka auf die Nierenfunktion.
Physiologische und pharmakologische Forschung hatten sich hier in der Vergangenheit in hervorragender Weise ergänzt, wobei die Entwicklung
der Flammenphotometrie und neue Methoden zur Messung der renalen
Clearance zu einer bedeutenden Verbesserung und Erweiterung unserer
Kenntnisse beigetragen haben. Es hat mich sehr gefreut, zu Beginn dieser
Rede nicht nur meinen Lehrer Heubner, sondern auch den Rektor, fast alle

Ordinarien der Fakultät, zahlreiche Assistenten und alle meine Studenten begrüßen zu können. Ich war überrascht über das große Interesse, das der Vortrag fand, drangvolle Enge herrschte im Hörsaal. Auf einen eigenen Hörsaal mußten wir vorläufig noch verzichten. Er wurde erst 1960 gebaut, nachdem ich diese Forderung in Bleibeverhandlungen nach Ablehnung eines Rufes an die Universität Köln durchsetzen konnte.

Der Aufbau der Universität vollzog sich trotz mancher Widrigkeiten überraschend schnell. Begeisterung spürte man nicht nur unter den Studenten. Aus der nach wie vor bedrängten Situation erwuchsen erstaunliche Kräfte, die der Widerstand erzeugte.

In den Jahren 1951 bis 1953 wurde die Medizinische Fakultät durch Berufung jüngerer Kollegen erweitert und aktiviert. Fritz Linder, Schüler von Bauer in Heidelberg, übernahm den Lehrstuhl für Chirurgie, Wilhelm Doerr den für Pathologie, Helmut Selbach war schon vorher auf den Lehrstuhl für Psychiatrie berufen worden, Bernhard Schmidt übernahm das Ordinariat für Hygiene, A.N. Witt die Orthopädie, H. Oeser die Radiologie. von Mickulicz-Radecky, früher Ordinarius für Gynäkologie an der Universität in Königsberg, wurde zum Direktor der Frauenklinik bestellt.[1]

Einen schweren Verlust erlitt die junge Universität durch den plötzlichen Tod des Oberbürgermeisters Dr. Ernst Reuter am 30.9.1953, der die ganze Stadt in tiefe Trauer versetzte. Das Leben schien stillzustehen. Seine Worte, auf einer riesigen Versammlung vor dem ehemaligen Reichstag gesprochen, „Völker der Welt, schaut auf diese Stadt" wurden erhört und haben ihm viel Sympathie eingebracht. Die Bevölkerung von Berlin in West und Ost hat ihm viel zu verdanken. Die Freie Universität verlor ihren Gründer, ihren Freund und ständigen Förderer ihrer Ideen.

Ernst Hirsch: Recht und Freiheit für die Universität

Die Universität war zwar aufgrund eines Magistratsbeschlusses vom 22.9.1948, den Ernst Reuter herbeigeführt hatte, eine Körperschaft öffentlichen Rechts, doch gab es noch manche Rechtsunsicherheit, die sowohl die Rechtsstellung der Universitätslehrer als auch ihre Verpflichtung gegenüber dem Staat betraf. Sie waren keine Beamten. Es regten sich Stimmen unter den Abgeordneten des Magistrats, die den freien Status der Universität und der Universitätslehrer wegen angeblich zu großer Selbständigkeit einengen wollten.

---

[1] s. dazu: Freie Universität Berlin. Personal- und Vorlesungsverzeichnis. W. S. 1953/54

Es war ein Glücksfall, daß die Universität in diesen noch unruhigen Jahren der Entwicklung einen erfahrenen und weitsichtigen Mentor fand, der sie durch manche Klippen steuerte. Es war der Jurist Prof. Dr. Ernst Hirsch, der nach 12jährigem Exil in Ankara, in dem er auch Ernst Reuter kennenlernte, zunächst als Gastprofessor nach Berlin kam und dann als Ordinarius von der Juristischen Fakultät gewonnen werden konnte. Er wurde als Nachfolger von Hans von Kreß 1953 zum Rektor gewählt. In seiner Antrittsrede, die er in Ermangelung eines Auditorium Maximum am 4.12.1953 im ehemaligen Kaiser-Wilhelm-Institut für Biologie, dem jetzigen Sitz der Geisteswissenschaften, hielt, befaßte er sich vor einem großen Kreis von Interessenten, unter denen sich auch zahlreiche Politiker West-Berlins befanden, eingehend und kritisch mit der rechtlichen Basis der Universität. Zur Diskussion stand die historisch bekannte Suche nach dem besten Weg zur Erhaltung der Freiheit in Forschung und Lehre, die schon Schleiermacher und mehr noch Humboldt in ihren Denkschriften aus den Jahren 1808/09 zur Gründung der Friedrich-Wilhelms-Universität beschäftigt hat. Diese Freiheit verteidigte Humboldt damals mit den Worten gegen den Staat: „... daß dieser nur hinderlich ist, sobald er sich hineinmischt, daß die Sache an sich ohne ihn unendlich besser gehen würde, und daß er sich darauf zu beschränken habe, äußere Formen und Mittel für die Wissenschaft bereitzuhalten". In unvereinbarem Gegensatz dazu stand seine Ablehnung des Einflusses der Universität auf die Ernennung der Professoren, womit er weit über Schleiermachers Einwände hinausging. Dieser Widerspruch in Humboldts Verhalten führte dann zu lang anhaltenden, heftigen Auseinandersetzungen zwischen Universität und Regierung. Einen ähnlichen Zustand hatten wir auch jetzt wieder erreicht.

Einweihung des Auditorium maximum

Der Streit zog sich lange hin. Es blieb Zeit, sich inzwischen mit anderen ebenso wichtigen Fragen zu befassen. Dazu gehörten die Pläne zum Aufbau eines Hauptgebäudes für die Universität, das dringend benötigt wurde. Durch eine großzügige Spende der Henry Ford Foundation in der für die damalige Zeit enormen Höhe von 1,3 Millionen Dollar wurde es möglich, ein Auditorium Maximum mit weiteren kleineren Hörsälen, Seminarräumen und einem Sitzungssaal für den Akademischen Senat zu errichten.

Am 19.6.1954 fand die Einweihung dieses aus Mitteln der Ford Foundation errichteten neuen Gebäudes mit einem akademischen Festakt unter großer Resonanz auch der Öffentlichkeit statt, dessen Programm ich wegen seiner historischen Bedeutung festhalten möchte (s. Abb. 3).

REDEN UND ANSPRACHEN

Eröffnungsrede des Regierenden Bürgermeisters von Berlin und
Vorsitzenden des Kuratoriums der Freien Universität
Dr. Dr. Walther Schreiber

Ansprache des Rektors der Freien Universität
Professor Dr. iur. Ernst E. Hirsch

Ansprache des Botschafters der Vereinigten Staaten von Amerika
Dr. James B. Conant

Festrede des Bundesministers des Innern
Dr. Gerhard Schröder

Ansprache des Senators für Volksbildung
Professor Dr. Joachim Tiburtius

Grußworte des Rektors
der Rheinischen Friedrich-Wilhelms-Universität zu Bonn
Professor Dr. Paul Martini

Ansprache des Vorsitzenden der Ernst-Reuter-Gesellschaft
der Freunde und Förderer der Freien Universität
Senator Dr. Paul Hertz

Ansprache des gewählten Vertreters
der Studentenschaft der Freien Universität
Klaus-Dietrich Gotthardt

Abb. 3. Programm des Festaktes zur Eröffnung des neuen Hauptgebäudes der Universität

Der damals noch als Hochkommissar und später als Botschafter der USA in der Bundesrepublik Deutschland amtierende Prof. Conant war als international bedeutender Naturwissenschaftler und früherer Präsident der Harvard Universität zweifellos besonders berufen, der jungen Universität mit seiner Erfahrung beizustehen und die Glückwünsche für den weiteren Weg zu überbringen. Dazu James Conants Worte aus seiner Rede zum Auftrag der Universität und zum Prinzip der akademischen Freiheit:

Daß die deutschen Universitäten in der Kaiserzeit bedeutende Erfolge erzielten, steht außer Zweifel. Aber Erfolge in der Vergangenheit werden manchmal zu einer Gefahr für die Gegenwart. Einer meiner Vorgänger als Rektor der Harvard Universität, Charles William Eliot, der in seiner 40jährigen Amtszeit Harvard in eine moderne Universität verwandelte, sagte einmal, eine glänzende Vergangenheit sei ein Nachteil, wenn sie uns mit der Gegenwart zufrieden mache. Ich teile Eliots Ansicht. Meines Erachtens ist die Zeit der großen Leistungen auf irgend einem Gebiet gewöhnlich eine Zeit der Selbstprüfung und Selbstkritik, nicht eine Zeit des selbstzufriedenen Zurückblickens auf eine glorreiche Vergangenheit.

Ich habe im letzten Jahr nicht genügend von den deutschen Universitäten gesehen, um beurteilen zu können, ob die deutschen Universitäten heute eine Zeit der Selbstzufriedenheit oder eine Zeit der Selbstkritik durchleben. Ich kann Ihnen aber berichten, daß an den Universitäten in den Vereinigten Staaten und an den Universitäten in Großbritannien Selbstprüfung und Selbstkritik vorherrschen. In beiden Ländern diskutiert man mit leidenschaftlichem Eifer über die Frage, wie die moderne Universität am besten ihre doppelte Aufgabe als Ausbildungsstätte für die akademischen Berufe und als Hort des schöpferischen geistigen Lebens in unserer Zeit erfüllen könne. Man redet viel weniger von der Vergangenheit als von der Gegenwart und der Zukunft.

Ich habe den Eindruck, daß Sie sich hier an der Freien Berliner Universität mit gleichem Eifer den Problemen der Gegenwart widmen, schon deshalb, weil Ihnen durch Ihre geographische Lage in allernächster Nähe einer unfreien Universität eine ganz besonders dringliche Aufgabe gestellt ist. Was ist diese Aufgabe? Sie besteht darin, Tag für Tag zu beweisen, daß das geistige Leben nur in Freiheit gedeihen kann.

Berlin hat heute eine Freie und eine Unfreie Universität. Beide sagen von sich, daß sie die große Überlieferung aus der Blütezeit der deutschen Universitäten fortsetzen. Nach den Erfolgen und Mißerfolgen dieser beiden Universitäten kann die Welt den Wert der Freiheit für das geistige Leben ermessen. Wenn Ihnen an der Freien Universität der Erfolg beschieden ist – und ich bezweifle gar nicht, daß er Ihnen beschieden ist – dann haben Sie der Welt den Beweis geliefert, daß eine wahre Universität nur auf der Grundlage der Freiheit möglich ist.

...Uns sind Aufgaben gestellt, die unsere Vorgänger noch gar nicht ahnen konnten. Als früherer Professor hoffe ich – und ich weiß, daß viele Professoren auf der Welt diese Hoffnung teilen – daß künftige Historiker einmal das folgende Urteil über die Arbeiten der Universitäten im zwanzigsten Jahrhundert abgeben werden. Ich hoffe, sie werden sagen: „In der Mitte des zwanzigsten Jahrhunderts haben mehrere Universitäten der freien Nationen nicht nur ihre übliche akademische Arbeit geleistet, sondern sie

haben darüber hinaus unter dem Zeichen der Freiheit und des Respekts vor
der Würde des Menschen wesentlich zu einer neuen Lebenshaltung beige-
tragen. Diese neue Lebenshaltung war eine der Voraussetzungen für den
Sieg der freien Welt.

Natürlich wird jeder Professor hoffen, daß seine Universität auf einer
solchen zukünftigen Ehrenliste aufgeführt werden wird. Ich wage voraus-
zusagen, die Freie Universität wird bestimmt dabei sein. Wir können der
Zukunft vertrauensvoll entgegensehen.

Prof. Ernst Hirsch wurde mit großer Mehrheit für ein weiteres Amtsjahr
wiedergewählt und konnte seine Verhandlungen mit dem Berliner Abgeordnetenhaus und den zuständigen Senatoren weiterführen. Hier traten
erhebliche Meinungsverschiedenheiten zutage, als es um die Selbständigkeit
der Universität bei der Auswahl, der Ernennung und der Berufung von Hochschullehrern ging. Das sollte nun in einem Hochschullehrergesetz festgelegt
werden, um dessen Inhalt zäh gerungen wurde.

Die Universität wollte hier weitgehende Freiheit haben. Die Professoren
waren nicht gewillt, als unmittelbare Landesbeamte von den Direktiven der
staatlichen Behörden abhängig zu sein. Die Freie Universität beanspruchte
für sich das Recht, den Professoren den Beamtenstatus selbst verleihen zu
können, wodurch sie nur mittelbare Landesbeamte wurden. Ein Beamtenstatus mußte schon wegen der Rechtsangleichung an die westdeutschen Universitäten erreicht werden, sonst wären Berufungen von Professoren aus
Westdeutschland nach Berlin äußerst schwierig geworden. Mit viel Geduld
und überlegenem juristischem Sachverstand hat E. Hirsch in seinen Verhandlungen mit den zuständigen Berliner Politikern, insbesondere dem Senator
für Volksbildung, eine Lösung gefunden, die den Vorstellungen der Freien
Universität entsprach und von den Hochschullehrern allgemein gebilligt
wurde. Am 13.12.1954 beschloß der Westberliner Senat, der Freien Universität
die „uneingeschränkte Dienstherrenfähigkeit" zu verleihen. Damit erhielt die
Universität das Recht, die planmäßigen Professoren zu „mittelbaren Landes-
beamten" auf Lebenszeit zu ernennen. Das war weit mehr an Selbständigkeit,
als Humboldt seiner Universität bei ihrer Gründung einräumen wollte.

Internationaler Austausch in der Wissenschaft

Nach Prof. Lange übernahm ich auf Vorschlag der Fakultät das Amt des
medizinischen Vertreters in der Außenkommission der Universität, verantwortlich für die Einladung auswärtiger und ausländischer Gastprofessoren.
Zwischen der Freien Universität und der Columbia Universität in New York
bestand ein ständiger Austausch von Professoren, Dozenten und wissen-

schaftlichen Assistenten. Von unserem Institut war zu dieser Zeit mein dama-
liger Oberassistent, Priv. -Doz. Dr. Herbert Remmer, an der Columbia Universität bei Dr. Shemin tätig. Nach seiner Rückkehr folgte Priv. -Doz. Dr. Helmut
Kewitz, der sich gerade mit sehr interessanten Untersuchungen habilitiert
hatte. Er hatte eine ganze Reihe von Befunden beigebracht, die ihn zu der
Hypothese veranlaßten, daß Acetylcholin nicht der alleinige Überträgerstoff
der Nervenerregung bei den Erregungsvorgängen im Nervensystem sein
könnte. Er erhielt eine Einladung von Prof. David Nachmansohn, darüber in
der Neurobiochemie der Columbia Universität weiter zu arbeiten.

Dr. D. Neubert nahm 1959 eine Einladung von Prof. Dr. Albert Lehninger
zur Arbeit am Institut für Biochemie der Johns Hopkins Universität in
Baltimore an.

1954 besuchten uns auch wieder einige amerikanische Kollegen durch Ver-
mittlung des Unitarian Service Committee. In Berlin konnte ich Dr. Samuels,
University of Utah. Dr. Allen, Washington University, und Dr. Markee, Duke
University, empfangen. Dr. Samuels trug im Rahmen meiner Vorlesung interessante Einzelheiten aus seinem engeren Forschungsgebiet über enzyma-
tische Vorgänge beim Auf- und Abbau der Sexualhormone vor. Außerdem
veranstalteten wir ein Kolloquium, bei dem alle drei Herren einen kurzen
Vortrag mit anschließender Aussprache hielten. Der eigentliche Betreuer
dieser Gruppe war der Ordinarius für Gynäkologie Kaufmann in Marburg,
der mir die Herren von dort aus freundlicherweise zugewiesen hatte. Wir
waren sehr bemüht, die Kontinuität dieser Besuche zu erhalten. Später
ermöglichten wir auf diesem Wege einen Austausch zwischen amerikanischen Universitäten und der Freien Universität für jüngere Assistenten.

Heubner verließ Berlin im Jahre 1954 und nahm seinen Wohnsitz in
Heidelberg, woran auch sein alter Freund Dr. Ferdinand Springer sehr interessiert war. Meine beruflichen und freundschaftlichen Verbindungen zu
Heubner blieben bis zu seinem Tode am 26.2.1957 erhalten. Dazu gehörte vor
allem auch die ununterbrochene kritische Diskussion über die Arbeiten in
Naunyn-Schmiedebergs Archiv und die Bemühungen über die Fortsetzung
des Handbuches für experimentelle Pharmakologie. In die Redaktion des
Archivs bin ich auf Wunsch und Vorschlag von Dr. Ferdinand Springer 1957
nach dem Tode von Heubner eingetreten, in das Editorial Board des Handbuches 1963.

Reise zum Karolinska Institut Stockholm

Die Wissenschaft blieb die tragfähige Brücke zum Ausland. Eine Einladung der schwedischen Pharmakologen Prof. Uvnäs (Pharmakologie des Karolinska Instituts) und Prof. Schmiterlöw (Institut für Pharmakologie der Königlichen Tierärztlichen Hochschule) zu Vorträgen in Stockholm, die mir durch den Deutschen Akademischen Austauschdienst zugeleitet wurden, war ein erfreuliches Zeichen, daß unsere Arbeit in diesem international bedeutsamen Zentrum der Wissenschaft Aufmerksamkeit gefunden hatte. Vor meinem ersten Vortrag, den ich am 9.5.1957 in einer gemeinsamen Sitzung der Pharmakologen und Physiologen im Karolinska Institut über das Thema „Die freien Nucleotide des Gehirns nach Einwirkung der antikonvulsiven Hexachlorcyclohexane" hielt, wurde ich sehr herzlich von dem Senior der schwedischen Pharmakologen Prof. Göran Liljestrand begrüßt, der ein prominentes Mitglied der schwedischen Akademie der Wissenschaften und Sekretär des Nobelkomitees für Physiologie und Medizin war.

Der zweite Vortrag fand am 10.5.1957 im großen Hörsaal der Veterinärhochschule unter dem Vorsitz von Prof. Schmiterlöw statt und behandelte das Thema „Die Rolle des Vasopressin in der Pathogenese des Ödems". Beide Vorträge waren sehr gut besucht, das Interesse groß, wie die rege Diskussion bewies.

In einer später im kleinen Kreis geführten Aussprache, an der die Kollegen Liljestrand, Ulf von Euler, Uvnäs, Schmiterlöw und Holmstedt teilnahmen, wurde auch über die damals noch unklare Position der Deutschen Pharmakologischen Gesellschaft in der IUPS (Internationale Union der physiologischen Wissenschaften) beraten. Dabei erfuhr ich, daß ein internationaler Kongreß der neuzugründenden Sectio of Pharmacology der IUPS in Stockholm geplant sei, dessen Programmgestaltung schon in den Grundzügen vorlag. Es wurde bedauert, daß die Deutsche Pharmakologische Gesellschaft sich hieran nicht beteiligt hatte. Die schwedischen Kollegen teilten mir ihre Absicht mit, mich als deutschen Vertreter für das internationale Planungsgremium zu nominieren und baten um meine Zustimmung, die ich gab, weil damit die Berücksichtigung deutscher Wünsche zu den Themen und vor allem die Einladung deutscher Wissenschaftler aus Ost und West als Redner in das Programm noch nachträglich ermöglicht wurde.

Positive Nachwirkungen meiner Vorträge und der Diskussionen mögen zu der Erteilung dieses wichtigen Auftrages beigetragen haben. Als Mitglieder der Kommission waren bereits folgende wissenschaftlich höchst erfahrene Vertreter unseres Fachs bestimmt: C. Heymans (Gent), D. Bovet (Rom), beide Nobelpreisträger, C.F. Schmidt (Philadelphia, USA) als Vorsitzender, B. Brodie (Bethesda, USA), S.W. Anitschkow (Leningrad, UdSSR), der Senior der russischen Pharmakologen, W. Paton (Oxford, GB), Helena Raskova (Prag) und A. Cerletti (Basel). Dazu kamen die schon genannten schwedischen Kollegen, die natürlich die Hauptlast der Organisation zu tragen hatten. Der größte Beitrag zur Finanzierung des Kongresses kam von den USA. Die entscheidende Sitzung zur endgültigen Programmgestaltung, an der ich teilnahm, fand im Februar 1960 in Stockholm statt, der internationale Kongreß der Sephar, an dem auch deutsche Pharmakologen beteiligt waren, erst im August 1961.

Nach den ereignisreichen Tagen, in denen ich auch die hervorragend ausgestatteten Karolinska Institute besuchen konnte und an einer Sitzung der schwedischen Akademie der Wissenschaften teilnahm, vereinbarten wir vor meinem Rückflug nach Berlin, den weiteren Austausch unserer Forschungsergebnisse in Vorträgen zu fördern, an denen auch jüngere Kollegen, Assistenten und Dozenten teilhaben sollten. Dieser Plan konnte verwirklicht werden. Ich bedankte mich herzlich für die so großzügig gewährte Gastfreundschaft.

Nach der Rückkehr

Nach achttägiger Abwesenheit hatte sich in Berlin reichlich Arbeit angehäuft. Mit der Unterstützung der Forschung durch die Universität, durch die Gesundheitsbehörde mit Hilfe sogenannter ERP-Mittel und Spenden durch auswärtige Stiftungen konnten wir zufrieden sein. Im Vergleich zu der Ausrüstung des Karolinska-Instituts mit wissenschaftlichem Gerät hatten wir noch manches aufzuholen.

Eine Einladung, einen Vortrag über ein Thema aus unserem Arbeitsgebiet auf den Universitätstagen 1957 im Rahmen eines Studium generale im Auditorium maximum unserer Universität zu halten, nahm ich an. Ich entschied mich, über das allgemein interessierende Problem der Gewöhnung an Arzneimittel zu sprechen.

Vor einem großen Kreis sehr interessierter Zuhörer aus verschiedenen Fakultäten berichtete ich über die pharmakologische Definition dieser Gewöhnung und die Mitwirkung molekularbiologischer Prozesse an der

Entstehung der Wirkungsverluste von Arzneimitteln, die jeder Arzt von der Behandlung länger anhaltender Erkrankungen her kennt und die jeweils zu der Erhöhung der Medikamentendosis zwingen. Damit ist der Zustand der Gewöhnung erreicht, an dem die Stoffwechselleistungen der Zellen, insbesondere die arzneimittelmetabolisierenden Enzymsysteme beteiligt sind.

Die merkwürdige Verwirrung bei der Auslegung der Begriffe Gewöhung und Sucht, die damals selbst Fachleuten unterlief, hatte mich veranlaßt, auf die nicht nur diagnostisch notwendige Differenzierung der Begriffe Gewöhnung, Gewohnheit und Sucht näher einzugehen. Die Sucht und ihre Symptomatik erwies sich aber als zähes Streitobjekt, um das Psychiater, Pharmakologen und auch Gerichtsmediziner (heute Rechtsmediziner) wegen der sozialen und forensischen Bedeutung einer chronischen Intoxikation miteinander gerungen haben.

Der Text des Vortrages wurde vollständing in der *Ärztlichen Wochenschrift* 1957, 12. Jahrgang, S. 1117-1123 unter dem Titel: Die Gewöhnung an Arzneimittel veröffentlicht.

1958 erhielt ich einen Ruf auf den Lehrstuhl für Pharmakologie an der Universität Köln. Diese höchst erfreuliche Botschaft des Kultusministers des Landes Nordrhein-Westfalen, aus meiner Geburtsstadt Düsseldorf abgesandt, zu der mancher vielleicht sofort ja gesagt hätte, bereitete mir unruhige Stunden des Abwägens. Nach mühsamem Aufbau hatten wir inzwischen ein großes, arbeitsfähiges Institut mit modernem wissenschaftlichem Gerät hergerichtet. Es schien mir nicht tragbar, dies zu verlassen. Schließlich hatten wir hier in Berlin, in dieser durch Ost-West-Politik des sogenannten kalten Krieges zerrissenen Stadt eine besondere Aufgabe zu erfüllen. Zudem war das alte Institut der Pharmakologie in Köln zerstört, ein neues mußte gebaut werden. Das hätte zwangsläufig zu einer erheblichen Störung der Forschung geführt. Nach reiflicher Überlegung lehnte ich den Ruf ab. Der zuständige Sachbearbeiter im rheinischen Kultusministerium, Ministerialdirigent Dr. Haug, bedauerte diese Entscheidung, hatte aber durchaus Verständnis dafür, ebenso der Dekan und die Kollegen der Medizinischen Fakultät. Im Berliner Institut blieben auch weiterhin meine langjährigen Mitarbeiter H. Remmer, H. Kewitz, H. Coper, W. Koransky, G. Senft und D. Neubert, die alle nach erfolgreicher Laufbahn später als ordentliche Professoren auf Lehrstühle der Pharmakologie berufen wurden.

In der Nachkriegsgeschichte der Pharmakologie bekam der Kongreß der Deutschen Pharmakologischen Gesellschaft, der 1958 in Berlin stattfand, eine besondere Bedeutung. Er war die letzte gesamtdeutsche Veranstaltung unseres Faches in dem durch das Besatzungsstatut geteilten Land. Zahlreiche Kollegen aus den Ostblockstaaten einschließlich der Sowjetunion konnten daran teilnehmen. Bemerkenswert war, daß die Eröffnungssitzung im

Auditorium maximum der Freien Universität Berlin stattfand. Ein Teil der Vorträge konnte hier an der Freien Universität, der andere im Physiologischen Institut der Humboldt-Universität in Ost-Berlin gehalten werden. Den Abschluß feierten wir gemeinsam mit einem Essen in der West-Berliner Kongreßhalle.

Diese Frieden und Verständigung verheißende Geste der Sowjetadministration und der sowjetzonalen Behörden verlor leider sehr schnell an Wert durch das sog. Chruschtschow-Ultimatum. Am 11. November 1958 forderte der Ministerpräsident der Sowjetunion in einer Rede die Anerkennung der Existenz zweier deutscher Staaten durch die Westmächte und etwas später eine radikale Änderung des Viermächtestatus von Berlin. Das verursachte natürlich erhebliche Unruhe unter der Bevölkerung. Berlin wurde erneut zu einem Streitobjekt in der Weltpolitik. Die West-Alliierten widerstanden dieser Forderung, und Chruschtschow mußte nachgeben, antwortete aber mit Unterstützung von Ulbricht darauf am 13.08.1961 mit dem Bau der Mauer, die nun zusätzlich zu dem Berlin schon umgebenden Stacheldraht eine völlige Abgrenzung von West-Berlin gegen Ost-Berlin und dem sowjetisch besetzten Osten Deutschlands bezweckte. Diesen Zustand mußte die Bevölkerung für die Dauer von 28 Jahren erdulden. Das weite Feld der Wissenschaft konnte diese brutale Absperrung zu unserem Glück nicht einengen.

Die Medizinische Fakultät der Freien Universität wählte mich zum Dekan für das akademische Jahr 1959/60.

In dieser Zeit begann der Bau des großen Klinikums für die medizinische Fakultät der Freien Universität in deutsch amerikanischer Zusammenarbeit nach dem Entwurf der Architekten Mocken und Davis. Den Grundstein hatte der regierende Bürgermeister Willy Brandt und der Vorsitzende der Benjamin Franklin Stiftung Leon Chatelain jr. am 21.10.1959 gelegt.